SOCIOLOGÍA CLÍNICA
SUJETO Y APROPIACIÓN

Fernando de Yzaguirre García

SOCIOLOGÍA CLÍNICA

SUJETO Y APROPIACIÓN

Introducción a la perspectiva
socioclínica en ciencias humanas,
sociales y de la salud

Prólogo de
Vincent de Gaulejac

| sociología clínica |

editorial
SAPERE AUDE
Atrévete a saber

SOCIOLOGÍA CLÍNICA: SUJETO Y APROPIACIÓN
Introducción a la perspectiva socioclínica en ciencias humanas, sociales y de la salud
Fernando de Yzaguirre García

Diseño y maquetación:
EЯA | ALTA RESOLUCIÓN EDITORIAL

Ilustración de cubierta:
Composición VIII (1923)
Wassily Kandinsky (1866-1944)

Colección
SOCIOLOGÍA CLÍNICA

© 2024 Fernando de Yzaguirre García
© 2024 Vincent de Gaulejac (del prólogo)
© 2024 Editorial Sapere Aude (de la edición)

EntreAcacias, S.L.
[Sociedad editora]
c/Covadonga, 8
33002 Oviedo - Asturias (España)
info@editorialsapereaude.com
pedidos@editorialsapereaude.com

1ª edición: diciembre, 2024

ISBN (edición papel): 978-84-19343-86-4
ISBN (edición digital): 978-84-19343-87-1
Depósito Legal: AS 01706-2024

Impreso en España/*Printed in Spain*
Impreso por Podiprint

A Clau
por tanto, tanto, tanto

Una parte importante de este libro se elaboró en 2023 durante el año sabático concedido por la Universidad del Atlántico (Colombia) al autor, como profesor de planta titular de la Facultad de Ciencias Humanas.

ÍNDICE

Prólogo de Vincent de Gaulejac

Pensar las relaciones entre el ser del hombre y el ser de la sociedad

El objeto de la sociología clínica consiste en analizar las interferencias entre los procesos psíquicos y los procesos sociales, explorar las relaciones entre «el ser del hombre y el ser de la sociedad»[1]. Algunos psicoanalistas hablan de «la otra escena» para referirse al inconsciente. Sin embargo, los procesos psíquicos se alimentan, cuando no están directamente constituidos, de fenómenos sociales, tal como lo afirmó Freud en reiteradas ocasiones. A su vez, los fenómenos sociales están impregnados por afectos, emociones, deseos, pasiones colectivas y sentimientos. Así, vemos la interferencia entre lo psíquico y lo social. Frente a esas evidencias, ¿cómo disociar el componente psíquico que existe en lo social y el componente social que radica en lo psíquico? Por un lado, los dos registros son irreductibles uno al otro y, al mismo tiempo, se entremezclan en complejas y constantes intrincaciones. Aunque poseen una autonomía relativa entre sí, en la medida en que obedecen a «lógicas» de distinta índole, están interconectados, articulados y asociados de manera tal que no podemos comprender uno sin el otro. Son diferentes e interdependientes a la vez, distintos y vinculados, autónomos e interconectados.

Una de las dificultades que aparece a la hora de pensar esta complejidad proviene del hecho de que «lo psíquico» y «lo social» no son entes fácilmente definibles. Se trata de realidades cuya materia-

---

[1] Según la afortunada expresión de Roger Caillois, en el Manifiesto Fundador del Collège de Sociologie, publicado en *La Nouvelle Revue Française*, n° 298, Juillet 1937, Denis Hollier, *Le Collège de Sociologie*, Folio, Gallimard, París, 1995.

lidad no es identificable. Hablamos de «aparato psíquico» y de «sistema social» para describir un conjunto de elementos cuya permanencia, estabilidad y unidad no resultan tan obvias. En consecuencia, es preferible hablar de un conjunto de procesos para incluir y entender el carácter dinámico y abierto de los dos registros. Entre lo psíquico y lo social, el conjunto de procesos *sociopsíquicos* que existen es tan vasto que nos lleva a preguntarnos qué es lo que finalmente sería irreductible al plano psíquico o al plano social[2].

El inconsciente psíquico, al menos desde la perspectiva freudiana, no es un aparato, una maquinaria, un conjunto de instancias fácilmente identificables, sino más bien un conjunto de procesos como la identificación, la idealización, la proyección, la introyección, la relación de objeto, los mecanismos de defensa, etc. Y también un conjunto de sentimientos, deseos y angustias, fantasmas y representaciones que pueblan la psiquis, sin que eso pueda ser aislado como una configuración coherente y ordenada. Asimismo, la sociedad es un conjunto de elementos heterogéneos, de dinámicas dispersas que sin embargo «arman sistema», porque son parte de los fundamentos de los vínculos sociales que unen a los individuos en un mundo en común. Ese conjunto está constituido por instituciones, normas, construcciones idiomáticas, representaciones colectivas, movimientos esporádicos u organizados, códigos impuestos e incorporados, «grandes relatos» mitológicos e ideológicos, construcciones políticas, económicas y culturales, y maneras de pensar, de hacer y de ser que han sido normalizadas. Todo eso conforma ni más ni menos que procesos de socialización, de organización de la vida colectiva, de regulación de las relaciones entre los individuos y los grupos. Lo social es múltiple, heteróclito, heterogéneo y polisémico.

Por un lado, hay una especificidad en el núcleo del ser del hombre, un elemento irreductible que lo singulariza más allá de las culturas, las civilizaciones, los idiomas o los contextos históricos. Algo que lo anima en tanto ser de deseo, activo, capaz de creación, de voluntad y de reflexión. Eso es lo que no permite nunca reducirlo a un organismo mamífero socialmente programado. Para abarcar la tota-

---

[2] Ver Vincent de Gaulejac, *Qui est «JE»?*, París, Seuil, 2009.

lidad de su existencia tenemos que analizar el conjunto de los elementos genéticos y sociales que lo constituyen, pero también la parte de singularidad que durante mucho tiempo se asimiló al «carácter», al «temperamento» o a la «personalidad». Por otro lado, las sociedades constituyen universos sociales diferenciados relativamente homogéneos, cuyas principales características pueden describirse a partir del sistema de parentescos, del idioma, las costumbres, las leyes, las instituciones, las prácticas culturales, etc. Podemos postular la existencia de un irreductible social como principio activo que contribuye a producir individuos socializados, más o menos perfectamente adaptados a la sociedad en la que viven.

Entre el ser del hombre y el ser de la sociedad, el sujeto adviene como un elemento de mediación, como un tercer término frente al conjunto de las determinaciones, más o menos contradictorias, que producen a cada individuo. El sujeto se construye a sí mismo a partir de lo preexistente, a partir de lo que lo constituye como ser biológico y como ser social. Al comienzo, el hombre está sujeto a un conjunto de determinaciones. Pero eso no significa que esté reducido a esa herencia original. Es capaz de intervenir sobre lo que lo determina. A través de la medicina puede interferir, de manera limitada ciertamente, sobre su constitución biológica. Por otra parte, colabora con la producción de una sociedad de la que él mismo es producto. El estudio de la fabricación social de los individuos sigue siendo uno de los objetos principales de la sociología. Pero el sujeto no es inerte frente a la organización de los distintos elementos genéticos y sociales que forman parte de su constitución. Tal como lo sugirió Jean Paul Sartre, *lo importante no es lo que han hecho de nosotros, sino lo que cada hombre hace con lo que hicieron de él.* En este contexto, las nociones de subjetividad, de identidad, de individuo y de sujeto se vuelven imprescindibles. De allí el interés que reviste para los sociólogos una renovación de herramientas conceptuales y metodológicas que permitan entender la misteriosa «caja negra» que representa una existencia humana.

A principios de los años 2000, algunos meses antes de su partida, invité a Pierre Bourdieu al Laboratorio de Cambio Social (LCS) para discutir sobre las relaciones entre el socioanálisis y la sociología clínica. Me gusta recordar sus palabras, que convalidan el proyecto de abrir la sociología hacia una dimensión existencial:

> La sociología era un refugio contra la vivencia... Me llevó mucho tiempo entender que el rechazo de lo existencial era una trampa, que la sociología se constituyó en contra de lo singular, lo personal, lo existencial, y que esa es una de las principales razones que explican la incapacidad de los sociólogos para comprender el sufrimiento social.

Desde esta perspectiva, conviene salir de las oposiciones simplistas entre psicología y sociología, psíquico y social, individuo y sociedad, objetividad y subjetividad, razón y emoción, vivencia y reflexión. La sociología clínica se construye dentro del proyecto de superar esas divisiones dentro de las ciencias sociales.

Tuve la suerte de participar de esta aventura desde los años 1970. Primero junto a Max Pagès, fundador del Laboratorio de Cambio Social (LCS), a quien sucedí en 1980. En 1987, el título de la conclusión de mi tesis sobre la Neurosis de Clase fue «Para una sociología clínica». Yo buscaba defender el interés de introducir el procedimiento clínico en el campo de la sociología. No sabía que ese término era utilizado por mis colegas norteamericanos Robert Sévigny en Canadá y Jan Fritz en EE.UU. Los conocí, junto a Eugène Enriquez, en Ginebra en 1989, en un encuentro clave. Armamos entonces una primera red de investigadores, luego de profesionales también, que no ha dejado de crecer bajo los auspicios del Laboratorio de Cambio Social (LCS), de la AIS (Asociación Internacional de Sociología) y de la AISLF (Asociación de Sociólogos de Lengua Francesa). También participarán en el reconocimiento del RC46 de la ISA que habían impulsado Sévigny y Fritz. Organizamos un primer coloquio en 1992 en París, que fue seguido por muchos otros. Ya en los años 1990 organicé grupos de implicación e investigación en Quebec junto a Jacques Rhéaume y Diane Laroche, en Rusia con Igor Massalkov, en México con Elvia Taracena, en Uruguay y en Argentina con Ana María Araújo y Ana María Correa, en Brasil con Teresa Carreteiro, Christiane Girard, Ana Massa y Matheus Viana Braz, en Chile con Dariela Sharim, Francesca Márquez y Patricia Guerrero, en España hice cursos con José Ramón Torregrosa y Fernando. Muchos investigadores vinieron a hacer su tesis o un post doctorado al Laboratorio de Cambio Social (LCS). En el devenir de esa historia, las «epistemologías» del Norte y del Sur fueron alimentando la sociología clínica con influencias recíprocas. Se trata, por supuesto, de una aventura colectiva y de co-construcción. Fernando evoca esta historia, sus ramificaciones, sus filiaciones y sus desarrollos más recientes. Suma también con su trabajo una bella piedra a este edificio. Su libro es valioso para todos aquellos que quieran ir más allá de las segmentaciones disciplinarias y se atrevan a conciliar una postura clínica, lo más cerca posible de la vivencia de los individuos, y una postura sociológica, que busque entender los procesos sociales. Se trata de una obra pedagógica que explora los fundamentos epistemológicos de esta orientación, su historia y las referencias teóricas a partir de las que se construyó. Después de su tesis doctoral, dirigida por José Ramón Torregrosa, una figura fundamental de la psicología social española, Fernando se acercó al Laboratorio de Cambio Social (LCS) para familiarizarse con esta nueva orientación. Participó en la fundación de la RISC (Red Internacional de Sociología Clínica), luego en la fundación del *Nodo Sur*, la red que desarrolla hoy en día esta perspectiva en América del Sur, México y España. Dirigimos juntos la colección *Sociología Clínica* (Ed. Sapere Aude[3]), que es un soporte de difusión esencial para los estudiantes, los profesionales y los investigadores. En definitiva, reconociendo sus filiaciones es como el investigador se independiza de los pensamientos que lo formaron y desarrolla un pensamiento libre y autónomo.

El presente libro concluye sobre la cuestión de la emancipación. La importancia de desarrollar una epistemología de la apropiación transformadora, que ilustre el interés de la perspectiva socioclínica en acciones ciudadanas y colectivas. Defiende así la necesidad, en las ciencias sociales, de distinguir los pensamientos emancipadores y críticos -con respecto a todas las formas de dominación- de los pensamientos adaptadores y cientificistas sometidos a exigencias de

---

[3] https://editorialsapereaude.com/materia/sociologia-clinica/

rentabilidad. Esta distinción es un desafío central en un momento en el que la ideología del *management* se va imponiendo en la gestión de todas las instituciones, públicas y privadas, y somete a la investigación científica a paradigmas utilitaristas, cientificistas y productivistas, y a una racionalidad de la instrumentalización.

VINCENT DE GAULEJAC
Enero de 2024

Introducción

Este libro constituye una introducción a los fundamentos de la perspectiva socioclínica. Es fruto de la investigación teórica que llevé a cabo durante mi año sabático en 2023, extendiéndose hasta finales de 2024. Se centra en los pilares paradigmáticos, la historia, la epistemología y las fibras conceptuales que se entretejen en la configuración de la sociología clínica (a partir de ahora SC).

He procurado acercarme al lector utilizando un lenguaje académico claro desde una perspectiva crítica y clínica sobre problemas sociales concretos. Es el libro que me hubiese gustado leer hace veinte años, cuando el profesor José Ramón Torregrosa despertó mi interés por la sociología clínica (SC) mientras dirigía mi tesis doctoral y me invitó a participar como ponente en el primer curso sobre esta perspectiva en España (Cursos de Verano UCM, 2007), a la cual ya pertenecía sin ser plenamente consciente.

Esta obra combina investigación teórica con ejemplos aplicados. Uno de mis objetivos es que la selección de fuentes y la presentación del contenido ofrezcan al lector una experiencia que le permita comprender el lugar que ha venido a ocupar la perspectiva socioclínica, su evolución y sus cimientos esenciales, los cuales constituyen la base de su epistemología y aplicación.

El libro está dividido en dos partes. La primera permite familiarizarse con la perspectiva desde diferentes ángulos, proporcionando una panorámica general de su alcance: su ubicación dentro de la sociología, su relación con diversas teorías y enfoques, su definición, las razones por las que atrajo la atención de sociólogos como Louis Wirth (Escuela de Chicago), Edgar Morin y Pierre Bourdieu, así como de médicos decimonónicos como Federico Rubio y Galí. Prosigue planteando una breve historia de la SC en distintas regiones, así como algunos ejemplos de su aplicación.

La epistemología es la base de la praxis socioclínica, especialmente en la corriente francófona, por ello la segunda parte del libro subraya su importancia para atender preguntas como la siguiente: ¿cómo podemos conocer y comprender al ser humano en su complejidad y acompañarlo en los cambios que quiere realizar?

En el primer capítulo sitúo a la SC dentro del vasto territorio de las teorías sociológicas, explorando los paradigmas en el apartado 1.1 y los niveles de análisis en el 1.2, ofreciendo una visión panorámica que no agota la riqueza teórica de esta perspectiva. Conecto la sociología clínica (SC) con los elementos paradigmáticos y disciplinares de la sociología, apoyándome para ello en la estructura postulada por George Ritzer (1980, 1993), que es amigable para navegar por la complejidad teórica de la sociología. G. Ritzer es un investigador con formación inicial en psicología y doctorado en comportamiento organizacional, y un reconocido crítico de la sociedad de consumo. Fue nombrado profesor de sociología en la Universidad de Maryland (EE. UU.) en 1974 y alcanzó reconocimiento internacional con su libro *La McDonalización de la sociedad. Un análisis de la racionalización en la vida cotidiana* (Ritzer, 1996), que califica como un ensayo de crítica social cuyo objetivo es «ofrecer a la opinión pública un breve balance de los problemas creados (y de los peligros planteados) por la *McDonalización*» (Ritzer, 1996, p. 11). Comparte ciertas preocupaciones con Max Weber y la teoría crítica, en sintonía con la SC. Ha centrado su carrera en las teorías sociológicas, escribiendo manuales ampliamente reconocidos en la disciplina (Ritzer, 1993, 1997). Ritzer me ayudó a tener una visión holística de la sociología durante mis años de estudiante y sigue acompañándome en mi labor como profesor de teorías sociológicas.

Después de la conceptualización introductoria de los horizontes disciplinares de la sociología, en el apartado 1.1.4 identifico el paradigma hermenéutico crítico como el más adecuado para la SC y, a continuación, desarrollo los niveles de análisis para profundizar en la caracterización teórica de la SC desde varios ángulos.

En el apartado 1.3 relaciono diversas perspectivas del universo hermenéutico con la perspectiva socioclínica, mostrando el rico mestizaje de ideas de las que se nutre a partir de su diálogo con una diversidad de corrientes, teorías y autores.

En el segundo capítulo, realizo un recorrido flexible y dinámico por elementos introductorios como la definición de la SC, justificando la denominación «perspectiva socioclínica», y explorando algunas de sus características y autores relevantes. Allí presento, de manera sintética, la historia de la SC en las regiones donde más se ha desarrollado: EE.UU., Francia, Quebec (Canadá), Latinoamérica y España, con un apartado especial dedicado a Colombia, con el objetivo de elaborar un relato diverso que dé sentido al proceso de construcción de una perspectiva joven y plural.

La segunda parte del libro ilustra la importancia de la epistemología de la SC y de la perspectiva socioclínica, una enseñanza que recibí de mis maestros José Ramón Torregrosa y Vincent de Gaulejac. El primero presentó la ponencia «Algunas reflexiones (asistemáticas) a propósito de la sociología clínica» en el encuentro internacional del Comité de Investigación en SC (RC46-ISA) que tuvo lugar en Madrid en 2013, en la que afirmó:

> Mi interés y curiosidad por la sociología clínica han surgido, en gran medida, por haber observado en ella, en sus distintas corrientes, una mayor validez en sus supuestos epistemológicos y ontológicos que aquellos que configuran el paradigma dominante... que he llamado el *paradigma experimental-naturalista* (...) Se manifiesta más como técnica, experiencia y procedimiento, como «tekné», que como «episteme»; como posibilidad de acción transformadora, que como teórica contemplación (…) no solo estamos interesados en acumular conocimiento, sino en generar ese conocimiento para poder hacer cambios que resuelvan problemas (...) Ya va siendo tiempo de que la ciencia social se tome en serio las implicaciones prácticas del corpus de conocimiento de que dispone (...) cualquier empeño en desarrollar e institucionalizar una perspectiva clínica de la sociología va a tener que contar con obstáculos e impedimentos de todo tipo... (Torregrosa, 2013, como se citó en Gaulejac & Yzaguirre, 2018, p. 251).

Estas palabras, expuestas por Torregrosa, considerado uno de los fundadores de la psicología social española, nos ayudan a comprender no solo el valor y la relevancia de la epistemología para la sociología clínica (SC), sino también la importancia que esta perspectiva otorga al conocimiento como herramienta de transformación. Allí también nos advierte de las dificultades que conlleva la innovación disciplinar. La SC articula la teorización y la aplicación, situándose en el núcleo de algunos de los principales debates disciplinares.

El mapeo epistemológico de las Ciencias Humanas y Sociales, en adelante CHS, se inicia en el capítulo tercero, haciendo énfasis en el sujeto y en el sentido de la acción weberiano y reflexionando sobre las categorías «explicar» y «comprender». Este capítulo sirve como antesala para desarrollar la epistemología de la perspectiva socioclínica, que se aborda en el cuarto capítulo, fundamentado en los aportes de cuatro autores reconocidos: Jacqueline Barus-Michel (epistemología relacional del sentido), Jean-Philippe Bouilloud (epistemología de la recepción), Vincent de Gaulejac (epistemología de la historicidad cercana al sujeto) y Jacques Rhéaume (epistemología dialógica y plural).

En el quinto capítulo presento la epistemología de la expropiación, que contrasta con las discusiones desarrolladas en los capítulos tercero y cuarto, y sirve como preparación para el sexto y último capítulo. En este, propongo una epistemología de la apropiación transformadora, intersubjetiva y crítica como conclusión, con el objetivo de enriquecer la caracterización de la epistemología socioclínica y aspirar a que instituciones sociales tan importantes como las organizaciones, la sanidad y la universidad se conviertan en espacios de reapropiación.

PARTE I

CARTOGRAFÍA
DE LA SOCIOLOGÍA CLÍNICA

1. Brújula teórica

Este primer apartado ubica la sociología clínica en el universo teórico, como una brújula orientativa en el vasto territorio disciplinar de la sociología.

1.1 Tres paradigmas heredados en sociología

Antes de recorrer las teorías, escuelas y autores que nutren la SC, en primer lugar, abordaré el marco paradigmático de la sociología en la que aquella se inscribe. Para exponer la condición multiparadigmática de la sociología comienzo con la propuesta de Ritzer (1993, 1980), quien nos habla de la convivencia de tres paradigmas: «hechos sociales», «conducta social» y «definición social». Me apoyo en el último para establecer el marco teórico donde se enraíza la SC, en el corazón de la tradición sociológica. A partir de ahí desarrollaré las derivaciones e influencias más importantes que inspiran y sustentan a la SC, siguiendo los vínculos entre ella y distintas escuelas, teorías y perspectivas. A continuación, y siguiendo al mismo autor, profundizaré en la caracterización teórica de la SC alrededor de sus «niveles de análisis».

Si bien las clasificaciones nos pueden ayudar en la comprensión de la compleja topografía conceptual de las Ciencias Humanas y Sociales (CHS) hemos de tener en cuenta que las fronteras entre paradigmas no son nítidas y que hay muchas perspectivas y enfoques que se apoyan en más de un paradigma, como es el caso de la SC.

1.1.1 Hechos sociales

El paradigma basado en los hechos sociales está representado por Émile Durkheim, quien sostiene: «Nuestro método... considera los hechos sociales como cosas» (Durkheim, 2001, p. 9) subrayando la separación entre el «reino psicológico» y el «reino social» (*ibidem*, p. 10). Entre los hechos sociales más relevantes para el estudio de la sociedad se encuentran las estructuras y las instituciones, a las que se atribuye el buen funcionamiento del cuerpo social, como la familia, el Estado, la educación o el sistema financiero. Dado que esta perspectiva considera los hechos sociales como objetos, estos pueden medirse, clasificarse y ordenarse; por lo tanto, algunos de sus métodos y herramientas de investigación característicos son los cuantitativos, como los cuestionarios y las encuestas. Dentro de este paradigma, encontramos teorías y enfoques cuya enumeración es pertinente para ilustrar su diversidad: funcionalismo, estructuralismo, estructural-funcionalismo, funcionalismo estructural, teoría del conflicto, teoría de sistemas, etc. Entre los autores más influyentes de este paradigma se destacan T. Parsons, R.K. Merton, C. Wright Mills, J.S. Coleman, R. Dahrendorf, además del ya citado E. Durkheim.

Autores de referencia en la SC, como Vincent de Gaulejac (2022a), sostienen que a pesar de la distancia que la SC mantiene con este paradigma, coincide con la mirada transdisciplinar sugerida en la afirmación de Durkheim: «Una cultura psicológica, mucho más que una cultura biológica, constituye pues para el sociólogo una propedéutica necesaria» (Durkheim, 2001, p. 165). Asimismo, la publicación de «Las formas elementales de la vida religiosa» (Durkheim, 1982) se convierte en un antecedente de la psicosociología, mostrando los lazos indisolubles entre la psicología y la sociología, así como su cercanía con la antropología.

Corrientes estructuralistas como el psicoanálisis, que Ritzer incluye en este paradigma, son estudiadas por algunos sociólogos clínicos quienes utilizan sus categorías para comprender los fenómenos sociales: «se centran en lo que denominan «estructuras profundas de la mente». En su opinión, son estas estructuras inconscientes las que conducen a las personas a pensar y a actuar como lo hacen» (Ritzer, 1993, p. 82). Como veremos más adelante, el psicoanálisis llamó también la atención de la Escuela de Frankfurt.

1.1.2 Conducta social

Ritzer (1980) enuncia este segundo paradigma como aquél que tiene su origen en el psicólogo B.F. Skinner y su obra, que se enmarca en un conductismo social, centrándose en el estudio de la conducta de las personas, y en elementos involucrados en ella como los premios y los castigos que modulan la conducta irreflexiva. El condicionamiento expuesto por Skinner se basa en la ley del efecto (o ley del refuerzo) por la cual toda conducta que sea recompensada tenderá a repetirse en el futuro. De este autor es interesante señalar que, frente al inductivo, no admitía la superioridad del método hipotético-deductivo (Garrido & Álvaro, 2007, p. 152).

Su método característico es el experimental, que se refleja en investigaciones realizadas en laboratorio. Encontramos dos teorías adscritas a este paradigma: la sociología conductista, que guarda estrecha relación con su hermana de la psicología, y la teoría del intercambio del sociólogo George C. Homans. Homans se enfocó en el estudio de los intercambios cotidianos ya que pensaba que «para conocer el funcionamiento de la sociedad es suficiente con aplicar las leyes que explican el comportamiento individual» (Garrido & Álvaro, 2007, p. 283). Algunos autores inscritos en este paradigma son los ya mencionados Skinner y Homans, y otros como Blau y Emerson.

1.1.3 Definición social

El paradigma que Ritzer (1980) denomina *definición social* se configura en torno a la obra de Max Weber (1964). Para Ritzer (1993), la obra de Weber se orienta al estudio de cómo los actores dan una «definición» a las situaciones sociales que viven y cómo les dan un sentido, una significación que influirá en sus propias acciones y en su interacción con los demás.

Este paradigma introduce categorías como la interpretación y la comprensión, que son fundamentales en la construcción de la realidad que llevan a cabo los individuos. Según Ritzer, dentro de la pluralidad de métodos de investigación que utiliza este paradigma, el más característico es la observación. Sin embargo, desde la SC es necesario añadir que las metodologías vivenciales y biográficas son esenciales para profundizar en el sentido de la acción social.

Asimismo, este paradigma se vincula con un amplio conjunto de perspectivas, enfoques, teorías y escuelas que tienen en común un énfasis hermenéutico, como la psicología social sociológica (Garrido & Álvaro, 2007), la teoría de la acción, el interaccionismo simbólico, la Escuela de Chicago, la fenomenología, la etnometodología, la filosofía hermenéutica, la Escuela crítica de Frankfurt, la sociología existencial, la sociología comprensiva, el constructivismo, el método biográfico, la psicosociología y la sociología clínica en el que se inscribe esta investigación teórica. Entre los muchos autores relacionados con este paradigma, cabe citar a G.H. Mead, su continuador H. Blumer, y otros como G. Simmel, E. Goffman, J. Habermas, T.W. Adorno, M. Horckeimer, A. Schutz, H. Garfinkel, entre otros.

Este paradigma se apoya en categorías como comprensión, significados, símbolos, interpretación y sentido, y puede denominarse de manera más convencional cualitativo. Sin embargo, esta denominación puede confundir, ya que también maneja metodologías cuantitativas como la encuesta.

1.1.4 Paradigma hermenéutico crítico

Expuestos los tres paradigmas identificados en la tradición sociológica, a partir de ahora me situaré en el paradigma hermenéutico crítico. Considero que es el más adecuado para inscribir a la *perspectiva socioclínica* –lo cual se irá justificando a lo largo del texto–, dado que comparten elementos fundamentales como la importancia de la interpretación y la comprensión, los recorridos históricos y los relatos biográficos, la narración de las vivencias y la producción de sentido, así como la relación dialéctica entre el pasado y el presente. Así, reconociendo la relevancia de los procesos dialógicos, la perspectiva socioclínica acompaña la emergencia de significados que facilitan la comprensión y la co-construcción de nuevo conocimiento en torno a los problemas enfrentados, lo que constituye la base para su transformación. Me refiero al paradigma hermenéutico crítico como un tipo ideal[4], y aunque en él ubique a la perspectiva socioclínica, no pretendo limitarla. Es una perspectiva plural y multireferencial, alejada de todo dogmatismo, como expresa ingeniosamente Zarta Rojas: evitando confundir «el paradigma con una forma excluyente... un paradogma» (Zarta, 2022, p. 131). Desarrollar el paradigma hermenéutico reviste gran complejidad. Contrasta con el paradigma dominante positivista, del que toma distancia y adquiere autonomía, para atender adecuadamente los fenómenos propiamente humanos que necesitan de cierta «comprensión íntima». Este paradigma se construye a partir de múltiples focos desde su origen en la interpretación de textos, la lingüística, los procesos de interpretación y comprensión, y la filosofía hermenéutica, los cuales permean el desarrollo de las CHS como la historia, la antropología, la sociología y la filosofía. El origen etimológico de la palabra hermenéutica hace alusión al nombre del dios griego Hermes, cuyo papel de mediador entre el cielo y la tierra, entre los dioses y los humanos, lo convierte en intérprete y mediador entre dimensiones. Vincular «hermenéutico» con «interpretativo» es redundante, pero permite enfatizar su carácter. Añado el término «crítico» para destacar el tipo de interpretación al que nos referimos, haciendo también alusión a la relevancia de la teoría crítica en la perspectiva socioclínica, como veremos más adelante. En contraste con otros planteamientos, las CHS no tienen la pretensión de acceder a las cosas mismas; son interpretativas y su conocimiento se basa en la tradición heredada. Habermas (1988, p. 256) considera esta tradición no como proceso, sino como «lenguaje recibido», entroncando con la sociología ya que el lenguaje es ideológico y «un medio en que se reproduce el dominio y el poder social» (*ibidem*, p. 257). Por su parte, Heidegger (1993)

---

[4] Weber propone trabajar con «tipos ideales» como conceptos que el investigador maneja en su investigación, no porque existan en la realidad, sino porque permiten claridad conceptual idealizando sus características, reconociendo que los tipos ideales son una racionalización utópica.

define la hermenéutica como la interpretación del mundo y Ricoeur (2002), con una visión más holística y contemporánea de la perspectiva, propone una conciliación entre explicar y comprender. La hermenéutica está directamente vinculada al interés de Weber (1964) por el sentido de la acción, ya que los procesos de interpretación y comprensión requieren una anticipación de sentido para que sean posibles. En esta línea de pensamiento, Schütz (2003) desarrolla la concepción de Weber y aplica la sociología al estudio de las estructuras de significados que permiten al sujeto interpretar sus experiencias.

Como el mundo en que vivimos se caracteriza por su complejidad (Morin, 1998) y por estar sometido a la urgencia, la aceleración, el consumismo, la satisfacción inmediata de los deseos, la intolerancia al dolor y la frustración, la instantaneidad y lo efímero, que se imponen en la hipermodernidad (Aubert, 2002), resulta necesaria una combinación de paradigmas junto a todas las herramientas teóricas y prácticas que nos ofrecen. Ahora bien, dadas las importantes dificultades que tenemos para aprehender la complejidad del ser humano y la sociedad dentro de la cual se despliega, es pertinente dotarse del alcance que aporta el paradigma hermenéutico crítico, que incorpora elementos clave como el sentido de la acción, las emociones, las vivencias y la interpretación de la existencia, así como el desenmascaramiento de las opresiones y los procesos de producción de sentido. Es posible que las expectativas en el paradigma hermenéutico no se hayan cumplido siempre, pero tampoco la propuesta positivista ha sido capaz de resolver por sí sola todas las necesidades en el campo de las CHS, y mucho menos acercarse a los resultados que han conquistado las Ciencias Naturales, en adelante CN.

Todo lo expuesto amerita que la comunidad científica amalgame un amplio número de teorías, así como de perspectivas, enfoques, métodos y técnicas de investigación e intervención social que, tanto desde la conceptualización y las aplicaciones, y desde las dimensiones cuantitativa y cualitativa, cooperen en el abordaje de la complejidad de lo humano para dar respuestas a los problemas sociales.

Me referiré al paradigma hermenéutico crítico en el libro como un tipo ideal, de gran alcance, que podría abarcar o empatizar con el paradigma de la definición social expuesto, el comprensivo y el cualitativo.

Uno de los primeros pensadores asociados a este paradigma, con gran influencia en la sociología y contribuciones importantes a la hermenéutica, es Wilhelm Dilthey (Dilthey, 1949; Da Trinidade & López, 2015; García Gómez, 1984), por lo que completaré este apartado refiriéndome brevemente a algunos elementos de su pensamiento. Dilthey fue representante de la filosofía de la vida nacida en el siglo XVIII en medio de las protestas contra el pensamiento abstracto, el formalismo y el racionalismo, que no daban importancia a la persona, sus vivencias, experiencias y sentimientos. Recordemos que, si bien no todos nuestros conocimientos proceden de la experiencia «No se puede dudar que todos nuestros conocimientos comienzan con la experiencia» (Kant, 1883, p. 159).

Algunas de las principales aportaciones de Dilthey fueron el desarrollo de una epistemología de las ciencias del espíritu (Habermas, 1988, p. 83) y sus contribuciones a la teoría hermenéutica, que supo extender desde la interpretación de textos a la interpretación de los estudios humanos. Según Dilthey, esta hermenéutica «sublimada», que es una hermenéutica de la vida y las vivencias, se ocupa de las expresiones del espíritu a través de la comprensión y el sentido del mundo que el espíritu manifiesta. Esta esencia de la vida se expresa a través de la cultura, sus signos y su historia.

Tanto la acción creadora del hombre, que es autoexpresión, como su capacidad de objetivar la vida, pueden ser objeto de su comprensión. Dilthey rechaza que ese significado sea algo subjetivo –una mera proyección del pensamiento–, sino que es una percepción real que permite el autoconocimiento y el conocimiento del otro. Esto eleva la importancia de la experiencia de la realidad a un grado de intimidad y comprensión que no pueden ser alcanzadas por las ciencias de la naturaleza, mientras que las ciencias del espíritu brotan de la vida misma del hombre. El paradigma hermenéutico permite mediar la relación entre sujeto y sujeto, e ir más allá de la subjetividad, ya que la vida se expresa en objetivaciones que, si bien pueden ser de naturaleza diferente a las establecidas por las ciencias naturales, pueden tener validez universal para el estudio del comportamiento humano.

Somos capaces de explicar (*erklären*) la naturaleza en términos de causalidad, cuantificarla, medirla y compararla; pero la vida, la comprendemos íntimamente (*verstehen*) y la cualificamos a partir de sus propósitos, analizando su finalidad y su verdad en un contexto de sentido. Dilthey reivindica unas «ciencias del espíritu» –a veces denominadas morales y políticas– que estudian la realidad históricosocial conectada con nuestro yo, porque no se nos da solo como representación, sino que «se nos da como vida» que podemos comprender e interpretar (Dilthey, 1949, pp. 6, 13).

Con estos elementos se sientan las bases para la superación de la polaridad sujeto-objeto, gracias a una mediación a cargo de la vida. Además, en el estudio del hombre, se evidencian las limitaciones del positivismo y la manera cartesiana de conocer, que aíslan y contraponen al sujeto y al objeto.

Lo visto para este paradigma refuerza la epistemología de la perspectiva socioclínica, que es una epistemología de las vivencias y experiencias de la vida; de la biografía y la narración personal; de la producción de sentido y de la comprensión; de la emancipación y apropiación por parte del sujeto. Al adscribir la perspectiva socioclínica al paradigma hermenéutico, quiero transmitir la importancia que le doy tanto a su epistemología como a la dimensión histórica de la realidad subjetiva que viven los sujetos, lo cual se refleja en la segunda parte del libro.

1.2 Niveles de análisis

Este es un apartado de teoría aplicada. Está dedicado a caracterizar e ilustrar distintos aspectos de la sociología clínica (SC). Para ello, incluyo ejemplos para facilitar la comprensión conceptual de esta perspectiva. Para introducir los niveles de análisis, utilizaré el modelo de Ritzer (1997, pp. 461, 609), que contempla cuatro cuadrantes: micro-subjetivo, micro-objetivo, macro-subjetivo y macro-objetivo, dando lugar a un mosaico de teorías, perspectivas, autores y procesos resultado de la combinación de una variedad de paradigmas y niveles de análisis. No es posible desgranar toda la diversidad existente, pero podemos hacernos una primera idea para desentrañar algunas características importantes de la SC y explorar su alcance.

Si bien desde el punto de vista interventivo podemos considerar el cuadrante micro-subjetivo como el punto de partida, la SC incursiona en los cuatro cuadrantes mencionados ya que conecta, de manera crítica y dialéctica, procesos psicosociológicos y sociopsíquicos, recorriendo, a partir de la vivencia y la historicidad individual y grupal, lo subjetivo, lo colectivo y lo social; atravesando los niveles micro, meso y macro.

Ritzer propone la combinación de las teorías micro y macro sociales, con los niveles micro y macro de análisis, y su doble faceta objetiva y subjetiva, para desarrollar un paradigma sociológico más integrado, invitando a profundizar en lo que es más importante para él: su relación dialéctica multinivel (Ritzer, 1997, p. 461). Para ello, propone desarrollar los cuatro cuadrantes mencionados como otros tantos niveles superiores de análisis sociológico, iniciando en el *continuum* micro/macro de Gurvitch, quien recorre los siguientes estadios: pensamiento y acción individual, interacción, grupos, organizaciones, sociedades, sistemas mundiales. Continúa combinando lo anterior con el *continuum* objetivo/subjetivo, lo cual añade la dificultad de que existen muchos fenómenos mixtos que presentan simultáneamente elementos subjetivos y objetivos, como la familia o la política, en cuyo seno encontramos gran diversidad.

Así, en el eje objetivo / subjetivo, Ritzer propone dos tipos ideales en los extremos, entreverados por un estadio medio. En el extremo objetivo, ubica a los actores, la acción, la interacción, las estructuras burocráticas, el derecho... En medio, sitúa tipos mixtos que combinan elementos subjetivos y objetivos como la familia, el Estado, el trabajo o la religión. En el extremo subjetivo, coloca la construcción social de la realidad, las normas y los valores.

Si aplicamos el modelo de niveles de análisis de Ritzer a la epistemología socioclínica, nuestras investigaciones podrían comenzar suscitando elementos **micro-subjetivos** alrededor de vivencias concretas, como el lenguaje corporal que se produce entre dos jóvenes amigos, las interacciones entre los miembros de una familia, la expresión de las herencias culturales en un individuo o cómo interpretan los miembros de una pandilla sus códigos de apoyo mutuo. También encontraríamos elementos **macro-subjetivos**, como las creencias y valores transmitidos dentro de un país para dar validez y legitimidad a las tradiciones culturales y religiosas, o las distintas creencias de la población alrededor de las salidas profesiones desde las cuales los padres tratan de orientar e influir en los hijos en formación; o los valores y normas ligadas a las instituciones académicas y el *ethos* de sus profesores; o los lemas, silencios y códigos al interior de las familias, a veces invisibilizados y a veces impuestos, que ayudan a sobrellevar tragedias nacionales como las violencias y rupturas derivadas de la guerra civil española o del conflicto armado colombiano.

Asimismo, podríamos encontrar elementos **micro-objetivos** alrededor de ciertas estructuras y patrones de corto alcance, como el comportamiento esperado de cualquier estudiante en el salón de clase en su interacción con los profesores, a veces con cierta sumisión o deferencia; el funcionamiento de las redes de interacción entre los estudiantes de un curso; los patrones grupales en el entorno laboral; y la fe que tienen muchas familias y estudiantes en que la universidad les permitirá alcanzar sus aspiraciones de ascenso social, desarrollo humano y capacitación profesional ante el mercado laboral. Finalmente, encontraríamos las dimensiones **macro-objetivas**, como los procesos de racionalización instrumental analizados por la Escuela de Chicago, la sociedad de consumo inscrita en el sistema capitalista, y las grandes estructuras y constructos sociales, como las clases y el patriarcado.

La SC puede considerarse una oportunidad de integración disciplinar no solo de las dimensiones teórica/aplicada, sino también de los niveles macro/micro, subjetivo/objetivo. Aplicar los niveles de análisis propuestos es una invitación fecunda para la SC que recorre y entrelaza los cuatro niveles propuestos.

Aunque en su estado actual se ha incidido más en el nivel micro-subjetivo que en el macro-objetivo, mi predicción es que en los próximos cinco años se producirá un avance importante en este último, a la luz de los desarrollos e inquietudes que se vienen planteando en los congresos internacionales, en las redes académicas y en las publicaciones. Como muestra, cabe citar que, en las últimas Asambleas Generales de la RISC, la última celebrada en junio de 2024, han merecido una creciente atención la situación internacional, los avances de la ultraderecha y del control sobre la sociedad. Hay antecedentes. En su libro *El coste de la excelencia* publicado originalmente en francés en 1991, Aubert & Gaulejac (2017) analizan en Francia la vuelta al individualismo junto con la consolidación de una cultura de la empresa y las organizaciones, en medio del ascenso del neoliberalismo de los años 1980.

Otra manera de aproximación mediante niveles de análisis desde una mirada socioclínica puede aplicarse de manera particular a las organizaciones, utilizando en esta ocasión una conformación tripartita. Empezaré por mencionar el nivel meso, correspondiente al ámbito organizativo, donde la competencia del mercado es feroz y, para hacerle frente, se promueven estrategias desde el poder *managerial* enfocadas al éxito como la calidad total y la cultura empresarial de la excelencia. El término *managerial* es utilizado por la SC en el ámbito francófono. Su equivalente español sería «gerencial». Gaulejac (2022d, p. 344) habla del «poder managerial» producido por la «ideología de la gestión» que, en este nivel meso, tiende a reducir a la persona a un recurso más de la empresa al servicio de los beneficios económicos[5].

En el nivel macro tenemos las grandes estructuras como el sistema capitalista, atravesado por los procesos de globalización e internacionalización de los mercados, fuertemente orientados al éxito económico a nivel mundial, en una loca carrera global en la que el crecimiento constante es dogma, a costes elevados como la confronta-

---

[5] Ver también Aubert & Gaulejac (2017, p. 102).

ción de bloques geopolíticos y el saqueo del planeta. Finalmente, el nivel micro, el individual, en el que se produce una demanda de compromiso total a las personas que tienen que ser adaptables y exitosas y responder a la cultura de la organización haciendo más y mejor en menos tiempo, entrar al juego de la ambición y contribuir al incremento permanente de la eficacia y la productividad de carácter instrumental. Para lograrlo, las organizaciones y sus modelos de gestión y poder *managerial* transitan de diversas maneras en procesos del mundo psicosocial y sociopsíquico de los trabajadores y directivos, en un entorno laboral muchas veces precario e incierto, haciendo combustión del cuerpo y del espíritu, explotando el narcisismo y el mundo del deseo del individuo, y dejando huellas, en ocasiones profundas, como la ansiedad, el estrés y otros riesgos psicosociales, que son el agrio fruto del constante requerimiento de la movilización total de la persona al servicio de la organización. En este tipo de organizaciones absorbentes, sin sentido (Yzaguirre, 2015), la persona se ve expropiada poco a poco de sí misma. Este ejemplo del mundo de las organizaciones sirve para apreciar cómo la mirada socioclínica combina la subjetividad y la objetividad, junto a las dimensiones micro y macro.

Cabe añadir que cuando trabajamos en el terreno de las organizaciones, nos encontramos con fenómenos como el pluralismo causal propuesto por Weber, del que hablaremos en el apartado 3.3, o la mediación de las contradicciones:

> Todo sistema social se construye para dirigir las contradicciones que caracterizan el terreno en el que se desarrolla. La empresa industrial se organiza fundamentalmente en torno a la contradicción capital/trabajo. El proceso de mediación consiste en evitar que la tensión entre estos dos aspectos se transforme en un antagonismo que bloquee el funcionamiento mismo de la organización. (Aubert & Gaulejac, 2017, p. 285).

Aquí hacen su entrada elementos psíquicos estructurales, como el dualismo deseo / angustia que, en el juego de contradicciones cruzadas que se producen entre la organización como ecología humana, estructura social, microcosmos psíquico... y el sujeto social y la psique particular, pueden dar lugar, paradójicamente, a espacios de libre albedrío (Aubert & Gaulejac, 2017).

Así, la organización, uno de los ámbitos donde la SC se ha desarrollado más, es un terreno en el cual la perspectiva socioclínica identifica no solo cómo se combinan los elementos de los cuatro cuadrantes antes introducidos, sino que los examina aplicando el «análisis dialéctico» (Pagès *et al.*, 1979; Aubert & Gaulejac, 2017, p. 283). Ese análisis permite estudiar «las articulaciones transversales entre procesos de órdenes diferentes: psicológicos, emocionales, corporales; familiares, grupales, macrosociales...» (Pagès, 2009, p. 133) recorriendo procesos micro y macro-sociales, y respetando las especificidades de cada ámbito, reconociendo sus influencias mutuas.

De esta manera, recorriendo elementos de los tipos ideales expuestos, se elaboran hipótesis explicativas sobre el funcionamiento organizacional, que combinan una variedad de elementos y niveles mencionados, lo que se logra aplicando el análisis dialéctico que muestra la reciprocidad de influencias presentes en la organización:

> la fuerza del management por excelencia procede de la adecuación entre un cierto tipo de funcionamiento psicológico (búsqueda narcisista, deseo de éxito social, miedo al fracaso), un cierto tipo de management (fuerte selección, individualización de los éxitos, dirección por objetivos, cultura de empresa), un cierto tipo de sociedad (individualismo, exaltación del éxito profesional, modelos del golden boys y de la superwoman) y un cierto tipo de organización económica (capitalismo financiero, desarrollo de las multinacionales y del liberalismo). Se trata, pues, de un reforzamiento mutuo entre: a) el desarrollo de un modelo socioeconómico; b) el surgimiento de personalidades de tipo narcisista; c) la adhesión colectiva a una ética fundada en la realización de uno mismo; d) el desarrollo de prácticas organizacionales y tecnológicas que producen un management por excelencia. (Pagès, 2009, p. 289).

En este ejemplo socioclínico, se ven elementos **micro-subjetivos** como la influencia de una determinada cultura de *management* (gestión de las empresas y organizaciones) en un trabajador, y podemos observar cómo esa cultura organizacional es resultado del encuentro, por una parte, de elementos psicológicos compartidos de tipo **macro-subjetivo**, como la búsqueda narcisista y el deseo de éxito social que tiene un trabajador, donde se puede incluir el sentimiento de miedo al fracaso, la exclusión o el despido; y, por otra, la cultura de la dirección por objetivos de una organización de tipo **micro-objetivo**, de la que es una muestra la acreditación de una universidad. A lo anterior se suman la presencia de otros elementos, como el hedonismo individualista o la realización personal a través del trabajo (recordemos *La ética protestante y el espíritu del capitalismo* de Weber, 1992) en el plano **macro-objetivo**.

Para ahondar en el análisis organizacional, quiero introducir un análisis social macro que toma como base el nivel meso de lo organizacional. Se publicó pocos años después del libro de Aubert & Gaulejac (2017) comentado, a manos del autor en el que me apoyo en este capítulo. Se trata de una crítica social que muestra hasta qué punto el nivel meso ha llegado a influir en toda la sociedad: *La McDonalización de la sociedad* (Ritzer, 1996), donde se advierte del proceso de «irracionalidad de la racionalización» y de cómo el sistema puede llegar a controlarnos de manera autoritaria siguiendo el modelo de las cadenas de comida rápida, poniendo como caso paradigmático a la cadena de hamburguesas McDonald's. Una organización altamente racionalizada que produce altos niveles de irracionalidad tales como los perjuicios para la salud debido a una mala alimentación y a la proliferación de entornos de consumo y de trabajo deshumanizados (Ritzer, 1996, p. 181). Su autor hace un paralelismo con el concepto de «jaula de hierro» inspirado en Weber, que refleja los efectos nocivos del creciente proceso de racionalización de la sociedad, que está marcado por la obsesión por la eficiencia. Esta obsesión alcanza a la universidad donde hay una constante presión sobre administrativos, docentes y estudiantes provocada por la exigencia de alcanzar la excelencia académica y su fruto más preciado: la acreditación, que cambia la relación entre la comunidad educativa y el conocimiento tal y como pone en evidencia la socióloga clínica mexicana Elvia Taracena (2015, p. 265).

Sin embargo, esta presión queda invisibilizada por múltiples motivos, uno de ellos lo expresan Riera & Fabré (2017) al dejar ver el control que ejerce el *statu quo* sobre las indisciplinas sociales:

> Los comportamientos de los diferentes sujetos y grupos sociales son sancionados o gratificados… [según] lo que esté legitimado socialmente como aceptado... Estos procesos clasificatorios pretenden reducir la sociedad a un conjunto de indicadores... sin tener en cuenta la relación dialéctica entre individuo y sociedad (…) control que redunda en definirlo no por su naturaleza intrínseca de acuerdo a su esencia dinamizadora, sino por sus expresiones estereotipadas que lo constriñen en los estrechos marcos del poder represivo (*ibidem*, pp. 113-114).

Por otra parte, como veremos en la segunda parte del libro, la salud y la enfermedad, así como el sistema de salud, la atención sanitaria, las dificultades de acceso a la salud, los hábitos y estilos de vida... son un terreno adecuado para observar los distintos niveles de análisis.

Los niveles de análisis resultan valiosos y esclarecedores para asimilar la abrumadora condición multiparadigmática de la sociología. No obstante, seguir por ese camino entraña dificultades que se evidencian en los, nada menos que, cincuenta niveles de análisis social propuestos por Gurvitch, que dan cuenta de la variedad y complejidad de las dimensiones en juego. Gurvitch propone cinco niveles horizontales de integración entre lo micro y lo macro: formas de socialidad, agrupamientos, clase social, estructura social y estructuras globales; los cuales a su vez se cruzan con diez niveles verticales de profundización, entre los que se encuentran la mente colectiva, las ideas y los valores colectivos, los símbolos sociales, los roles sociales… lo que arroja los cincuenta niveles de análisis social mencionados (Ritzer, 1997, p. 462).

El análisis por niveles propuesto por Ritzer permite profundizar en las notables diferencias que es posible encontrar dentro de un mismo paradigma o teoría. Podemos ejemplificarlo siguiendo al mismo autor con dos propuestas aparentemente semejantes: el marxismo estructural y el estructuralismo. Los marxistas usan el razonamiento dialéctico, mientras que los estructuralistas usan la razón analítica; los primeros prefieren estudios diacrónicos y los segundos, estudios sincrónicos; los marxistas se enfocan en el sujeto, enfatizado por el joven Marx, mientras que para los estructuralistas esa cuestión no es científica y, por tanto, no merece atención. Los marxistas ven en la teoría un agente de cambio, al contrario que los estructuralistas, que están menos preocupados por la transformación de lo que representa una estructura establecida. Para finalizar, ambas propuestas se distancian debido a que usan diferentes niveles de análisis: los marxistas aplican un reduccionismo materialista y se centran en las grandes estructuras como la economía o la ideología, mientras que los estructuralistas aplican un reduccionismo psicológico y se interesan por las estructuras de la mente (Ritzer, 1997, p. 419).

Los niveles de análisis también nos pueden servir para caracterizar algunos casos de aplicación de la SC, como las investigaciones e intervenciones socioclínicas que hemos realizado en la Universidad del Atlántico (en adelante UA) alrededor de la prevención de la deserción dentro del proyecto Acompredes[6] desde 2017 (Yzaguirre & Salcedo, 2018) hasta la actualidad[7], que expondremos más adelante, en los cuales hemos aplicado diversas metodologías como el teatro de intervención socioclínica o los relatos de vida. El diseño y las metodologías empleadas en esas investigaciones inicialmente posicionan el acompañamiento en los recorridos personales, vivencias, dificultades y biografías de los estudiantes, situándose en el cuadrante **micro-subjetivo**. Sin embargo, las técnicas y dinámicas aplicadas permiten suscitar las vivencias individuales para luego, a través de la dinámica grupal, abrirse a una comprensión psicosociológica de las vivencias colectivas y a la co-construcción grupal intersubjetiva, proyectándose a una variedad de elementos y procesos mixtos que se sitúan en lo **micro-objetivo** y en lo **macro-subjetivo**.

En las trayectorias de los estudiantes acompañados se evidencia la importancia de procesos y escenarios como la familia, las expectati-

---

[6] Muestro algunos ejemplos concretos en el apartado 2.2.5.3, Microinvestigaciones desde el pregrado.

[7] Una actualización del proyecto Acompredes-2017 recibió una segunda financiación en 2023, siendo su investigador principal el profesor José Manuel Romero Tenorio, y el profesor Fernando de Yzaguirre investigador colaborador.

vas laborales y el proyecto de vida, que son fenómenos mixtos multinivel. Para descender un poco más en el ejemplo, encontramos elementos **micro-subjetivos** iniciales, que toman cuerpo en la exposición del proceso de construcción de significados individuales a través del hilvanado del relato intrapersonal con el extrapersonal, respondiendo a preguntas como: ¿por qué y para qué me matriculo y asisto a la universidad?, ¿es parte esencial de mi proyecto de vida?, ¿qué me hizo llegar hasta aquí?, ¿qué quiero verdaderamente para mí?... cuyas respuestas están íntimamente relacionadas con la contribución de sentido para la búsqueda del estudiante... Con base en lo anterior, se produce un movimiento, de menos a más, que suscita una multitud de aspectos en distintos niveles que se mostrarán gracias a la implicación y a las dinámicas del grupo, que actúa como una caja de resonancia enlazando biografías personales con fenómenos sociales, cuya emergencia abre a los niveles macro y objetivos.

Como vemos, si bien la aplicación de la SC muchas veces comienza con intervenciones socioclínicas dirigidas al ámbito micro-subjetivo y al micro-objetivo, cuando el diseño y el tiempo de las investigaciones son adecuados, de manera gradual aparecen elementos de los niveles macro-subjetivos y macro-objetivos cuya naturaleza requiere mayor elaboración, dirigiéndose, finalmente, hacia el análisis de la relación dialéctica entre todos los elementos en juego. Todo ello, con sus propios desarrollos, forma parte del «análisis dialéctico» propuesto en 1991 por Aubert & Gaulejac (2017, p. 283) desde la SC.

Hay más elementos en juego, algunos de los cuales veremos cuando hablemos de la epistemología en Ciencias Humanas y Sociales (CHS) y de las singularidades de trabajar con seres humanos en lugar de con objetos inertes.

1.3 Perspectivas hermenéuticas y perspectiva socioclínica

A continuación, expondré algunas de las teorías, autores, enfoques y conceptos relacionados o muy cercanos al paradigma de la definición social que, como he señalado, englobaré bajo el paradigma hermenéutico crítico, en el cual se inscribe la sociología clínica (SC).

Es posible que el título del apartado resulte impreciso, ya que incorpora una variedad heterogénea de corrientes, teorías y ramas disciplinares «hermenéuticas» que, si bien no poseen la misma relevancia y no constituyen una clasificación formal, nos permiten conectarlas con la perspectiva socioclínica, explorando así su riqueza y su diálogo pluridisciplinar.

1.3.1 Teoría de la acción y sociología comprensiva

Max Weber es el referente de esta teoría. Según Weber (1964), el foco de atención debe estar en los individuos y en cómo sus acciones siguen unos patrones racionales. La acción racional es lo que una persona decide hacer ante una situación dada, asumiendo sus consecuencias:

> Debe entenderse por sociología (…) una ciencia que pretende entender, interpretándola, la acción social para de esta manera explicarla causalmente en su desarrollo y efectos. Por «acción» debe entenderse una conducta humana (…) siempre que el sujeto o los sujetos de la acción enlacen a ella un sentido subjetivo. La «acción social», por tanto, es una acción en donde el sentido mentado por su sujeto o sujetos está referido a la conducta de otros, orientándose por ésta en su desarrollo. (*ibidem*, p. 5) (…) «Acción» como orientación significativamente comprensible de la propia conducta, solo existe para nosotros como conducta de una o varias personas individuales (*ibidem*, p. 12).

La teoría de la acción es la base del método de investigación sociológica de Weber, a partir de la construcción de los «tipos ideales», y del estudio de las influencias que provocan su desviación. Por ello, dicha teoría se desarrolla «desde el supuesto típico-ideal de una acción estrictamente racional con arreglo a fines» (Weber, 1964, p. 10) y busca atribuir las desviaciones de las acciones racionales inicialmente perseguidas a componentes irracionales que las condicionan. Así, Weber señala:

> La construcción de una acción rigurosamente racional con arreglo a fines sirve en estos casos a la sociología… como un *tipo* (tipo

ideal), mediante el cual comprender la acción real, influida por irracionalidades de toda especie (afectos, errores), como una desviación del desarrollo esperado de la acción racional (*ibidem*, p. 7).

El estudiante considerará la importancia de los «tipos ideales». Nos sirven a los investigadores como herramienta metodológica para comparar la acción real llevada a cabo por un sujeto con la acción «ideal» que habría tomado si hubiese sido rigurosamente racional y, de esta manera, comprender mejor las desviaciones ocasionadas por supuestos irracionales y errores que modifican lo inicialmente esperado. Weber advierte que, en este caso, estamos ante un recurso metodológico racionalista de la sociología comprensiva, el cual no la convierte en racionalista.

Otro autor que cabe mencionar es Parsons, quien escribió *La estructura de la acción social* (Parsons, 1968). Aunque lo incluí dentro del paradigma de los hechos sociales, los inicios de Parsons se asocian con la teoría de la acción. Sin embargo, obtuvo resultados limitados y posteriormente se distanció de sus planteamientos iniciales y de dicha teoría, acabando por desplazarse hacia el Funcionalismo Estructural (Ritzer, 1993, p. 395).

La SC está interesada en los planteamientos de Weber, tanto por su foco sobre los elementos que afectan la conducta del sujeto, como por las categorías de «sentido» que intervienen, las cuales tienen consecuencias metodológicas que la SC toma en serio, ya que reclama atención para el estudio de cómo, en qué circunstancias y para qué da el sujeto un sentido a su acción. Así, Weber afirma:

> Por sentido entendemos el sentido mentado y subjetivo de los sujetos de la acción... como construido en un tipo ideal con actores de este carácter. En modo alguno se trata de un sentido «verdadero» metafísicamente fundado (...) Una acción con sentido, es decir, comprensible, no se da en muchos casos de procesos psicofísicos (...) El poder «revivir» en pleno algo ajeno es importante para la evidencia de la comprensión... Toda interpretación, como toda ciencia en general, tiende a la «evidencia» ... Toda interpretación de una acción con arreglo a fines orientada racionalmente de esa manera posee... el grado máximo de evidencia (Weber, 1964, p. 6).

Como vemos, en el pensamiento de Weber se entrelazan categorías fundamentales para la SC, tales como acción, sentido, comprensión, revivir e interpretar, que están en sintonía con la utilización de metodologías vivenciales, como el teatro de intervención socioclínica (Badache & Gaulejac, 2022) y los relatos de vida (Márquez & Sharim, 1999; Sharim, 2001; Ibañez *et al.*, 2018; Yzaguirre, Cuadrado *et al.*, 2021; Yzaguirre, Garrido *et al.*, 2021). Estas metodologías permiten al sujeto comprender mejor el sentido de la acción, lo cual es la base para el cambio.

También se llama comprensiva, o interpretativa a la sociología cultivada por autores como W. Dilthey, G. Simmel y M. Weber, todos ellos relacionados con el paradigma hermenéutico crítico, por cuanto dan un papel fundamental a la categoría de la «comprensión» en el análisis de la sociedad y conducta humanas. La SC reconoce la influencia recibida de la sociología comprensiva, como expone Hanique (2022, p. 582):

> La sociología clínica tiene sus raíces en la episteme denominada comprensiva... El proyecto fundador de la corriente comprensiva es acceder de manera científica al sentido de las conductas humanas, esforzándose por diferenciarse de un proceder positivista

Los aportes de la teoría de la acción y de la sociología comprensiva trataron de renovar unas ciencias sociales demasiado limitadas por el positivismo, y quisieron proponer «un nuevo tipo de lectura... inspirada por una voluntad de comprensión del sentido» (Hanique, 2022, p. 582).

1.3.2 Interaccionismo simbólico

El interaccionismo simbólico se preocupa por el significado que los individuos conceden a las situaciones en un contexto social y en cómo dichos significados influyen en el comportamiento. Se interesa de manera particular por los procesos de interacción social y por cómo la realidad es construida a través de los símbolos, el lenguaje y otros signos. Uno de sus principales exponentes es el estadounidense Herbert Mead, quien enunció la categoría «self»[8] (sí mismo) en su clásico *Espíritu, persona y sociedad* (Mead, 1972). No es casualidad que Mead fuera pragmatista, ya que «Tampoco podríamos entender adecuadamente el alcance de una teoría como el interaccionismo simbólico sin una referencia al pragmatismo, corriente filosófica de la que es heredera» (Garrido y Álvaro, 2007, p. 3).

Otro autor importante, próximo a la Escuela de Chicago y relacionado con el Interaccionismo Simbólico, es Erving Goffman (1987, 1991, 2001, 2006). Estudió la construcción de las identidades sociales y las instituciones; asimismo, desarrolló una sociología sobre situaciones sociales (Goffman, 2001, 2006) e introdujo la dimensión dramatúrgica en la sociología (Goffman, 1987) como metáfora y método de análisis de la vida cotidiana. Este aporte dramatúrgico original y pertinente ayuda a comprender mejor a la persona en su medio social.

Goffman se esforzó en desarrollar una perspectiva sociológica para estudiar la vida social, en particular en las organizaciones (Goffman, 1987, p. 11; Goffman, 2001), utilizando metodologías innovadoras como «la actuación o representación teatral» (Goffman, 1987, p. 11), lo cual conecta con el desarrollo del teatro de intervención socioclínica (Badache & Gaulejac, 2022), partiendo del director de teatro brasileño Augusto Boal (2002). Esta metodología permite al sujeto revivir y comprender mejor los nudos psíquicos y sociales de su vida cotidiana.

Además de los mencionados, otros pensadores próximos al Interaccionismo Simbólico son Cooley (2004), quien propuso conceptos como el «yo-espejo» (looking-glass-self); Blumer (1982), seguidor de las ideas de Mead; y Garfinkel (2006), quien profundizó en la Etnometodología como una forma de conocimiento cotidiano de la gente. Más recientemente, cabe señalar a Glaser & Strauss (1967) que desarrollaron la teoría fundamentada como una metodología de

---

[8] La noción de *self*, sí mismo, es importante, nos ayuda a comprender la esencia de la comunicación humana, entendida como la capacidad de anticipar el resultado de mi acción sobre el otro. Esto nos hace conscientes de dos dimensiones que conviven en nosotros: el sujeto que soy, capaz de una acción (el «yo» identitario); y el sujeto que soy a partir de tomar conciencia de las actitudes de los otros hacia mí (el «mí» socializado), involucrando, necesariamente, un proceso de reflexión ante la interacción con los otros.

investigación inductiva, la cual se fue perfeccionando en distintos trabajos (Strauss & Corbin, 2002; Becker, 2009).

1.3.3 Pragmatismo

La filosofía pragmatista inspiró al Interaccionismo Simbólico. Pesce (2022b) nos recuerda que el pragmatismo como propuesta filosófica tiene un antecedente en la obra *Antropología en sentido pragmático* de Kant (1991), donde el filósofo alemán afirma que la antropología, como ciencia del conocimiento del hombre, se puede abordar «en sentido fisiológico o en sentido pragmático», orientándose el primero a lo que la naturaleza hace del hombre, y el segundo a «lo que él mismo, como ser que obra libremente, hace, o puede y debe hacer, de sí mismo» (Kant, 1991, p. 7).

En el terreno de las ciencias sociales, nos interesa el pragmatismo de autores como Charles S. Peirce, William James y John Dewey. La sociología pragmática asumirá la formulación de Peirce: «Consideremos qué efectos, que puedan tener repercusiones prácticas, concebimos que tenga el objeto de nuestra concepción. Nuestra concepción de estos efectos es la totalidad de nuestra concepción del objeto» (Peirce, como se citó en Pesce, 2022b, p. 481).

Para los autores mencionados, el programa de la sociología pragmática consiste en ligar los conceptos con las acciones y la experiencia humana, junto con la interpretación que se hace de ellas.

Garrido y Álvaro (2007) muestran que los pragmatistas se interesan principalmente por las consecuencias prácticas que nuestro pensamiento provoca al ser llevado a la acción, de tal manera que una idea es significativa si tiene consecuencias sobre nuestro comportamiento. De igual manera, la consideración de que algo es verdadero se relaciona con su capacidad de producir unos efectos sobre la conducta. Es decir, la veracidad de un pensamiento sobre nuestra conducta está condicionada a los efectos fehacientes que dicho pensamiento provoca.

Para W. James, «la verdad de una idea se derivaba de su utilidad práctica» (Garrido y Álvaro, 2007, p. 61), de tal manera que una idea es significativa si tiene efecto sobre nuestro comportamiento. Esto será recogido por uno de los padres del interaccionismo simbólico y alumno de W. James, George Herbert Mead, quien incorporó a su pensamiento el pragmatismo como «el método científico, según el cual la verdad de una hipótesis reside en su funcionamiento» (*ibidem*, p. 122). Mead liga la validez de una hipótesis a su capacidad de aplicación en la práctica: «Es el método científico, según el cual la verdad de una hipótesis reside en su funcionamiento, el que ha adoptado su expresión filosófica en la doctrina pragmatista» (Mead, como se citó en Garrido & Álvaro, 2007, p. 122).

Al mismo tiempo, Mead defendió la reforma social para el progreso democrático. Esta preocupación de carácter político la encontramos en los ejemplos propuestos más adelante por Jan Fritz sobre los primeros sociólogos clínicos estadounidenses. También está presente en Eugène Enriquez, uno de los padres de la psicosociología y SC francesas, recientemente fallecido, quien sostiene que la sociología nace, entre otras cosas, para convertir la sociedad orgánica durkheimiana en una sociedad que supere las dificultades y logre ser verdaderamente democrática. Según Enriquez, la psicosociología convierte a quien la sigue en un verdadero militante, por ejemplo, en el trabajo con grupos para lograr que el proceso de toma de decisiones sea democrático: «La psicosociología está en el centro mismo de la cuestión de la democracia» (Enriquez, 2022, p. 41).

Por todo lo anterior, me resulta interesante el pensamiento pragmatista, que considero caracteriza, en alguna medida, a todos los científicos sociales, incluidos los sociólogos clínicos comprometidos con la transformación social y que integran conocimiento, acción y cambio.

Con base en lo expuesto, podemos aproximar la SC estadounidense –de la que hablaré en 2.2.1– al pragmatismo de los estadounidenses C.S. Peirce, W. James, J. Dewey (profesor en la Universidad de Chicago) y G.H. Mead (quien llegó a ser director del Departamento de Filosofía de la Universidad de Chicago y uno de los fundadores de la Escuela de sociología de Chicago).

La SC, además de analizar, teorizar y diagnosticar, realiza acompañamiento directo con los individuos y diseña, junto a ellos, intervenciones que responden a sus problemas aplicando distintas estrategias: acompañamiento del sujeto (Mercier, 2022), intervención psicosociológica (Hans, 2022), intervención socioclínica (Fritz, 2022), teatro de intervención socioclínica (Badache & Gaulejac, 2022), relatos de vida (Márquez & Sharim, 1999).

Existen algunos elementos en común entre la sociología comprensiva y el pragmatismo, tales como el interés por la acción y la interacción social. Las dos perspectivas conceden importancia al contexto social, a la pluralidad de enfoques, a la subjetividad y a la mejora de la vida de las personas. Entre sus diferencias, cabe señalar que Weber desarrolla un pensamiento muy elaborado sobre la sociedad, abordando conceptualmente problemáticas y categorías fundamentales, entre ellas la producción de sentido en interacción con la realidad social, que es una cuestión central en SC, mientras que los pragmatistas se centran, como hemos visto, en la utilidad práctica del conocimiento, sin poner un interés especial en cuestiones como la epistemología. Como sociólogo clínico me considero hasta cierto punto idealista, y doy gran importancia a la comprensión del sentido de la acción y al rigor y la complejidad conceptual heredada de Weber. Al mismo tiempo, también me considero pragmatista, ya que me parece fundamental aplicar los conocimientos para movilizar cambios. Pero nunca renunciaría a la combinación de la utilidad práctica (con sentido) con la comprensión del sujeto social, para cambiar la realidad social no solo de manera puntual, sino comprenderla en profundidad para mejorarla de manera universal, y poder trabajar con otros procesos de interacción social y producción de sentido, para combatir el sufrimiento en el mundo. Por ello, también me siento próximo al realismo crítico postulado por Martín-Baró que abordo en 1.3.10.

En relación con lo anterior, existe un debate central en la sociología acerca de la dualidad entre teorización y aplicación, que es pertinente considerar en este contexto. Como hemos analizado Yzaguirre *et al* (2023), existe una deriva teoricista en la sociología académica que parece menospreciar la dimensión aplicada.

1.3.4 Escuela de Frankfurt y Teoría Crítica

Ritzer señala que la Escuela Crítica o Escuela de Frankfurt nació inspirada en el marxismo hegeliano que, a través de G. Lukács, se acercó a la sociología. Para Ritzer (1993):

> El esfuerzo por combinar a Marx con Weber proporcionó a la escuela crítica algunas de sus orientaciones distintivas (*ibidem*, p. 66) (…) la teoría sociológica de Marx es mucho más relevante que su teoría económica... Marx ofreció una teoría sociológica abstracta, coherente y sumamente satisfactoria que puede emplearse para analizar cualquier sociedad (*ibidem*, p. 167).

Otro elemento de K. Marx que despierta interés en la SC es el papel que, influenciado por G. Hegel, da a la conciencia y a la capacidad del ser humano de ligarla a sus acciones. Sin embargo, Marx se alejaba de Hegel porque se interesaba más por la conciencia real, de carne y hueso, de las personas reales, que les permitía decidir libremente sobre sus acciones y desarrollar su sociabilidad (Ritzer, 1993, p. 177). Además, Ritzer señala cómo algunos de los pensadores de esta Escuela, como Max Horkheimer, Theodor Adorno, Erich Fromm, Herbert Marcuse y Jürgen Habermas «se esforzaron por integrar la teoría freudiana, centrada en el individuo, con los principios societales y culturales de Marx y Weber... el esfuerzo por combinar estas teorías tan diferentes fue estimulante para los sociólogos» (*ibidem*, p. 66).

Por otro lado, S. Freud, contemporáneo de E. Durkheim y M. Weber, influyó en H. Marcuse, quien se apoyó en el psicoanálisis y en muchas de sus categorías para estudiar la represión y la alienación del capitalismo, ofreciendo las claves de la opresión que ejerce cierto tipo de «libertad»: «la democracia consolida la dominación más firmemente que el absolutismo, y libertad administrada y represión instintiva, llegan a ser las fuentes renovadas sin cesar de la productividad» (Marcuse, 1993, p. 7).

Según Marcuse, las estructuras de la sociedad y la cultura en el capitalismo producen una represión dirigida a los deseos, una de las categorías más analizadas por Freud. En una de sus obras más importantes, *Eros y civilización* (Marcuse, 1983), el autor aborda una investigación filosófica sobre Freud, entre otras cosas, para justificar la necesidad de completar el pensamiento de Marx y la complejidad social que le tocó vivir en su época. En esta y otras de sus obras, Marcuse se apoyó menos en el psicoanálisis terapéutico, sino en la derivada filosófica que Freud dio a sus aprendizajes clínicos para el análisis civilizatorio.

La Escuela de Frankfurt formuló una crítica significativa a la razón alienada o razón instrumental, que prioriza el logro de fines instrumentales, especialmente los relacionados con el control y la eficiencia, subordinando el uso de la razón a estos objetivos y desechando su dimensión crítica y emancipadora. Este enfoque se aplica habitualmente desde la SC al análisis, por ejemplo, del poder *managerial* en las organizaciones. También se puede aplicar al ámbito de la ciencia y la universidad, cuando la razón instrumental se impone como criterio de verdad y cientificidad, llegando a «idolizar» ciertos procesos como la importancia de publicar en revistas indexadas y la obtención de sellos de calidad por parte de las universidades, sin cuestionar el sentido de los fines perseguidos: «En el camino de la ciencia moderna los hombres renuncian al sentido» (Horkheimer & Adorno, 2003, p. 61), debido al «espíritu objetivo».

Otra de las preocupaciones de la teoría crítica es la contradicción entre los valores de justicia y libertad proclamados por la burguesía y la confrontación de intereses y competitividad, mientras una gran parte de la población se enfrenta a opresiones y carencias importantes. Asimismo, esta Escuela analizó críticamente el proceso de deshumanización que acompaña al desarrollo tecnológico y sus contradicciones, que hoy podemos apreciar en las diferencias entre sus aportes, que redundan en el productivismo y en la opulencia, frente al consumo de energía y recursos que requiere, sus costes medioambientales, la incidencia en el mundo laboral y su contribución a la sociedad del riesgo. La segunda parte del libro incorpora el pensamiento de Habermas, otro destacado miembro de la Escuela de Frankfurt.

Enfocarse en la crítica de las contradicciones y desenmascarar las estructuras de poder e ideológicas que las soportan, y que influyen en las interpretaciones y en los significados abordados desde el paradigma hermenéutico, es una de las características de la teoría crítica más presentes en la perspectiva socioclínica.

1.3.5 Psicoanálisis

Aunque, según la clasificación de Ritzer, Freud se puede incluir en el paradigma de los hechos sociales, el psicoanálisis también admite lecturas desde el paradigma hermenéutico y presenta conexiones significativas con la SC.

Enlazando con el apartado anterior, el psicoanálisis influyó en los estudios sobre el autoritarismo y la personalidad autoritaria, tanto previos como posteriores a la Segunda Guerra Mundial, realizados por Adorno, Fromm, Reich, etc.

El ejemplo de interdisciplinariedad en Marcuse es una inspiración para la SC en su afán por romper las barreras disciplinares (Taracena, 2010); al mismo tiempo, ilustra las posibilidades de combinar sociología y psicoanálisis, una mirada que suele estar presente en la SC francófona, como veremos en el recorrido por la SC en diferentes regiones. Vincent de Gaulejac es un ejemplo representativo de cómo integrar las dimensiones sociopsíquicas y psicosociales dentro de la tradición sociológica:

> Desde la génesis de la sociología, las relaciones entre lo psíquico y lo social, la afectividad y la sociabilidad, el individuo y lo colectivo, la subjetividad y la objetividad, fueron objeto de múltiples debates... la dimensión psíquica, afectiva, subjetiva y emocional de las relaciones sociales... [son] plenamente hechos sociales» (Gaulejac, 2022a, p. 19).

Incluyo una mención al psicoanálisis dada su importancia, aunque es de difícil clasificación. Diversos autores comparten el interés por el psicoanálisis para la sociología. En su libro *Materialismo dialéctico y psicoanálisis*, Reich (1972) conecta las estructuras sociales y el materialismo histórico con el psicoanálisis y la construcción de la persona a través de los procesos de represión.

El psicoanálisis es relevante tanto para la SC como para otras perspectivas sociológicas:

Sigmund Freud fue otra influyente figura de la ciencia social alemana de finales del siglo XIX y principios del XX. Aunque no era propiamente un sociólogo, no solo influyó en la obra de muchos sociólogos, sino que sigue siendo importante para éstos... (Ritzer, 1993, p. 32).

Por mi parte, si bien reconozco la importancia central de la psicología en la SC, considero que esta perspectiva se aparta de cualquier psicologicismo, y puedo suscribir la afirmación de Politzer de que «la psicología no capta en absoluto el secreto de los hechos humanos, sencillamente porque tal secreto no es de orden psicológico» (Politzer, 1929, como se citó en Ovejero, 2018, p. 350). Según Torregrosa, ese secreto está en la interacción social y en las «constelaciones significativas de experiencias» (Ovejero, 2018, p. 354). Para la SC, a mi modo de ver, está en los procesos de apropiación del sujeto a partir de su historicidad y de las interacciones en las que participa.

1.3.6 Sociología fenomenológica

La fenomenología tiene sus apoyos originales en pensadores como E. Husserl y M. Heidegger. Propone un retorno a las cosas mismas. Muestra un actor social que permanentemente construye su mundo. En su obra *El ser y el tiempo*, Heidegger (1993) analiza de manera existencial el *dasein* (ser-ahí) que acontece entre el nacimiento y la muerte. El ser-ahí es un ser en el mundo, un yo temporal ligado a su historia vivida, que tiene la capacidad de comprender y de vivir con la autenticidad y el sentido que permiten la comprensión de un ser transitando en el mundo. De ahí proviene su idea de que el yo es algo histórico, lo que le lleva a desarrollar la categoría de historicidad:

> La historicidad es un concepto muy querido por la sociología clínica. El individuo es producido por su historia, si bien cada historia es diferente y se inscribe, al mismo tiempo, en una historia común. Cuando tomamos conciencia de la manera en que nuestras elecciones están condicionadas por la historia, podemos llegar a modificarlas comprendiendo en qué medida hemos llegado a ser «obligados» a conducirnos de tal forma... Yzaguirre & Castillo (2022, p. 232) a partir de Gaulejac *et al* (2005).

Las categorías antes mencionadas, en particular la historicidad, refuerzan el interés de la SC por trabajar la experiencia vivida desde la subjetividad de la primera persona y su trayectoria biográfica, para acompañar al sujeto en procesos de comprensión y cambio, sin dejar de indagar en su contexto, familiar, social, cultural, en el que se inscribe su historicidad. La SC también aborda la cuestión de la conciencia referida al investigador y, así, Gianluca Piscitelli, al hablar del rol del sociólogo clínico académico, afirma:

> ...¿cómo pueden producirse cambios en la frontera de contacto entre el yo del académico y la disciplina que afirma manejar? Podríamos responder, aunque sabemos que no somos nada originales, que es la ampliación de la conciencia la que juega un papel decisivo (Piscitelli, 2022b, p. 289).

Por otra parte, en la sociología fenomenológica de Alfred Schutz, encontramos las bases de una fenomenología para las ciencias sociales, así como contribuciones significativas a la sociología comprensiva que incorpora la categoría de conciencia. Para A. Shutz:

> ...la filosofía fenomenológica se presenta como una filosofía del hombre en su mundo vital, capaz de explicar el sentido de este mundo vital de una manera rigurosamente científica. Su objetivo es la demostración y explicación de las actividades de conciencia de la subjetividad transcendental dentro de la cual se constituye ese mundo de la vida. (Schutz, 2003, p. 127).

Las referencias a la conciencia son permanentes en la historia de la sociología: Marx (conciencia de clase, falsa conciencia); Durkheim (conciencia colectiva); Simmel (conciencia individual) etc. Las menciones de Shutz a las actividades de conciencia son muy valoradas en la SC, particularmente en los procesos metodológicos de acompañamiento a los sujetos que buscan su emancipación, donde los procesos de toma de conciencia de elementos vividos juegan un papel importante para la apropiación y la transformación del sujeto.

Esa ampliación de la conciencia que propone Piscitelli incluye un mayor compromiso del sociólogo clínico investigador con la solución de los problemas de la gente.

Además de los ya mencionados, algunos de los temas abordados por Shutz basados en Husserl, que sirven de apoyo a la SC, son los siguientes (Schutz, 2003):

- Los elementos alrededor de la propia subjetividad, como constitutiva del mundo vital en el que se interconecta con otras subjetividades, vinculan todo el mundo social.

- La importancia de mantener presente el mundo de la vida. Los individuos, como observamos en Weber, otorgan sentido a sus vidas. La fenomenología se centra en ese sentido y en la experiencia cotidiana de las personas y su interacción, compartiendo significados sobre el mundo, sus estructuras y su cultura, tal y como son percibidas por cada uno.

- La importancia central del concepto de historicidad, que conecta nuestro recorrido biográfico y nuestras experiencias con la construcción de una base de sentido que nos facilita relacionarnos con la realidad del mundo que experimentamos con una temporalidad (pasado, presente, futuro) y con una trayectoria biográfica que nos acompaña y que marca nuestra comprensión del mundo.

De manera más reciente, como ejemplo actual de aplicación de la fenomenología a la perspectiva socioclínica, Breton (2022) se inclina por la «fenomenología de la atención» ante el preocupante desafío que plantea el avance de la distracción y de las dificultades para enfocarse en las cosas. También le interesan los procesos de transformación de la percepción del sujeto, a partir de las experiencias del mismo, y la cuestión de la atención.

1.3.7 Integración acción-estructura

Al exponer las fuentes teóricas y las escuelas que nutren la sociología clínica (SC), destacan otros planteamientos de gran interés como los intentos por articular la acción y la estructura.

En este apartado, cabe destacar al sociólogo francés Pierre Bourdieu, quien aborda esta relevante cuestión al desarrollar la relación entre, por una parte, una de sus categorías más importantes, el *habitus*, que es a la vez estructura y espacio que integra las experiencias y donde se despliegan las prácticas y la acción de los actores; y, por otra parte, el campo de la acción, que se vincula a ese espacio. En ese entorno «el propio *habitus* produce el sentido con arreglo a categorías de percepción» dentro de la famosa fórmula «(habitus)*(capital) + campo = práctica» (Bourdieu, 2000b, p. 99), que considero una metáfora que tiene la interesante capacidad de relacionar directamente la estructura y la acción. La fórmula nos muestra que la práctica, como acción, es el resultado de cierta combinación del contexto, los capitales heredados y adquiridos, la estructura y la producción de sentido. El *habitus* es, al mismo tiempo, «el *principio generador* de prácticas objetivamente enclasables y el *sistema de enclasamiento* (*principium divisionis*) de esas prácticas» (*ibidem*, p. 169). Resulta de ello que las prácticas son las acciones de los individuos y su comportamiento, que adquieren un sentido en coherencia con la socialización y las experiencias vividas por los sujetos junto con los demás en los espacios estructurados que habitan. En estos procesos complejos, la estructura condiciona al individuo, pero también es condicionada por la acción del individuo, quedando así estrechamente ligadas ambas categorías: estructura y acción.

La SC reconoce la impronta de la estructura, aunque sin limitarse a ella, pues da gran importancia a los elementos vivenciales y biográficos del individuo, que a su vez se incorporan a la estructura a través de la interacción con los demás y su entorno. La SC estudia ese entrelazamiento.

Los planteamientos de Bourdieu son de gran interés al profundizar en estos entrelazamientos. Pongamos más ejemplos. Los capitales implican trayectorias donde cobran relevancia elementos como la biografía personal y colectiva en interacción con el entorno social. La adquisición de capitales fundamentales, como el económico y el cultural, incluye procesos de socialización y como la vivencia de experiencias (Bourdieu, 2000b). También siguen esta línea sus trabajos sobre la lengua, las instituciones, los discursos y las representaciones sociales (Bourdieu, 1985).

En una de sus últimas investigaciones, Bourdieu realiza una suerte de estudio con historias de vida, aplicando el método biográfico y dando trascendencia al testimonio directo de los sujetos «sobre sus existencias y la dificultad de vivir» en un ejercicio investigativo que busca «comprender» a la gente, es decir, «tomar a la gente como es» (Bourdieu, 2013, p. 7). Esto se encuentra igualmente en el centro de los intereses de la SC. Además de lo anterior, Bourdieu realizó un completo estudio de caso socioclínico sobre una organización científica, que expongo en el apartado 2.1.3 dedicado a «Dos autores contemporáneos: Morin y Bourdieu».

1.3.8 Hermenéutica

La SC dialoga estrechamente con la hermenéutica, como ampliaremos en la segunda parte del libro. Se encuentra presente en la elaboración de los tipos ideales de Weber para comprender diferentes situaciones sociales; en las categorías de saberes históricos, contexto vital y comprensión manejadas por Dilthey; en el construccionismo de Gergen... (Garrido & Álvaro, 2007). La SC atiende a la dimensión histórica de la realidad subjetiva que viven los sujetos propugnada por la hermenéutica, a la que le dedico más atención cuando introduzco a Paul Ricoeur en 3.4 y cuando hablo de la categoría de historicidad, así como en el apartado dedicado a la epistemología de la SC, especialmente en el apartado 4.2 dedicado a Jean-Philippe Bouilloud.

1.3.9 Psicología social sociológica y afines

El desarrollo de la SC está estrechamente entrelazado con el de la psicología social, a la que podemos considerar una línea matriz consolidada y rica en ramificaciones, como han expuesto Garrido & Álvaro (2007) en la clasificación y el diálogo disciplinario que establecen acerca del surgimiento de la psicología social. Se trata de trayectorias complejas de rastrear que, en el caso de la SC, he documentado en el capítulo 2.2 en el que realizo un recorrido por algunas regiones y autores.

Bajo la denominación «psicología social sociológica» (Garrido & Álvaro, 2007) se agrupa un amplio arco multidisciplinario que conecta a la sociología y a la psicología, dando lugar a múltiples corrientes sostenidas por numerosos autores, algunos ya mencionados, como Durkheim, Marx, Weber, Simmel, Mead, Goffman, Schutz y muchos más. Entre ellos, me gustaría citar aquí a Kurt Lewin como figura destacada de la psicología social, quien desarrolló la teoría del campo y profundizó de manera productiva en las dimensiones grupales. En el nivel de la psicología social aplicada, impulsó la investigación-acción, que es el antecedente directo de la investigación-acción participativa (IAP) de Orlando Fals Borda que luego mencionaremos. También quiero resaltar a Karl Mannheim y su sociología del conocimiento, que nos ayuda a conectar el plano de las ideas establecidas y el pensamiento individual, partiendo de la premisa de que todo conocimiento está socialmente determinado y es instrumento de acción colectiva (Garrido & Álvaro, 2007). Mannheim, quien comparte con Ortega el «perspectivismo» del que hablaremos más adelante, defiende:

> ...un método interpretativo basado en la comprensión que los participantes en una situación social tienen de ella y a criticar tanto a una psicología explicativa que excluye de su análisis todo aquello que no es mesurable, como a una sociología formal interesada en analizar los mecanismos generales que dan lugar a la estructura social (Garrido & Álvaro, 2007, p. 148).

Otro autor a destacar es Serge Moscovici y su influyente teoría de las representaciones sociales. Sus antecedentes son las representaciones colectivas de Durkheim: «lo que las representaciones colectivas traducen es la manera en que el grupo se piensa en sus relaciones con los objetos que lo afectan» (Durkheim, 2001, p. 23). Según Durkheim, estas son un fenómeno de orden psíquico que opera –a veces sin que seamos conscientes–, posibilitando que el grupo se imagine a sí mismo a través de realidades parcialmente autónomas que cobran vida propia.

Para Moscovici «Las representaciones sociales son entidades casi tangibles» (Moscovici, 1979, p. 27). Podemos apreciar el lugar que ocupa esta teoría en el espacio interdisciplinar de la psicología social sociológica:

> ... un sistema de valores, nociones y prácticas que proporcionan a los individuos los medios para orientarse en el contexto social y ma-

terial, para dominarlo... la representación social es un corpus organizado de conocimientos y una de las actividades psíquicas gracias a las cuales los hombres hacen inteligible la realidad física y social, se integran en un grupo o en una relación cotidiana de intercambio... (*ibidem*, p. 18).

El constructivismo social (Berger y Luckmann, 2003; Shotter, 2001) y la etnometodología (Garfinkel, 2006) también se pueden inscribir dentro del paradigma hermenéutico. Asimismo, desde el construccionismo social, Shotter hace contribuciones sobre la construcción de la vida a través de la comunicación y la conversación y, en particular, la co-construcción de relaciones y de significados fruto de la reciprocidad en el hablar: «relaciones conversacionalmente desarrolladas y en desarrollo... lo que se habla cobra significado en el contexto dinámicamente sostenido de esas relaciones construidas de manera activa» (Shotter, 2001, p. 12).

El construccionismo social no considera prioritario en el mundo lo permanente, lo estructural, que descarta el cambio como problemático; sino que, al contrario, el mundo es un flujo cambiante y lo problemático es alcanzar la estabilidad: «el flujo y la actividad son lo primario» (Shotter, 2001, p. 265). Esto nos permite considerar el esfuerzo que implica mantener la acción social.

Cabe señalar que las tesis de Shotter (2001) tienen algunos elementos en común con las de Habermas (1999), que también son del interés de la SC, como la relevancia que ambos conceden a la intersubjetividad y a la comunicación, si bien Habermas enfatiza más el entendimiento y Shotter la interacción.

Otro pensador, sociólogo y filósofo francés relevante es Edgar Morin, cuyo enfoque transdisciplinar lo hace difícil de clasificar, quien propuso el paradigma de la complejidad (Morin, 2005, p. 85) desde el cual señala que:

La conciencia de la multidimensionalidad nos lleva a la idea de que toda visión unidimensional, toda visión especializada, parcial, es pobre. Estamos condenados al pensamiento incierto, a un pensamiento acribillado de agujeros, a un pensamiento que no tiene ningún fundamento absoluto de certidumbre... (*ibidem*, pp. 100-101).

Le dedico el apartado «Dos Autores Contemporáneos Próximos: Edgar Morin y Pierre Bourdieu». Edgar Morin, en su libro *Sociología* –publicado por primera vez en 1984–, dedica un apartado específico a la SC (Morin, 1995, p. 189 y ss.), en el cual da importancia a la sociología del presente que se centra en el espacio social micro desde una teoría multidimensional.

Resulta igualmente pertinente hablar de las sociologías del individuo, que dan cuerpo a un enfoque centrado en el análisis de las experiencias, percepciones y acciones individuales en el contexto de las interacciones sociales y las estructuras sociales. Este enfoque reconoce la importancia de entender al individuo como un actor activo y significativo en la construcción de la realidad social en la que participa. Incorpora al esfuerzo de contrarrestar la fuerte influencia de las corrientes macrosociológicas, que se enfocan en las estructuras sociales, para dar más visibilidad a las corrientes microsociológicas. Se caracteriza por hacer énfasis en las acciones, percepciones y decisiones individuales, así como en la atribución de significado a las experiencias en el mundo. Da importancia a la agencia individual, considerada como la capacidad de todo individuo para actuar y participar en la reproducción y transformación de la estructura social. Según uno de sus representantes, Danilo Martuccelli (2005), existen tres caminos desde los cuales la sociología aborda el individuo, cada uno de ellos centrado en un problema particular. El primero sería la socialización, en la que es conformado el individuo dentro de la dinámica social en la que tiene que integrarse. La subjetivación es el segundo: está centrada en los procesos de racionalización, planificación y control que nos enfrentan al cuestionamiento de la emancipación humana. Por último, nos encontramos con la individuación como una serie de retos y problemas que resultan del desarrollo de la modernidad, vinculando la historia social con la biografía personal. Algunos autores relacionados con este enfoque, además del citado D. Martuccelli, son N. Elias, J.C. Kaufmann, F. Dubet y A. Touraine.

Para mencionar otro autor de gran interés para la SC francófona, aunque de difícil enclasamiento, traigo aquí al filósofo, sociólogo, economista y psicoanalista griego Cornelius Castoriadis (1922-1997), cuyas tesis principales son reconocibles por su propuesta de la categoría «imaginario social», que desarrolló en su obra principal *La institución imaginaria de la sociedad* (Castoriadis, 2007). Esta obra inicia con una crítica a Marx, para luego adentrarse en el estudio del imaginario social, en el cual Castoriadis vincula la institución, la historia social y las significaciones imaginarias sociales que surgen de la sociedad como productoras de sentidos. Todo ello son elementos de interés para la SC.

Mención aparte merece Simmel, sociólogo y filósofo alemán de gran influencia en el paradigma hermenéutico, pero no sujeto a una única corriente, ya que sus aportes, desde un enfoque multidisciplinar, abarcan varios ámbitos de las Ciencias Humanas y Sociales (CHS). Se lo relaciona con la Escuela de Chicago y con la fenomenología puesto que la subjetividad y el interés por las experiencias individuales están a menudo presentes en sus obras, que conceden relevancia a la interpretación que los sujetos hacen de las situaciones. Su pensamiento está vinculado a la sociología de la acción y la interacción social, ya que muestra su interés por las relaciones entre las personas y la influencia mutua. La SC se ve enriquecida por muchos de los planteamientos de Simmel, como el recogido por Ritzer, en el que se refleja el interés de este pensador por elementos de la interacción social como la discreción y el secreto:

> Entre las relaciones con «conocidos», Simmel analiza otra forma de asociación: la discreción. Somos discretos con las personas que tratamos, evitando «conocer del otro lo que él positivamente no nos revele... A pesar de la discreción, muchas veces llegamos a saber más acerca de las otras personas de lo que éstas nos revelan voluntariamente. Más concretamente, es frecuente que lleguemos a saber cosas que otras personas preferirían que no supiéramos. Simmel nos ofrece un ejemplo muy freudiano de cómo llegamos a hacernos con esas informaciones: «A quien tenga un fino oído psicológico, los hombres le delatarán incontables veces sus pensamientos y cualidades más secretos, no solo a pesar de esforzarse en ocultarlos, sino justamente por ello» De hecho, Simmel defiende que la interacción humana depende tanto de la discreción como del hecho de que lle-

guemos a saber muchas veces más de lo que se supone que deberíamos saber (Ritzer, 1993, p. 328).

Otra dimensión que me ha interesado de Simmel es su sociología
del secreto. El papel que juega el secreto en la interacción entre los
individuos es muy importante para Simmel, puesto que amplía con-
siderablemente los horizontes de nuestra vida que, si estuviera sometida a una completa publicidad, se vería bastante limitada. El incremento del secreto en la vida privada facilita los fenómenos de
individualización y diferenciación. El secreto abre y cierra el acceso
directo e indirecto a un tipo de producción de sentido particular.
Encontramos un ejemplo en la literatura del siglo XV, en el libro de
Fernando de Rojas *La Celestina*, donde Pármeno le advierte a Calix-
to: «A quien dices el secreto das tu libertad».

Simmel, en su crítica a la modernidad y en su defensa de la dimensión subjetiva incorporada en las ciencias del espíritu, pone el
foco en la epistemología, es decir, en cómo vemos la realidad. Subraya los límites que la ciencia impone a esa capacidad de visión al
prescribir «lo no investigable» y reducir la realidad a «lo científicamente probable» (Simmel, 1998, p. 152). En esa misma obra, Simmel
reivindica tanto la dimensión religiosa como la artística, pues tienen
por sí mismas propuestas de cómo aprehender el mundo, lo que nos
abre a una epistemología plural que evite la voracidad racionaliza-
dora del pensamiento científico-técnico. Otro de los grandes temas
desarrollados por Simmel es el fuerte desequilibrio entre la cultura
objetiva desarrollada históricamente (obras de arte, técnica, instituciones sociales) y la cultura subjetiva que se aplica al cultivo interior
del hombre (valores y creencias que conforman la vida social y la
experiencia individual), que ha quedado atrás frente a la primera.
Mientras la cultura objetiva demuestra su progreso con cifras en
constante crecimiento, la subjetiva es más difícil de medir y definir,
pues está basada en las percepciones y experiencias personales. La
tecnología, internet, la inteligencia artificial, son una muestra del
avance de la cultura objetiva, mientras que lo humano va quedando
atrás y crece la dificultad de dar un significado y un propósito subjetivo al avance objetivo de la vida.

1.3.10 Pensadores hispanohablantes

En el contexto en el cual realizo esta investigación teórica, es pertinente mencionar a tres pensadores sociales latinoamericanos cuyas epistemologías de acción tienen elementos en común con la SC: Orlando Fals Borda, Ignacio Martín-Baró y Paulo Freire, quienes, desde sus diferencias, quedan enlazados por su activismo social (Yzaguirre *et al.*, 2020).

El sociólogo colombiano Fals Borda (2014), hizo un destacado recorrido desde el positivismo hasta una sociología sentipensante y comprometida, que le llevó a ser uno de los principales impulsores de la investigación-acción participativa (IAP) que veremos en 1.3.11:

> En cuanto al compromiso, Fals nos presenta al investigador que ha tomado conciencia de la sociedad de su tiempo y más allá de ser un espectador se pone al servicio de una causa, especialmente ante los grandes problemas que le llevan a hablar de una «sociología de la crisis»; el intelectual toma conciencia y desarrolla un «compromiso-acción» (Yzaguirre *et al.*, 2020, p. 337).

En cuanto a Martín-Baró (1998, 2018), fue un filósofo, teólogo y psicólogo español que realizó parte de su formación en la Universidad de Chicago, donde hizo una maestría en ciencias sociales. Su pensamiento, enfoque e influencia en la psicología social, interesan a la SC. «Ignacio Martín-Baró inspira a muchos psicólogos sociales latinoamericanos por su intervención psicosocial y su compromiso político desde su lugar como académico» (Yzaguirre *et al.*, 2020, p. 345).

Durante años se dedicó a cultivar una psicología social aplicada y comprometida con su contexto histórico. Propuso una psicología social de la liberación en su contexto social, comprometida con los problemas de la gente común, la justicia social y los derechos humanos, trabajando la realidad latinoamericana, especialmente en El Salvador. Por su activismo social, fue asesinado en 1989 a manos de las Fuerzas Armadas salvadoreñas. Martín-Baró reclamaba dar mayor importancia a la epistemología y a la metodología que a lo teórico, y dirigir la mirada a la realidad más próxima. Afirmó:

> El problema... es más de orden epistemológico que conceptual, más metodológico que teórico... lo que termina por distorsionar la

visión de la realidad no es tanto la teoría que se aplica cuanto el objeto al que se pretende aplicarla. Por ello mi propuesta estriba en una inversión marxiana del proceso: que no sean los conceptos los que convoquen a la realidad, sino la realidad la que busque a los conceptos; que no sean las teorías las que definan los problemas de nuestra situación, sino que sean esos problemas los que reclamen y, por así decirlo, elijan su propia teorización. Se trata, en otras palabras, de cambiar nuestro tradicional idealismo metodológico en un realismo crítico (Martín-Baró, 1990a, p. 314).

Coincido con Martín-Baró al proponer como punto de partida la exploración de la realidad, desde posturas cercanas a una epistemología de la apropiación transformadora[9], para luego enlazar con los conceptos y las teorías. Si lo aplicamos a la SC, eso requiere ir al campo, enfrentar todo tipo de problemáticas y desarrollar investigaciones-intervenciones que permitan articular estas tres dimensiones: realidad, cambio y teoría, para alcanzar una completa investigación social.

Por otra parte, Martín-Baró afirmó:

La psicología social es aquella disciplina cuyo objetivo estriba en examinar lo que de ideológico hay en el comportamiento humano, tanto de las personas como de los grupos... Asumiendo que toda acción humana significativa es un intento por articular los intereses sociales con los intereses individuales, a la psicología social le corresponde estudiar ese momento en que lo social se hace individual y el individuo se hace social (Martín-Baró, 1990b, p. 105).

Ese esfuerzo para identificar la ideología en el comportamiento humano que reclama Martín-Baró desde la psicología social es similar al compromiso por desvelar las contradicciones y las seducciones detrás del poder *managerial*, que marca la vida en las organizaciones y que son una expresión de la ideología de gestión puesta en evidencia por Aubert & Gaulejac (2017). Por otra parte:

...la recuperación de la memoria histórica forma parte decisiva de esa epistemología psico-social que tiene como protagonistas a las mayorías populares y constituye la primera de las tareas de una Psicología de la liberación... el primero de los pasos en el plano de la in-

---

[9] Ver la epistemología de la apropiación transformadora en el capítulo sexto.

tervención psico-social reside en el reencuentro de la memoria colectiva como vehículo de conscientización y como instrumento de lucha popular (Martín-Baró, 1998, p. 76).

Esa epistemología psicosocial, centrada en la acción, en la memoria histórica, en lo ideológico y en la intersección del individuo con la sociedad, unida al compromiso y activismo de Martín-Baró, son también elementos de proximidad con la SC y su orientación hacia una epistemología de la apropiación transformadora, evidenciados, por ejemplo, por los trabajos de Vincent de Gaulejac en Latinoamérica en los años 1980 alrededor de las dictaduras. Aunque Martín-Baró consideraba que el comportamiento humano tiene en su base «la estructura neurofisiológica del organismo humano», según este autor «la clave reside en la existencia de condiciones y circunstancias sociales que permitan su materialización» (Blanco & Gaborit, 2018, p. 23).

En cuanto a Paulo Freire, aquí quiero resaltar la influencia de su obra *Pedagogía del Oprimido* (Freire, 2005) en Augusto Boal, con base en la cual desarrolló el teatro del oprimido y el teatro foro (Boal, 2002), que se convirtieron, tras un proceso de investigación y análisis, en técnicas de intervención socioclínicas (Badache & Gaulejac, 2022).

Termino esta sección señalando la pertinencia del pensamiento del filósofo José Ortega y Gasset, a quien me refiero en otras partes del libro. Aquí solo mencionaré el interés de su «perspectivismo», que está conectado con la hermenéutica en la medida en que, para Ortega, cada individuo tiene sus propias circunstancias y su propia percepción de la realidad. La interpretación en la hermenéutica y el perspectivismo en Ortega comparten una mirada desde la subjetividad. Lo anterior se refuerza con la importancia que concede Ortega a las circunstancias particulares de cada individuo, las cuales le impelen a elaborar su propia perspectiva de manera interpretativa, a partir de lo cual va elaborando sentido a su vida como una narración: «Invento proyectos de hacer y de ser en vista de las circunstancias... El hombre es novelista de sí mismo» (Ortega y Gasset, 1941, p. 39). Vemos así reunidas las categorías de perspectiva, hermenéutica, interpretación, narración y sentido, que forman parte del proyecto a desarrollar por la perspectiva socioclínica.

1.3.11 Investigación-acción participativa

Resulta necesario subrayar la importancia de la IAP para la sociología colombiana, cuyo origen radica en el liderazgo internacional que Orlando Fals Borda protagonizó en el desarrollo de esta perspectiva.

Como analizamos en otro lugar (Yzaguirre *et al.*, 2020), Fals Borda ejerció una importante influencia sobre la psicología social latinoamericana a través de la IAP, la cual es más que una metodología. Es una perspectiva que involucra un conocimiento social liberador orientado al cambio, y que se convierte en la herramienta conceptual, metodológica, incluso ideológica, desde la cual Fals Borda responde a su concepción de una ciencia comprometida con la mejora de la realidad social y con la búsqueda de nuevos paradigmas para abordar las injusticias que el sociólogo encuentra en el terreno. Estas injusticias son el motor de la propuesta de la IAP, investigar para transformar, es decir, una investigación y una intervención militantes:

> Recordemos que la IAP, a la vez que hace hincapié en una rigurosa búsqueda de conocimientos, es un proceso abierto de vida y de trabajo, una vivencia, una progresiva evolución hacia una transformación total y estructural de la sociedad y de la cultura con objetivos sucesivos y parcialmente coincidentes. Es un proceso que requiere un compromiso, una postura ética y persistencia en todos los niveles. En fin, es una filosofía de la vida en la misma medida en que es un método (Rahman & Fals Borda, 1989, p. 16).

En las palabras anteriores, podemos apreciar una de las diferencias fundamentales entre la IAP y su antecedente, la investigación-acción de Kurt Lewin, ya que la primera tiene un alcance próximo a la revolución, mientras que la segunda se aplica a la realización de cambios de menor alcance orientados a mejorar el orden establecido. En este punto, es interesante observar la figura de Kurt Lewin y su investigación-acción, mencionada en el subapartado dedicado a la psicología social, como un referente común para la IAP y la SC, lo que, debido a su cercanía epistemológica las hermana, aunque presentan diferencias significativas, en especial en sus alcances.

Desde la sociología clínica (SC) se reconoce expresamente la importancia de la IAP de Fals Borda, que, recogiendo las experiencias sociopolíticas sudamericanas, transforma la práctica de la investigación-acción lewiniana: «una colaboración fundamental es la de Orlando Fals Borda que, reconociendo los aportes norteamericanos de la *Action Research*, inscribirá la práctica en un campo netamente político y crítico, apuntando a la promoción de la causa de los campesinos» (Rhéaume, 2022c, p. 396).

La IAP y la SC comparten elementos epistemológicos relevantes, como la horizontalidad sujeto-sujeto y la meta de alcanzar una transformación. No obstante, la IAP tiene un mayor alcance, se orienta hacia lo comunitario y presenta una intencionalidad política definida, frente a un alcance más grupal y organizacional, caracterizado por dimensiones psicosociológicas, existenciales, biográficas y comprensivas, que propone la sociología clínica en su acompañamiento al cambio, cuya proyección final varía según el contexto y el enfoque, como veremos más adelante en el recorrido por regiones y en los lineamientos epistemológicos.

2. Recorrido por la Sociología Clínica

2.1 Contexto

En este apartado se presenta la denominación «sociología clínica» y algunas de sus características. Luego menciono cuatro autores de interés que en algún momento se acercaron a la SC y aportaron miradas de lo socioclínico: Federico Rubio y Galí, Louis Wirth, Edgar Morin y Pierre Bourdieu, y, en el apartado 2.2, se exponen elementos históricos de la SC por regiones y autores.

2.1.1 ¿Qué es la sociología clínica?

Para responder a esta cuestión me apoyaré en Gaulejac & Yzaguirre (2018), Yzaguirre & Castillo (2013, 2022) e Yzaguirre & Fernández-Cid (2017). Existen muchas menciones, en distintos países y épocas a la denominación «sociología clínica», mostrando una diversidad de interpretaciones.

Si bien el término «clínico» suele asociarse con la medicina, en este caso se trata más de una metáfora conceptual. Es cierto, sin embargo, que en los antecedentes de la SC se hace referencia a las enfermedades sociales (Rubio y Galí, 1899) y a los equipos pediátricos (Wirth, 1931). El uso del término «clínico» ha evolucionado con el tiempo.

A continuación, presento cuatro aproximaciones a la denominación «sociología clínica». El primero es intuitivo: al decir «clínico», enseguida se aprecia el contraste entre lo social, que es un término habitualmente macro, y lo clínico, que se refiere a algo concreto, micro, relativo al abordaje de la enfermedad. Al mismo tiempo, «clínico» nos remite al ámbito de la salud y al giro que se dio de la concepción biomédica a la psicosocial, que se consolidó con esta definición de salud por parte de la OMS: salud es «un estado de completo bienestar físico, mental y social y no meramente la ausencia de enfermedad o dolencia» (Yzaguirre, 2014a, p. 24). La categoría «completo bienestar» permite incorporar el enfoque de los derechos humanos tal y como reclama Jan Marie Fritz desde la SC, como hemos visto anteriormente, y reforzar así algunos referentes que incorpora la denominación «sociología clínica». El tercer elemento se explica por la etimología de la palabra clínico, que tiene su origen en el griego [klin(e): lecho, ikos(ike): relacionado con], y remite al lecho de quien sufre, invitando a una sociología que trabaja al lado del que padece. Por último, esta denominación muestra una perspectiva científica macro-micro; una sociología que se preocupa por atender las opresiones concretas que produce la vida social en los individuos. Estos elementos expresan el compromiso de esta perspectiva con el doliente, a partir de lo cual se proyecta a la acción; se trata de una perspectiva orientada a la intervención psicosocial y socioclínica. Lo psicosocial subraya la doble dimensión micro-macro, y lo socioclínico dirige a una epistemología y unas metodologías próximas al sujeto y su historicidad, para acompañarlo en su emancipación en un proceso de apropiación transformadora que se describe en el último capítulo. Asimismo, el uso del término «clínico» alude a la vocación interventiva de la SC que, en combinación con la sociología, anuncia una perspectiva comprometida con la transformación y sanación del sujeto desde sus dimensiones sociales.

Otra manera de aproximarse al binomio sociología & clínica es mostrar el significativo desarrollo de las «clínicas del trabajo». Como explican Zabala et al. (2017), en las últimas décadas se han llevado a cabo numerosas investigaciones que evidencian algunas de las características de las transformaciones y nuevas formas de organización del trabajo, las cuales están generando nuevas modalidades de precarización, entre ellas: «una creciente individualización de las relaciones laborales, con efectos de responsabilización individual, dificultad en la transmisión de las experiencias y de los saberes prácticos, y una importante sobrecarga y opacidad del trabajo real» (*ibidem,* p. 11).

En respuesta a lo anterior, se han desarrollado diversas perspectivas y metodologías para investigar e intervenir en torno a las clínicas del trabajo, las cuales comparten varios elementos, entre ellos que «tienen por preocupación fundamental la subjetividad, colectiva e individual, en el trabajo» (Zabala *et al.,* 2017, p. 13), dando prioridad a las vivencias y a la implicación subjetiva de los sujetos, y articulando una variedad de saberes que buscan comprender e integrar la dimensión social, grupal y psíquica, donde se conjugan tanto el plano del sufrimiento y los conflictos como el de la creatividad, la transformación y el desarrollo de las capacidades personales. Entre estos saberes y perspectivas, se pueden citar las siguientes: «la psicodinámica del trabajo, la sociología clínica, el socioanálisis, el análisis institucional, el análisis grupalista de orientación pichoneana y la clínica de la actividad» (*ibidem,* p. 17).

En otro ejemplo de la corriente de las clínicas del trabajo, encontramos un estudio que basa su arsenal conceptual y comprensivo en la combinación de la psicodinámica del trabajo y la sociología clínica, para estudiar las experiencias depresivas y las relaciones laborales en empleados del sector bancario (Linhares & Siqueira, 2014).

Estas perspectivas abordan la categoría de riesgos psicosociales desde dimensiones críticas y dialécticas, lo que facilita su comprensión profunda, evitando enfocarse únicamente en el desarrollo de técnicas instrumentales y adaptativas que permiten a las organizaciones atender de manera coyuntural los síntomas, como ocurre en algunos enfoques de la psicología organizacional aplicada.

Por otra parte, puede ser interesante señalar los contrastes entre la «psicología clínica» y la «sociología clínica». De acuerdo con la *American Psychological Association* (APA)[10], la psicología clínica es una especialidad psicológica que ofrece atención continua e integral en salud mental y conductual para individuos, parejas, familias y grupos; asesoría a agencias y comunidades; formación, educación y supervisión; así como práctica basada en la evidencia. Incorpora una

---

[10] https://www.apa.org/ed/graduate/specialize/clinical

diversidad de perspectivas teóricas y terapéuticas, incluyendo el modelo cognitivo-conductual, el psicoanálisis y el enfoque humanista-existencial. Los psicólogos clínicos tienen conocimientos especializados en psicopatología y salud mental, así como la capacidad de evaluar el funcionamiento cognitivo, conductual, emocional e interpersonal, realizar intervenciones psicológicas y conductuales, y realizar investigaciones sobre procesos psicológicos clínicos.

Los psicólogos clínicos, gracias a su formación y entrenamiento profesional especializado, están capacitados para tratar estados emocionales alterados y afecciones en la salud mental. En contraste con lo anterior, los sociólogos clínicos no pueden atender, por ejemplo, traumas profundos ni estados de alta vulnerabilidad, por lo que derivan estos casos a psicólogos, psiquiatras y otros profesionales.

Después de lo expuesto hasta aquí, es pertinente aclarar la denominación «perspectiva socioclínica» como una visión panorámica y multidisciplinar que aborda la realidad social, el sujeto y sus interacciones desde un enfoque conceptual, enmarcada en los fundamentos teóricos expuestos en el primer capítulo. La perspectiva socioclínica se caracteriza por su apertura hacia la pluralidad y combinación de saberes. La «sociología clínica» cultiva esta perspectiva desde la sociología. Otras disciplinas como la psicología, la antropología, el trabajo social, la filosofía, la medicina y aquellas interesadas en incorporar una aproximación hermenéutica al sujeto hacen igualmente sus contribuciones, por ejemplo, desde la psicosociología y la psicología social clínicas (Gaulejac, 2019, p. 17; Yzaguirre & Castillo, 2013, 2022; Yzaguirre, 2019, p. 452). Esta forma de llamar a la perspectiva pone el acento en unas CHS de proximidad. Pero ¿próximas a qué? A su objeto de estudio, al sujeto y sus interacciones. Esta perspectiva se viene desarrollando por la SC (Gaulejac, 2019; Vandevelde-Rougale & Fugier 2022; Araújo & Yzaguirre, 2021; Badache & Gaulejac, 2022; Yzaguirre & Castillo, 2013, 2022), ámbito en el cual se ubica esta investigación teórica.

Por otra parte, cuando hablo del «enfoque socioclínico» (Vandevelde-Rougale & Fugier 2022, p. 15; Faure, 2022, p. 154; Yzaguirre *et al*, 2023, p. 103), me refiero a una aplicación concreta, práctica o teórica, de esta perspectiva, para significar que dirigimos el foco de atención y aplicamos las técnicas de investigación-intervención sobre el sujeto, su historicidad o su apropiación, para ayudarlo a transformarse y alcanzar una mayor emancipación.

Para rastrear los antecedentes de la denominación «sociología clínica», es interesante explorar cómo ha sido utilizada por algunos autores relevantes, aunque no se encuentren enmarcados en esta perspectiva, ya que aportan matices interesantes y enriquecen la pluralidad de miradas de la SC.

2.1.2 Dos autores históricos: Rubio y Galí y Wirth

En el origen histórico del binomio sociología & clínica, nos encontramos con Federico Rubio y Galí, un médico español ilustrado, y con Louis Wirth, un sociólogo estadounidense precursor. Aunque, como se aclara en el apartado anterior, la denominación SC no se refiere al ámbito de la medicina, no es casualidad que fuera un médico crítico, interesado en los problemas sociales de su tiempo, el precursor de reclamar la necesidad de «sociólogos clínicos» (Rubio y Galí, 1899, p. 51) para abordar el análisis de las patologías o males sociales. De esta manera, la SC quedó tempranamente vinculada con la salud, con la que guarda relación como se podrá ver en otras partes del libro, en particular en el subapartado dedicado a la salud expropiada.

El primer caso lo localicé en una búsqueda de fondos bibliográficos históricos que hice en la Biblioteca Nacional de Madrid. Se trata de Federico Rubio y Galí, un destacado cirujano sevillano y editor de la *Revista Ibero-Americana de Ciencias Médicas*, en la que publicó un extenso estudio titulado *Clínica social* (Rubio y Galí, 1899). En este artículo, por primera vez en la literatura científica, se menciona a «sociólogos clínicos» (*ibidem,* p. 51) refiriéndose a médicos y criminólogos, a quienes Rubio y Galí atribuye la autoría de «primorosas monografías clínicas de patología social» (*ibidem,* p. 52).

El segundo fue el sociólogo Louis Wirth, perteneciente a la Escuela de Chicago, también conocido por ser uno de los padres de la sociología urbana, quien escribió el artículo *Clinical Sociology* en el

American Journal of Sociology (Wirth, 1931), treinta y dos años después del anterior. Si bien Wirth tomó unos cursos de preparación inicial para medicina, finalmente se formó en sociología. Fue editor del *American Journal of Sociology* y presidente de la *International Sociological Association*, en adelante ISA.

En su artículo pionero, Rubio y Galí realizó un estudio pormenorizado de unos casos que podemos denominar socioclínicos, a partir de unas fotografías que retratan personajes rurales españoles en los que el investigador señala distintos males sociales como el caciquismo y la dominación (Rubio y Galí, 1899), que, como se puede observar, son categorías sociológicas vigentes. El artículo reclama que la medicina no se ocupe únicamente de los enfermos, sino también de la higiene pública como ciencia social preocupada por los pueblos, tejiendo puentes entre lo clínico y lo social.

Con Wirth, la SC se relaciona desde sus orígenes con la Escuela de Chicago, formada por pensadores e investigadores preocupados, como lo estaba Rubio y Galí, por dar solución a los problemas sociales de su tiempo. Wirth propone que en las clínicas pediátricas de la época se produzca una colaboración pluridisciplinar en el equipo de profesionales formado por médicos, enfermeras, psicólogos y trabajadores sociales, al que deben sumarse los «sociólogos clínicos» para estudiar el contexto psicosocial, aportando, por ejemplo, historias de vida y análisis del entorno familiar, el barrio y la escuela.

En su análisis comparado de ambos artículos, Yzaguirre & Fernández-Cid (2017) destacan:

> ...la introducción de una forma de mirar lo social desde la cercanía, que implica una apuesta por interrogar de forma próxima a los actores en torno a su situación y circunstancias, con una vocación interventiva, transformadora... es lo que podríamos denominar una «mirada clínica» en ciencias sociales (*ibidem*, p. 111).

Rubio y Galí tuvo en 1899 la visión de una clínica social y de la necesidad de un nuevo tipo de sociólogo ante los problemas que soportaba la gente en el campo. En cuanto a Wirth, él anticipó la necesidad de la integración de los sociólogos en los centros de atención pediátricos que se empezaban a instalar en las ciudades en crecimiento. Ambos autores vislumbran una perspectiva socioclínica. Ambos reclaman la figura del sociólogo clínico y una sociología micro, preocupada por los problemas de individuos concretos, que es una de las bases de la SC actual. En el caso de Rubio y Galí, su artículo se enfoca en nueve fotografías de individuos que habitan en una zona rural de Asturias (España). En el caso de Wirth, su artículo analiza las necesidades de los niños de una clínica pediátrica de Chicago.

2.1.3 Dos autores contemporáneos: Morin y Bourdieu

Antes de avanzar con la historia, las contribuciones y los autores precursores que propiamente pertenecen a la sociología clínica (SC) contemporánea, considero oportuno presentar qué les interesó a Edgar Morin y Pierre Bourdieu de esta perspectiva. ¿Por qué dos grandes sociólogos contemporáneos se interesaron por la SC? Esta pregunta que me permite introducir dos miradas muy interesantes de la SC externas a la propia perspectiva.

Como ya introdujimos, Morin, en su libro *Sociología* dedica un apartado a la «sociología del presente» (Morin, 1995, p. 186) en el que diferencia la sociología «disciplinaria» dominante hoy, de la sociología que está más centrada en el fenómeno, en el acontecimiento, en la crisis. Titula uno de sus subapartados «Sociología clínica», donde propone que la sociología:

> ...parta de la observación directa del suceso... Aquello que era rechazado como insignificante... para nosotros es extremadamente significativo como revelador, desencadenante, enzima, fermento, virus, acelerador, modificador... Una sociología clínica toma un sentido totalmente sorprendente en la contemporaneidad del sujeto (investigador) y del sujeto-objeto (de la investigación). Hasta ahora, no se ha querido ver más que el aspecto perturbador de esta relación... hoy resulta que las ciencias más avanzadas, como la microfísica, redescubren la problemática de la indisolubilidad y de la intercomunicación de la pareja sujeto-objeto... el sociólogo es como un clínico para quien el arte y la ciencia se confunden... (Morin, 1995, p. 189).

Esto confirma el interés de aproximarnos lo más posible a los fenómenos y atender la especial relación que existe en las ciencias sociales entre el investigador y el investigado. Es muy interesante cómo explica esta relación el pionero de la investigación cualitativa española, Jesús Ibáñez, cuando señala que:

> ...el objeto y el sujeto no son exteriores, el sujeto es interior al objeto (los investigadores sociales son interiores al orden social –como los biólogos lo son al orden vital, y los físicos al orden físico–) y el objeto es interior al sujeto (el orden social, que es del orden del decir, está hecho de dictados e interdicciones, está engramado en los investigadores) (Ibáñez, 1991, p. 129).

El sujeto y el objeto quedan ligados reflexivamente. Los investigados son los objetos de los investigadores y, al mismo tiempo, poseen la condición de sujetos; ambos pertenecen al mismo orden social, y los investigados están reflexivamente incorporados en los investigadores y en el decir (en el discurso). No puedo profundizar en esta cuestión, pero señalaré que estos planteamientos están relacionados con el psicoanálisis y la *contratransferencia*[11], así como con la metodología empleada por Florence Giust-Desprairies en su investigación sobre el suicidio, que se expondrá en el subapartado dedicado a dicho fenómeno.

De vuelta con Morin, a mi modo de ver este autor está dando continuidad y actualizando la necesidad –que detectaron Rubio y Galí, y Wirth, mucho antes– de un nuevo tipo de investigador social: un sociólogo clínico que desarrolla una mirada, una perspectiva, socioclínica.

Morin influyó en uno de los padres de la psicosociología y la SC francesas, Max Pagès, quien trabajó con Carl Rogers y con el enfoque de la psicología humanista, desde el cual desarrolló su «análisis dialéctico» (Pagès *et al.*, 1979; Pagès, 2009) como un procedimiento de análisis crítico desde una epistemología de la complejidad.

Según Flamme, la influencia del pensamiento de Morin en la SC ha sido significativa:

> Edgar Morin es, con certeza, una de las figuras esenciales que inspiró el desarrollo de la sociología clínica. En efecto, la lógica del

---

[11] Contratransferencia: En el psicoanálisis, conjunto de reacciones afectivas conscientes o inconscientes del psicoanalista hacia ciertos sentimientos del paciente (RAE, 2022).

pensamiento complejo permite cuestionar las relaciones de filiación entre individuo y sociedad, a la manera de bucles conceptuales retroactivos (Flamme, 2022, p. 133).

Sin embargo, algunos elementos expuestos por Morin ya estaban presentes en algunos trabajos que son antecedentes más directos de la SC (Pagès *et al.*, 1979).

El segundo ejemplo viene de la mano de Pierre Bourdieu, quien ofreció una conferencia en 1997 en una organización científica, el *Institut National de la Recherche Agronomique* (INRA), bajo el título *Los usos sociales de la ciencia. Para una sociología clínica del campo científico*, que publicó ese mismo año (Bourdieu, 2000a). Considero que es un ejemplo pertinente de la aplicación de la mirada socioclínica por parte de un importante sociólogo, aunque no esté ligado directamente a esta perspectiva.

La conferencia que da Bourdieu ante el INRA sintetiza el proceso de acompañamiento y reflexión colectiva que Bourdieu propone a los profesionales del Instituto con el objetivo de que les sirva para «producir una verdad sobre sí mismos» (Bourdieu, 2000a, p. 71) y resolver sus problemas como organización. Esta contribución de Bourdieu se orienta hacia la sociología de las organizaciones, que es una de las especializaciones de la SC. ¿Cómo puede ayudar la sociología a los profesionales del INRA? Mediante su capacidad de análisis de los distintos puntos de vista que tienen los actores dentro de una organización en el contexto de la ciencia –lo que Bourdieu llama campo científico– y las distintas posiciones que se dan en él, expresando las distintas maneras de investigar en esta organización relacionadas con las diferencias entre la investigación aplicada y la investigación pura o teórica. Bourdieu considera que la sociología puede hacer un aporte singular que va más allá de lo meramente descriptivo, lo cual caracteriza con una «sociología clínica» tal y como se señala en el subtítulo de la conferencia, y como se evidencia cuando propone una «conversión colectiva» a partir de la realización de un «socioanálisis colectivo» (*ibidem*, pp. 121-122) asistido por sociólogos.

La mirada socioclínica que podemos apreciar en este trabajo de Bourdieu se manifiesta en otros trabajos suyos, especialmente en «La miseria del mundo» (Bourdieu, 2013), donde se plantea que el investigador se ponga del lado del encuestado: «entrar en la singularidad de la historia de una vida e intentar comprender, a la vez en su unicidad y su generalidad, los dramas de una existencia» (*ibidem*, p. 533), aunque advierte que ante esas singularidades, la sociología debe cuestionar todas las preconstrucciones que la rodean.

Cierro este apartado dedicado a la sensibilidad clínica de Bourdieu citando sus palabras según aparecen en el prólogo de Gaulejac en este libro:

> La sociología era un refugio contra la vivencia… Me llevó mucho tiempo entender que el rechazo de lo existencial era una trampa, que la sociología se constituyó en contra de lo singular, lo personal, lo existencial, y que esa es una de las principales razones que explican la incapacidad de los sociólogos para comprender el sufrimiento social (Bourdieu, como se citó en Gaulejac [prólogo]).

Este reconocimiento es una de las razones que despiertan sospechas disciplinares hacia la SC. El rechazo del sociólogo hacia la vivencia, lo singular y lo existencial representa una trampa que le impide aproximarse y comprender el sufrimiento social.

2.2 Recorrido por regiones y autores

Para seguir profundizando en la perspectiva socioclínica, es necesario recorrer su historia por regiones –que ha sido escrita por sus protagonistas–, lo que nos permitirá reforzar su dimensión de visión panorámica transdisciplinar, perspectiva, más allá de un enfoque o de unas metodologías.

Pueden reconocerse dos corrientes: una francófona, liderada por Francia, más próxima a una epistemología de la historicidad combinada con una clínica de la complejidad (Badache & Gaulejac, 2022, p. 20). Y otra estadounidense, que pone más el foco en la investigación-acción lewiniana y se alinea con una filosofía y epistemología pragmatista, enfocada en encontrar soluciones. No obstante, como subraya la socióloga clínica estadounidense Jan Marie Fritz, no se trata solo de obtener resultados inmediatos, sino que la SC se compromete con el desarrollo de los derechos humanos a largo plazo, lo cual se respalda en el perfil de Fritz, quien es profesora en la Universidad de Cincinnati y ha sido titular de la Cátedra Fulbright en Derechos Humanos y Estudios Internacionales del Instituto Danés de Derechos Humanos; fue vicepresidenta de la *International Sociological Association* (ISA) y es representante de la ISA ante la ONU. Publicó un artículo sobre la relación entre la SC y los derechos humanos (Fritz, 2012), en el que expresa el compromiso de la SC con los derechos humanos a través de su énfasis en la justicia, el humanismo y la transformación social y mediante la participación de sociólogos clínicos en grupos de derechos humanos dentro de asociaciones nacionales e internacionales.

Veamos una muestra de cada mirada apoyándonos en dos citas representativas, primero la francófona:

La sociología clínica se interesa por las relaciones íntimas entre el ser del hombre y el ser de la sociedad. Explora la dimensión existencial de las relaciones sociales. Considera a la subjetividad, los afectos, las emociones y los sentimientos como la expresión de nudos sociopsíquicos, allí donde lo psíquico y lo social están relacionados de un modo irreductible. Se niega a encerrarse en los jardines de la Academia, supuesta residencia de la «verdadera» sociología, la que analiza los hechos sociales sobrevolándolos. Prefiere implicarse en el terreno, lo más cerca posible de los actores sociales (Badache & Gaulejac, 2022, p. 19).

A continuación, la estadounidense:

Under the influence of psychologists or social psychologists, starting with Kurt Lewin, and with a deep interest in psychoanalysis, most of the clinical sociologists develop practical interventions where they contribute to improving the capacity of persons or groups to develop a critical understanding of their own situations and problems, and then to change their situations and possibly reduce or solve their problems[12] (Wieviorka en Fritz, 2008, p. V).

---

[12] Bajo la influencia de los psicólogos o psicólogos sociales, empezando por Kurt Lewin, y con un profundo interés por el psicoanálisis, la mayoría de los sociólogos clínicos desarrollan intervenciones prácticas para contribuir a mejorar la capacidad de personas o

Ambas visiones reconocen sus vínculos con el psicoanálisis y la psicología. La primera cita enfatiza el nivel de análisis, la subjetividad y lo socio-existencial, acercándose más al que sufre. La segunda dirige su foco a la realización de intervenciones para el cambio y la solución de problemas. Desde mi punto de vista, comparten finalidades similares, destacando las implicaciones epistemológicas de la primera frente al pragmatismo de la segunda; pondré dos ejemplos que lo confirman. Jacqueline Barus-Michel define así la sociología clínica y la psicosociología clínica, desde la corriente francófona:

> Je définirais alors la Sociologie Clinique et la Psychosociologie, ou Psychologie Sociale Clinique, comme l'analyse des processus selon lesquels les sujets donnent sens ou non à leur expérience en situation sociale ou comme l'analyse des situations sociales (structures et dynamiques) à travers les significations qu'elles ont pour les sujets et collectifs qui y sont engagés. La visée de la pratique qui passe par l'analyse du sens est de les rendre sujets de leur expérience[13] (Barus-Michel, 2013).

En la corriente estadounidense encontramos esta otra definición: «Clinical sociology is the application of a variety of critically applied practices which attempt sociological diagnosis and treatment of groups and group members in the community[14]» (Glassner & Freedman, 1979, p. 5).

En resumen, la corriente francófona es la que se ha ocupado más intensamente en la reflexión epistemológica y sus consecuencias ontológicas y metodológicas —como queda evidenciado en la segunda parte del libro—, dando coherencia conceptual y profundidad a la perspectiva socioclínica. La corriente estadounidense se centra más

---

grupos, para desarrollar una comprensión crítica de sus propias situaciones y problemas, para luego cambiar sus situaciones y posiblemente reducir o resolver sus problemas.
[13] Definiría entonces la Sociología Clínica y la Psicosociología, o Psicología Social Clínica, como el análisis de los procesos por los cuales los sujetos dan sentido, o no, a su experiencia en situación social, o como el análisis de las situaciones sociales (estructuras y dinámicas) a través del significado que los sujetos y los colectivos implicados les confieren. El objetivo de la práctica que implica el análisis del sentido es convertirlos en sujetos de su experiencia.
[14] La sociología clínica es la aplicación de una variedad de prácticas aplicadas de una manera crítica que intenta el diagnóstico y tratamiento sociológico de grupos y miembros de grupos en las comunidades.

en las aplicaciones, en la acción social y comunitaria, y en los derechos. Y como casos «híbridos» respecto a los anteriores, aunque con ascendencia francófona, expondremos algunos elementos de la experiencia de Quebec (Canadá) y de varios países latinoamericanos y España.

Sin embargo, la SC tiene más horizontes regionales de los que se recogen en el libro. Como ejemplo, tenemos el caso de Italia presentado en un libro bilingüe coordinado y traducido por el sociólogo clínico Gianluca Piscitelli[15]. En la actualidad, los sociólogos clínicos italianos se reúnen alrededor del *Laboratorio di Sociologia Pratica, Applicata e Clinica* (www.sociologiaclinica.it), nacido por iniciativa de los profesores Everardo Minardi y Gianluca Piscitelli (Yzaguirre & Castillo, 2022).

Para esta aproximación histórica contamos con las investigaciones realizadas por los sociólogos clínicos Vincent de Gaulejac en Francia, Jan Marie Fritz en EE. UU., Jacques Rhéaume en Quebec, así como las notas históricas recogidas por Vincent de Gaulejac y Fernando de Yzaguirre en Argentina, Brasil, Chile, Colombia, España, México y Uruguay.

2.2.1 Estados Unidos

Para este apartado seguiré principalmente los trabajos de Jan Marie Fritz (2021a, 2021b, 2021c). Fritz sostiene que la denominación «sociología clínica» tiene su uso más prolongado en la literatura estadounidense (Fritz, 2021c, p. 5). Para esta autora (Fritz, 2021b), los orígenes de la SC en ese país están estrechamente ligados a la acción social y a la intervención desplegada por los primeros sociólogos interesados en atender los problemas de las comunidades. Empieza hablando de Albion Small, responsable del Departamento de Sociología de la Universidad de Chicago y editor fundador del *American*

---

[15] Con motivo de la elaboración del libro que él impulsó, guardo un extraordinario recuerdo de mi colaboración con el profesor Gianluca Piscitelli (2022a), al que perdimos de manera prematura. El entusiasmo, la lucidez, la convicción, el saber académico e intelectual y la generosidad del profesor Piscitelli me llevan a compartir aquí, con emoción, que fue una de las colaboraciones más enriquecedoras en las que he participado, por la que siempre le estaré agradecido. Fue Sociólogo Clínico, Doctor en Políticas Sociales para el Desarrollo. Especializado en Terapia Gestalt. Coordinador didáctico del primer Máster en Sociología Clínica realizado en la Universidad de Téramo, curso 2006-2007.

Journal of Sociology, quien en un artículo de 1896 exponía que la razón principal de la existencia de la sociología era su aplicación práctica para mejorar la vida social. Con esta introducción, Jan Marie Fritz subraya la visión de la SC desde los EE. UU. dentro de una sociología aplicada y práctica que realiza tanto análisis como intervención para lograr mejoras. Por este motivo, la historia de la SC de este país inicia con la presentación de cuatro figuras con un recorrido sobresaliente en la acción social: Jane Addams (1860-1935), William Edward Du Bois (1868-1963), Charles G. Gomillion (1900-1995) y James Laue (1937-1993).

Jane Addams se convirtió en 1931 en la primera mujer de los EE. UU. ganadora del premio Nobel de la Paz. Goza de gran reconocimiento e influencia en la historia de ese país. Addams es recordada como socióloga clínica, trabajadora social, organizadora comunitaria y reformadora urbana. En 1889, tres años antes de que se creara el Departamento de Sociología de la Universidad de Chicago, Addams fundó un hogar en esa misma ciudad con una compañera. Esta fue una institución social experimental de barrio que se llamó la «Hull-House», cuyo objetivo era atender todo tipo de problemas provocados por las modernas condiciones de vida de una gran ciudad. Escribió numerosos libros dedicados a temáticas como la democracia, la ética social, la paz, los jóvenes y la calle, las condiciones de la vivienda, el trabajo infantil, las comunidades de inmigrantes. Sus últimos años los dedicó al feminismo y a la paz, una paz que Addams basaba en la lucha contra la pobreza, la desigualdad y la discriminación.

En cuanto a William Edward Du Bois, es considerado uno de los pioneros en la práctica sociológica. Fue activista, apoyó movimientos feministas y destacó en la defensa de los afroamericanos. Fue un prolífico autor de obras científicas dedicadas a la temática racial y a los derechos de las personas negras. En su búsqueda por una sociedad más justa, no dejó de plantear iniciativas y criticar las injusticias. En 1951, a la edad de 83 años, fue acusado por el gobierno de los EE. UU. de ser «agente extranjero no registrado». Si bien las cosas se resolvieron a su favor, Du Bois soportó mucho dolor. Su desencanto con el trato inadecuado a las personas negras lo llevó a dejar los EE. UU. y hacerse ciudadano de Ghana en sus últimos años.

Por su parte, Charles G. Gomillion, de origen humilde, se abrió camino por sí mismo desde muy joven, logrando formarse y trabajar en puestos de profesor en instituciones para estudiantes afroamericanos. Se doctoró en sociología. Fue un importante activista comunitario en la conquista por los derechos civiles y en apoyo a los afroamericanos. Gomillion fue presidente de la *Tuskegee Civic Association* (TCA) en varios periodos entre 1941 y 1970.

En cuanto a James Laue, él se graduó en sociología y obtuvo su doctorado en esta disciplina en Harvard. Se orientó a la acción y protesta para la eliminación de la segregación. Estuvo presente en el asesinato de Martin Luther King Jr. en 1968. Fue profesor de análisis y resolución de conflictos en la Universidad George Mason y estuvo afiliado a «Conflict Clinic», una organización sin ánimo de lucro dedicada a la resolución de conflictos. Fue un activista en ámbitos como la paz y los derechos civiles; promovió el desarrollo de la mediación; asistió al expresidente Jimmy Carter en su programa de resolución de conflictos.

El primer texto publicado sobre SC en EE. UU. se remonta a 1929. Se trata de un informe del médico Milton C. Winternitz, de la Universidad de Yale, publicado en el Boletín de la Universidad, en el que propone la creación de un Departamento de SC en la Facultad de Medicina, que abarcaría temáticas no solo médicas. Lo notable es que Winternitz pretendía reformar la educación médica, introduciendo la SC en la carrera de medicina al mismo nivel que la biología, para garantizar un análisis sociológico tanto teórico como sobre el terreno del paciente (Fritz, 1989).

Hay referencias de que Abraham Flexner, de Princeton, mencionó la SC desde 1930. La primera discusión sobre SC publicada en una revista científica fue la realizada por Louis Wirth (1931), que ya ha sido presentada en un apartado anterior, donde afirmaba que podría hablarse de una nueva división de la sociología llamada sociología clínica.

Edward McDonagh publicó en 1944 *An approach to clinical sociology* en la revista *Sociology and Social Research*. En dicho artículo, McDonagh nos introduce en la perspectiva socioclínica como un proceso grupal de investigación sociológica para resolver problemas: «The clinical approach as a means of sociological research is essentially a group way of studying and solving problems[16]» (McDonagh, 1944, p. 14). En su trabajo, McDonagh reconoce que los procedimientos grupales se han desarrollado más en medicina, psicología y trabajo social, y lamenta que la sociología haya relegado a un segundo plano a la SC. Cabe aclarar que con «grupal» se refiere al «trabajo grupal» entre los investigadores, no tanto con los sujetos investigados.

Por su parte, Lee (1955), en su estudio clínico de la sociedad, profundiza en la idea anterior del trabajo clínico practicado desde los grupos clínicos, que son agrupaciones de investigadores que observan o intervienen en algún proceso. Según Lee, la especificidad del estudio clínico de la sociedad frente a otros métodos es que conecta la situación estudiada en relación con el todo y con el flujo constante de las relaciones humanas. Para lo cual, en esta metodología según la define Lee, se indaga en la experiencia de primera mano de las respuestas grupales ante los esfuerzos terapéuticos que se les han aplicado:

> ...the chief contrast with other methods of investigation is that in clinical study aspects of a situation cannot be abstracted from the whole; they must be kept, as nearly as possible, in relationship to the whole... To give a briefer definition, the clinical study of society is the study of society through first-hand experience with group responses to therapeutic efforts[17] (Lee, 1955, pp. 649, 650).

Otra figura que destaca es Ernest W. Burgess (1886-1966), quien junto a R. Park de la Escuela de Chicago publicó en 1921 el primer manual importante de sociología (Ritzer, 1997, p. 64). Burgess im-

---

[16] El enfoque clínico como medio de investigación sociológica es esencialmente una forma grupal de estudiar y resolver problemas.

[17] ... el principal contraste con otros métodos de investigación es que en el estudio clínico los aspectos de una situación no pueden abstraerse del todo; deben mantenerse, lo más cerca posible, en relación con el todo... Para dar una definición más breve, el estudio clínico de la sociedad es el estudio de la sociedad a través de la experiencia de primera mano con respuestas grupales a los esfuerzos terapéuticos.

partió el primer curso de sociología clínica (SC) en la Universidad de Chicago, que se inició en 1928 y se regularizó de 1931 a 1933, dentro de la sección de «patología social» de dicha universidad.

Alvin Gouldner dictó en el año académico 1953-1954 un curso de fundamentos de SC en el *Antioch College* en Ohio, cuya presentación señalaba a la SC como el equivalente sociológico de la Psicología Clínica, orientada a desarrollar habilidades de diagnóstico y terapia de las tensiones grupales, que incluían análisis organizacional y estudios de caso. Aquel curso de SC ofrecía:

> A sociological counterpart to clinical psychology with the group as the unit of diagnosis and therapy. Emphasis on developing skills useful in the diagnosis and therapy of group tensions... group dynamics, and organizational and small group analysis examined and applied to case histories[18]. (Fritz, 2021b, p. 48)

Gouldner ocupa un lugar en la historia de la sociología de los EE. UU. Propuso una sociología de la teoría sociológica y fue uno de los críticos del funcionalismo estructural de Parsons, al que reprochaba «dar demasiada importancia a las relaciones armoniosas» y no abordar el cambio y el conflicto, y confundir la visión que tenían las élites de la sociedad con la misma realidad social (Ritzer, 1997, pp. 136-137).

Resulta pertinente citar aquí a tres autores estadounidenses que tuvieron una influencia importante en las ciencias sociales y en el desarrollo de la Psicosociología y la SC a mediados del siglo XX, cuyos textos científicos perduran: el pragmatista George Herbert Mead (1863-1931), miembro de la Escuela de Chicago y referencia del interaccionismo simbólico; el psicólogo social de origen alemán Kurt Lewin (1890-1947); y el psicólogo humanista Carl Rogers (1902-1987).

Entre los investigadores actuales que pertenecen a la tradición de la SC de los EE. UU., una de las más destacados, que ya fue citada, es Jan Marie Fritz, una prolífica autora que desde los años 1980 vie-

---

[18] Un equivalente sociológico de la psicología clínica, con el grupo como unidad de diagnóstico y terapia. Énfasis en el desarrollo de habilidades útiles para el diagnóstico y la terapia de tensiones grupales... se examinan y aplican dinámicas de grupo y el análisis organizacional y de grupos pequeños para aplicarlos a estudios de casos.

ne profundizando en la historia de la SC en dicho país, que inicia a finales del siglo XIX. Define la SC así: «Clinical sociology, one of the forms of sociological practice, is a creative, humanistic, rights-based and interdisciplinary specialization that seeks to improve life situations for individuals and groups in a wide variety of settings[19]» (Fritz, 2021c, p. 4).

Entre las numerosas obras estadounidenses, cabe mencionar, en primer lugar, los dos manuales de SC que contienen numerosas menciones a las publicaciones de los miembros de la *Clinical Sociology Association*: *The clinical sociology handbook* (Fritz, 1985); *Handbook of Clinical Sociology* (Rebach & Bruhn, 1991). Asimismo, cabe citar *An approach to clinical sociology* (McDonagh, 1944), *Clinical sociological perspectives on illness and loss: The linkage of theory and practice* (Clark et al., 1990), *Careers in Clinical Sociology* (Lehnerer, 2003), *Community intervention: clinical sociology perspectives* (Fritz y Rhéaume, 2014), *Mediation Models, Theories and Approaches* (Fritz, 2014), *International Clinical Sociology. Second Edition* (Fritz, 2021a).

En 1978 se fundó en EE. UU. la *Clinical Sociology Association*, que luego se convirtió en la *Sociological Practice Association*, y en 2005 se fusionó con la *Association for Applied and Clinical Sociology*, que publica el *Journal of Applied Social Science*. Esta evolución de las tres asociaciones refuerza la hipótesis de que la SC estadounidense prioriza el enfoque práctico y aplicado de la sociología. La *Clinical Sociology Association* fundó en 1980 la *Clinical Sociology Review* que, después de unos años de interrupción, retomó su edición en 2022, y prepara su Vol. 19 para 2024. En 1982 se creó, en el Congreso Internacional de Sociología de la ISA en México, el Comité de Investigación en Sociología Clínica RC46-ISA, el cual a lo largo de más de tres décadas ha sido presidido por Jan Marie Fritz (EE. UU.), Jacques Rhéaume (Canadá), Vincent de Gaulejac (Francia), Tina Uys (Sudáfrica) y Emma Porio (Filipinas).

---

[19] La sociología clínica, una forma de práctica sociológica, es una especialización creativa, humanista, basada en derechos e interdisciplinaria, que busca mejorar las situaciones de vida de los individuos y los grupos en una amplia variedad de entornos.

Tras lo expuesto, opino que existe una conexión de la SC estadounidense con la filosofía pragmatista, cuyos principales autores en su origen son de ese mismo país. Si tuviera que identificar una epistemología próxima a la tradición estadounidense con influencia en la SC, diría que esta es la pragmatista. Esto coincide con la historia de la SC presentada por Fritz, ejemplificada con sociólogos que han destacado por su activismo y logros hacia la comunidad. En el apartado dedicado a Quebec, volveré sobre esta cuestión.

2.2.2 Francia

Francia es un país de referencia para la SC, siendo de especial interés el importante recorrido epistemológico que ha hecho alrededor de la perspectiva socioclínica y del diseño de técnicas de intervención socioclínicas. Debido a su trayectoria particular, se puede presentar a la psicosociología como antecedente de la SC.

2.2.2.1 La psicosociología

Esta perspectiva tiene sus orígenes en los años 1930 en Francia, con una orientación aplicada en campos como los grupos, las organizaciones y empresas, y el trabajo social, incluyendo formación, psicoterapia e intervención, así como «los procesos de cambio, las relaciones de poder, el tratamiento de los conflictos psicosociológicos y sociales, las relaciones entre investigación y práctica social...» (Barus-Michel *et al.*, 2009, p. 5). Una de sus características es la diversidad en los ámbitos de aplicación, así como su pluralidad en sus referentes teóricos y disciplinares, lo que, a pesar de su coherencia interna, ha dificultado su clasificación y la consolidación de una seña de identidad reconocible. No obstante, podemos reconocer en ella su función de perspectiva bisagra dentro de las CHS, nutriendo otros enfoques, en particular a la SC, a partir de los retos presentes en el entramado que conforman las dimensiones psíquicas y sociales.

La psicosociología se caracteriza por la confluencia de varios elementos, como el interés hacia las relaciones con el otro, la atención a los procesos más en el devenir del cambio que a los estados, la inclusión de lo afectivo y lo inconsciente, atención particular a la implicación del investigador-facilitador, así como el interés por promover la autonomía y la participación de los acompañados (investigados) en aquellos ámbitos que les preocupan.

En cuanto a la diversidad de sus fuentes, éstas: «se sitúan en numerosas disciplinas –antropología, sociología, psicoanálisis, ciencias del lenguaje, psicología y psicología social, filosofía– de las que saca, reinterpretándolos, algunos de sus conceptos, de sus métodos, de sus objetivos» (Barus-Michel *et al.*, 2009, p. 7).

Dentro de la gran diversidad de disciplinas, enfoques y autores que han nutrido a la psicosociología, podemos trazar de manera resumida el siguiente recorrido:

Los socialistas utópicos del siglo XIX despertaron el interés de la psicosociología por las pasiones y los valores en la conformación del lazo social, así como por las aplicaciones sociales sobre el terreno, que prepararon las bases de la investigación-acción.

A caballo entre los siglos XIX y XX, destaca Sigmund Freud y su influencia en la consideración de los fenómenos psíquicos y del inconsciente dentro de los procesos de cambio, tanto individuales como colectivos. Posteriormente surgieron otros autores como C.G. Jung, E. Fromm, G. Devereaux, W. Reich y H. Marcuse. Los dos últimos muestran la importancia del marxismo para la psicosociología, especialmente el joven Marx de la *Ideología alemana* o del *Dieciocho brumario de Luis Bonaparte*, en su rol de filósofo de la historia.

Barus-Michel *et al* (2009) resaltan a los autores que, a principios del siglo XX, se interesaron por la interacción cara a cara, por la interacción social y los procesos de cooperación, como G. Tarde, G. Cooley, W.G. Summer, G. Simmel, seguidos por H. Mead, considerado uno de los padres de la psicología social, y por otros autores que profundizaron también en la perspectiva interaccionista, así como en el estudio de los grupos, y alentaron la Escuela de Palo Alto como G. Bateson, E. Goffman, H. Garfinkel o H. Blumer.

Es igualmente importante la escuela francesa de sociología, en particular el Durkheim maduro de *Las formas elementales de la vida religiosa*, donde analiza los vínculos entre el psiquismo individual y el colectivo, así como la importancia de las pasiones. Otros autores mencionados son M. Mauss y Lévi-Strauss, junto a miembros de la Escuela de Frankfurt como W. Adorno, M. Horkheimer, H. Marcuse, W. Benjamin, E. Bloch, J. Habermas, C. Castoriadis y E. Morin, así como la crítica a la racionalidad instrumental que desvanecía la cuestión de los fines para sustituirla por la de los medios, alentando el pensamiento totalitario.

Asimismo, Barus-Michel *et al* (2009) citan la impronta de M. Weber y su sociología comprensiva, que está presente a lo largo de esta obra. También resaltan a N. Elias (2008) y su *Proceso civilizatorio*, y a D. Riesman y su *Muchedumbre solitaria*, sin olvidar la importancia de la filosofía y autores como I. Kant, F. Hegel, F. Nietzsche, P. Ricoeur, E. Husserl y J.P. Sartre. Está presente igualmente la psicología social experimental, en particular los trabajos sobre los grupos pequeños de autores como R. Bales, L. Festinger, H. Leavitt, predecesores de K. Lewin, que serán continuados por J. Stoetzel, S. Moscovici y G. Palmade.

Los mismos autores en los que nos apoyamos continúan mostrándonos la diversidad de corrientes que han influido en la psicosociología francesa. De manera similar, Torregrosa –uno de los fundadores de la psicología social española, quien la definía como el estudio del individuo condicionado por la sociedad, en clara alusión a su doble naturaleza individual y social– confirmaba en 1974 la variedad de influencias recibidas por dicha disciplina:

> Más que una secuencia lineal de aportaciones acumulativas, integradas o convergentes, el desarrollo de la psicología social, tanto en sus antecedentes como en la actualidad, se ha producido paralela e inconexamente en el seno de distintas corrientes y escuelas de varias ciencias sociales, y en muchos casos aun dentro de una misma disciplina (Torregrosa, 1974, p. XV; como se citó en Ovejero, 2018, p. 347).

Barus-Michel *et al* (2009) reconocen las influencias de los EE. UU. a partir de autores como E. Mayo, K. Lewin, J.L. Moreno y C. Rogers. De manera más directa, los desarrollos de la psicosociología en Francia consideran la influencia de autores como E. Morin, C. Castoriadis, P. Bourdieu y M. Foucault. Pero los autores que recorren la reciente historia de la psicosociología francesa son F. Oury, F. Tosquelles, F Guattari, G. Lapassade y R. Lourau, G. Mendel, G. Pal-made, M. Pagès. Entre ellos hay sociólogos, psicólogos y formado-res, la mayoría orientados hacia la intervención social. En 1959 se fundó la Asociación de Investigación y de Intervención Psicosocio-lógica (ARIP) por parte de M. Pagès y G. Palmade, junto a A. de Pe-retti, J. Dubost, E. Enriquez, J.C. Filloux, A. Lévy y J.C. Rouchy. En 1993 se fundó el Centro Internacional de Investigación, Formación e Intervención en Psicosociología (CIRFIP), presidido por A. Lévy junto a miembros de la ARIP, adicionando otros como G. Amado, J. Barus-Michel, T. Carreteiro, F. Giust-Desprairies y J.M. Huguet. El CIRFIP fundó, a su vez, *La Revue Internationale de Psychosociologie* y se fue desarrollando entrelazando su recorrido con el de la SC:

> E. Enriquez (Francia) y R. Sevigny (Canadá), planteando que las dinámicas sociales debían comprenderse a través de la experiencia que los sujetos hacen y los procesos inconscientes que presiden, fa-vorecieron la emergencia de la «sociología clínica» a la cual también está asociado V. de Gaulejac. Una «sociología comprensiva», sensi-ble a los procesos inconscientes, vino así a unirse a un enfoque clíni-co (impregnación psicoanalítica) de los psicólogos sociales (Barus-Michel *et al.*, 2009, p. 20).

Por su parte, Enriquez (2011) nos habla de «la aproximación clíni-ca», cuyo objetivo es:

> La aproximación clínica... se caracteriza por el hecho de que el clí-nico está, de cierta manera, al pie de la cama, al borde de la cama de su paciente, trata de escuchar el sufrimiento de su paciente con su «tercera» oreja. El objetivo del clínico (psicólogo, psicosociólogo, so-ciólogo) es ayudar a su cliente a encontrar su propio camino, a ser capaz de salir del estrés y de la enfermedad, a comprender el senti-do de sus síntomas (y no forzosamente a erradicarlos), a llegar a un estado de equilibrio superior al precedente... y a acceder a un cierto grado de autonomía (*ibidem*, p. 40).

En el mismo texto Enriquez (2011) hace una autocrítica de la pers-pectiva socioclínica, poniendo en cuestionamiento sus supuestos y avisando de posibles derivas indeseables, para afirmar que no puede convertirse en una mera técnica que niegue toda alteridad, y recomienda tener un sentido trágico de la vida. Recomienda que los métodos clínicos se complementen con los objetivistas, subrayando que:

> ...las aproximaciones clínicas favorecen la comprensión (como lo han demostrado Dilthey, Weber, Scheler)... la aptitud de simpatía, de empatía, de comprensión interior de eso que pasa en el exterior y que tiene siempre eco en uno mismo... el advenimiento progresivo del sentido... que permite salir de la confusión... y que da a cada uno la posibilidad de situarse en su sexo, generación y grupo social (*ibidem*, p. 44).

Por último, deseo subrayar que, lejos de considerar al clínico como un agente perfecto y libre de error, Enriquez lo ve como imperfecto y expuesto al fallo. Por ello, hace algunas observaciones para que no pierda su objetivo, no caiga en la tentación de ejercer el dominio bajo la excusa del amor al conocimiento, o, aún peor, para que no alimente la soberbia de la omnipotencia intelectual. Por esta razón, Enriquez reclama que «que la pulsión epistemofílica en la base de la pulsión de dominio pueda volverse una pulsión sublimada» dirigida hacia la libertad de espíritu, es decir, hacia la espiritualidad (Enriquez, 2011, p. 44).

2.2.2.2 La sociología clínica

Para el apartado dedicado a la sociología clínica (SC) en Francia, me apoyo principalmente en el texto *Aux sources de la sociologie clinique* (Gaulejac, 2007).

La sociología francesa tiene una gran tradición; es fácil conectarla con la SC siguiendo la conexión entre psicología y sociología en autores como Émile Durkheim (1858-1917), Marcel Mauss (1872-1950) y Georges Gurvitch (1894-1965), quien, aunque de origen ruso, desarrolló su carrera en Francia.

Para remarcar la importancia de la conexión mencionada, cabe decir que uno de los padres fundadores de la sociología, Durkheim, hace un reconocimiento explícito de la importancia de la psique para la sociología, en un libro tan importante como *Las reglas del método sociológico*, cuando dice: «como hemos demostrado, es indiscutible que los hechos sociales están producidos por una elaboración sui generis de hechos psíquicos (…) Una cultura psicológica, mucho más que una cultura biológica, constituye pues para el sociólogo una propedéutica necesaria» (Durkheim, 2001, p. 165). Y poco después confirma la interrelación entre fenómenos psíquicos y hechos sociopsíquicos: «Los fenómenos psíquicos solo pueden tener consecuencias sociales cuando están tan íntimamente unidos a fenómenos sociales que la acción de unos y otros queda necesariamente confundida. Ese es el caso de ciertos hechos sociopsíquicos» (*ibidem*, p. 166).

Gaulejac detecta cierto antipsicologismo primario en la sociología y recuerda la lucha que tuvo que realizar Durkheim para acotar el territorio sociológico frente al psicológico, en un momento en que la sociología aún no era reconocida plenamente como ciencia. Sin embargo, en muchas de sus obras, Durkheim mostró su interés en profundizar en las relaciones entre la sociología y la psicología (Gaulejac, 2007).

En su defensa de la especificidad de la SC dentro de la sociología, y tras analizar los lazos de ésta con los fundadores de la sociología francesa como Durkheim, Gaulejac afirma:

> Los objetos y temas que preocupan a los sociólogos clínicos estuvieron por tanto presentes desde la fundación de la sociología. Este punto debe ser subrayado frente a quienes piensan que la sociología clínica es solo un nuevo disfraz de la psicosociología, un «caballo de Troya» de la psicología social que intentaría penetrar clandestinamente en el campo sociológico (Gaulejac, 2007, p. 40).

Marcel Mauss promovió una sociología psicológica y afirmó que (Mauss, como se citó en Gaulejac, 2007, p. 40): «Los fenómenos sociales son ante todo sociales, pero también son a la vez psicológicos y sociológicos», poniendo de manifiesto que la sociología y la psicología tienen miradas complementarias de los hechos humanos. Para Gaulejac, las posturas de Mauss aluden a las premisas fundacionales de la SC, que enumera así:

> ...la importancia de la experiencia como especificidad esencial de lo humano; la necesidad de un abordaje antropológico que evoque la definición de la clínica como «el estudio del hombre en situación»; atención a las representaciones, sentimientos y emociones; la aprehensión del ser humano en sus tres componentes biológico, psicológico y social; el proyecto de construcción de una sociopsicología

que considere los fenómenos sociales en sus dimensiones material y psíquica; la necesidad del sociólogo de tener en cuenta el sentido que las personas dan a su vida y a la historia de la que son protagonistas (Gaulejac, 2007, p. 42).

Esas mismas preocupaciones son compartidas por los impulsores del *Collège de Sociologie*, Georges Bataille y Roger Caillois, para quienes el proyecto era identificar los elementos vitales de la sociedad y las coincidencias entre las tendencias obsesivas fundamentales de la psicología individual, y las estructuras rectoras que presiden la organización social y dirigen sus revoluciones. Ellos afirmaban que «Los hechos sociales no son cosas» (Bataille & Caillois, como se citó en Gaulejac, 2007, p. 43), contradiciendo la célebre fórmula de Durkheim, no por alejarse de la preocupación por la objetividad y el proyecto de una sociología científica, sino para autorizarse a ir más allá de lecturas acotadas y estudiar las partes conflictivas y oscuras de lo social. Otras cuestiones que interesaron al Collège fueron el compromiso de los sociólogos con el conocimiento y la acción; la dimensión existencial de las relaciones sociales; el estudio de las fuerzas «oscuras» de la vida social que interfieren en los fenómenos económicos, políticos y sociales; la oposición a las formas de pensamiento que, en nombre de la ciencia, rechazan lo irracional, lo sagrado, la sexualidad, el erotismo, lo instintivo…

El *Collège de Sociologie* tuvo una vida efímera que se frenó por la Segunda Guerra Mundial. Para proseguir el recorrido, se debe esperar a los años 50 del siglo XX para asistir al surgimiento de la escuela francesa de psicosociología, antecedente de la SC francófona.

Por otra parte, Gaulejac (2007) recoge la impronta de diversos pensadores del siglo XX en la SC; citaremos solo algunos. Georges Gurvitch, denuncia la oposición simplista entre categorías como individuo y sociedad, estructura y conflicto, individual y colectivo o psicología y sociología. Por otra parte, la Escuela de Frankfurt, que, bajo la dirección de Horkheimer y la participación de T. Adorno, H. Marcuse y E. Fromm, adoptó una orientación multidisciplinar que integraba marxismo, filosofía, sociología y psicoanálisis. La Escuela destacó por sus estudios cuantitativos y cualitativos sobre el antisemitismo, que pretendían ir más allá de lo descriptivo para postular proyectos de intervención emancipatorios. Gaulejac identifica esto con una apertura a un enfoque clínico de lo social y, apoyándose en Jacqueline Barus-Michel, con la reintroducción del sentido como la única «terapia» para la sociedad (Gaulejac, 2007, p. 54).

El controvertido Wilhelm Reich realiza una articulación temprana entre marxismo y psicoanálisis, la cual contribuirá al análisis del Holocausto. Este autor considera que el objeto del psicoanálisis es la vida psíquica del hombre como ser social. Reich se pregunta por qué el proletariado ha preferido seguir a Hitler en lugar de al partido comunista, y maneja dos hipótesis. La primera es la existencia de una correlación fuerte entre la estructura económica y la estructura psicológica. La segunda se enfoca en la represión sexual, la cual fabrica ciudadanos adaptados a un orden fundado sobre la propiedad privada.

Otro pensador relevante es el húngaro-francés Georges Devereux (1908-1985), quien desarrolló su variada carrera en Francia. Trabajó en la etnopsiquiatría o etnopsicoanálisis en un intento de fusión psicosocial. Fue solicitado por Lévi-Strauss y Bastida para ser director de estudios en l'École des Hautes Études en Sciences Sociales de Francia. Una de las ideas fundamentales que trabajó es que todo fenómeno humano debe ser interpretado en el marco de distintos sistemas de referencia a la vez, lo que le lleva a tres proposiciones ambiciosas: todo síntoma tiene un significado psíquico y social; la identidad es una combinación de elementos genéticos, psíquicos, sociales y culturales, entre los cuales el yo trata de mantener la coherencia y, por último, el trabajo clínico debe dar cabida a los enfoques socio-etnográficos para tratar la personalidad total del paciente. Todo lo anterior muestra la complementariedad entre las explicaciones en psicología y sociología (Gaulejac, 2007, p. 55).

Las conexiones del pensamiento francés con el estadounidense se confirman puesto que la psicóloga francesa Anne Ancelin-Schützenberger se formó en EE. UU. con los alumnos de Kurt Lewin, a mediados del siglo XX. Allí conoció a L. Festinguer, R. Lippit y J.L. Moreno. Dio a conocer a este último en Francia. En ese mismo momento, emergieron la investigación-acción, la dinámica de grupos y el psicodrama como metodologías de investigación que resultan más próximas al enfoque socioclínico que al psicotécnico.

En 1950 Pagès tomó contacto con Rogers en la Universidad de Chicago, cuyas ideas de integración entre la exigencia científica de conceptualización y verificación y el compromiso con la subjetividad como motor de la terapia lo convencieron, junto con una descompartimentación de las prácticas profesionales (psicoterapia, asesoramiento, psicopedagogía, trabajo social, salud mental...), y una apertura a uno mismo

y a sus propios sentimientos que ayudan a definir una postura clínica. Pagès fue un antecedente de la SC francesa. Fue cofundador de la Asociación de Investigación y de Intervención Psicosociológica (ARIP[20]). Desarrolló la intervención psicosociológica en grupos, empresas y organizaciones, confirmando que necesariamente toda metodología de intervención en esos ámbitos presupone una epistemología tanto psicológica como sociológica: «L'épistémologie du chercheur contient déjà une psychologie et une sociologie implicites, souvent d'ailleurs déformées et rationalisées, qui seront confirmées ou infirmées par ses recherches[21]» (Pagès, 1984).

Con toda esa experiencia, Pagès se incorporó a la consultora CEGOS para desarrollar formas de intervención en organizaciones con métodos no directivos y grupos de palabra, y reclutó colaboradores como Eugène Enriquez, André Lévy y Jean Claude Rouchy, quienes jugarán un papel importante en la psicosociología. Desde la ARIP, se desarrolló la investigación-acción y la intervención con «grupos de base y evolución» que toman al grupo como el elemento fundamental entre el individuo y la sociedad. Para que se comprendan mejor las dificultades que tuvieron en su avance las nuevas perspectivas, debemos situar su surgimiento en un momento de fuerte preponderancia del marxismo y el psicoanálisis. En este contexto, la psicosociología que trata de desarrollarse en los años 60 del siglo XX en Francia fue atacada desde distintos lugares, calificada por unos

---

[20] Association pour la Recherche et l'Intervention en Psychosociologie.
[21] La epistemología del investigador ya contiene una psicología y una sociología implícitas, a menudo distorsionadas y racionalizadas, que serán confirmadas o invalidadas por sus investigaciones.

como un agente de los empresarios –aludiendo a su conexión con el plan Marshall de los EE. UU.– y por otros como colaboradores de la *ingeniería del alma*.

Es un momento –prosigue Gaulejac– de grandes debates en Francia alrededor de categorías como marxismo, psicoanálisis, sociología, psicología, estructuralismo, fenomenología, posiciones revolucionarias *versus* adaptativas, cambio social *versus* personal... Estos debates atravesarán a la propia psicosociología, planteando interrogantes sobre si el cambio social debe ser entendido como un cambio estructural, como una ruptura con el capitalismo o como la derrota del orden burgués; o si más bien debe provenir de la transformación de las relaciones humanas y de un trabajo de desarrollo personal y/o terapéutico. En este contexto, algunos autores abrieron las vías para superar las tensiones. En particular, el movimiento *Socialisme et Barbarie*, fundado por Cornelius Castoriadis (citado anteriormente) y Claude Lefort, denuncia el estalinismo y aboga por apoyar las ciencias sociales y políticas en nuevos paradigmas. Castoriadis representa la apertura al dar un lugar especial al imaginario social en la producción de la sociedad, junto a la cuestión del sujeto y sus dimensiones inconscientes y sociohistóricas (Castoriadis, 2007). Unió sus reflexiones epistemológicas a las de Edgar Morin, también embarcado en las críticas al marxismo y en el desarrollo del paradigma de la complejidad –que introducimos en el apartado 1.3.9– el cual ilustra la colisión de categorías. Morin y Castoriadis dieron forma a las inquietudes e intuiciones de muchos psicosociólogos.

Sin embargo, Gaulejac (2007, p. 63) explica que la psicosociología no alcanzó el reconocimiento académico que merecía. Entre las posibles razones, se encuentra el rechazo de sectores de la sociología que reprochan su aplicación en intervenciones al servicio de los empresarios; y desde la psicología, su deriva experimental y los conflictos entre cognitivistas, experimentalistas y psicoanalistas, dejaron poco espacio para la psicología social y la psicología social clínica. De esta manera, la psicosociología se desarrolló principalmente fuera de la universidad en una diversidad de prácticas y bajo múltiples denominaciones, como el análisis institucional de R. Lourau y G. Lapassade; el socioanálisis de J. y M. Van Bockstaële; el sociopsicoanálisis de G. Mendel; la intervención en psicoanálisis grupal, con una técnica psicodramática, de D. Anzieu y R. Kaës...

El Laboratorio de Cambio Social (LCS), en el que participó el propio Gaulejac, jugó un papel fundamental en el desarrollo de la SC en Francia. A partir de 1979, el LCS desarrolló un programa de investigación sobre el poder en las organizaciones, abordando el estrés, el desgaste y la depresión en relación con el cambio de las estrategias de «dirección» y «gestión» empresarial o *management*. Con base en investigaciones realizadas en empresas públicas y privadas, el LCS llevó a cabo intervenciones socioclínicas en las que se elaboraron, junto a los directivos y los trabajadores afectados, análisis sobre las relaciones existentes entre los problemas experimentados, y las contradicciones en las organizaciones y sus intereses económicos. Se organizaron Grupos de Implicación e Investigación (en adelante GII, las siglas en francés son GIR) con enfoque sociobiográfico (Gaulejac, 2019, p. 326), para explorar los niveles psíquico, emocional y social, practicando un «análisis dialéctico» (Aubert & Gaulejac, 2017, p. 283) y multidisciplinario.

Entre los distintos perfiles de quienes participaban en el manejo de estas prácticas se incluían profesionales de la salud mental, del trabajo social, la atención a la infancia y la familia, empresas públicas y privadas... y, si bien no todos se inscribían necesariamente en la psicosociología y la SC, compartían el interés por el enfoque clínico, el análisis de las interrelaciones e interferencias entre los procesos psíquicos y sociales, las aproximaciones pluridisciplinares que combinaban psicoanálisis, psicología social, sociología y antropología, y la alternancia entre investigación e intervención.

Es oportuno citar distintos elementos del desarrollo de la SC en Francia, tales como el Laboratorio de Cambio Social (LCS) ya citado, los másteres en SC de la Universidad *París-VII Denis Diderot*[22],

[22] La Universidad hoy se denomina «Paris Cité». Allí figuran tres másteres de SC: M1 en Ciencias Sociales con énfasis en Sociología Clínica y Psicosociología; M2R en Investigación en Sociología Clínica y Psicosociología y el M2 TPICO en Teorías y Prácticas de la Intervención Clínica de las Organizaciones: https://www.sociologie-clinique.org/france/universite-paris-cite-formation-initiale-ou-continue-sociologie-clinique-et-psychosociologie/

el Instituto Internacional de SC y, de manera más actual, la constitución en 2015 de la Red Internacional de Sociología Clínica (RISC[23]) que, bajo la presidencia de Vincent de Gaulejac, ha sido capaz de reunir referentes de la SC y la psicosociología de todo el mundo.

Para cerrar este apartado, es necesario mencionar a uno de los investigadores más importantes y de mayor producción científica en SC, Vincent de Gaulejac, quien dirige diversas investigaciones y varias colecciones de SC. Entre sus múltiples obras, me gustaría destacar dos de mención obligatoria para la SC: *Neurosis de clase* (Gaulejac, 2019 [1987]) y *Las fuentes de la vergüenza* (Gaulejac, 2015 [1996]). Al final de *Neurosis de clase*, Gaulejac desarrolló la primera presentación de la perspectiva de la SC en Francia.

Por otra parte, y gracias al impulso de Vandevelde-Rougale y Fugier, con la colaboración de Gaulejac y la RISC, un amplio grupo de autores de distintos enfoques y países se agruparon en el voluminoso *Diccionario de Sociología Clínica* (Vandevelde-Rougale & Fugier, 2022). El diccionario cuenta con 131 autores, 21 de Latinoamérica y España, y 245 entradas donde se recogen los conceptos, las metodologías, las problemáticas centrales, los objetivos, la epistemología y los campos de investigación de la SC.

Otras obras que me gustaría destacar en este apartado son: *Poner la vida en juego: teatro de intervención socioclínica* (Badache & Gaulejac, 2022), *Análisis e intervención en procesos relacionales e institucionales* (Enriquez, 2022), *El coste de la excelencia* (Aubert & Gaulejac, 2017), *Psicosociología. Nociones y autores fundamentales* (Barus-Michel et al., 2009), *La sociologie clinique, enjeux théoriques et méthodologiques* (Gaulejac et al., 2007), *Souffrance, sens et croyance* (Barus-Michel, 2004), *Epistemological Aspects of Clinical Sociology* (Bouilloud, 1997), *La sociologie clinique: émergence d'une discipline indisciplinée* (Bolle de Bal, 1995), *Sociologies cliniques* (Gaulejac & Roy, 1993), *La vie affective des groupes: esquisse d'une théorie de la relation humaine* (Pagès, 1984).

---

[23] https://www.sociologie-clinique.org/

2.2.3 Quebec

Gracias a los aportes de Jacques Rhéaume (2021), profesor emérito de la Universidad de Quebec en Montreal, recorreremos algunos elementos del desarrollo de la SC en esa región francófona de Canadá. Lo primero que cabe señalar es la especial relación que tiene la sociología quebequense con Europa, que puede ser incluso mayor que la que tiene con la del resto de Canadá, lo que ilustra la importancia de los contextos culturales e intelectuales para el desarrollo de las ciencias; este es el motivo por el cual incluimos a Quebec en la corriente francófona, si bien mantiene su propia identidad y recorrido originales.

La SC apareció en Quebec por primera vez en la década de 1950 de la mano del sociólogo Fernand Dumont, como un enfoque sociográfico. Su desarrollo en las siguientes décadas fue influenciado por la psicosociología. Tras la Segunda Guerra Mundial, hubo un periodo de apertura y crecientes relaciones internacionales. En ese momento, la SC quebequense se interesó por la etnografía regional. Por ejemplo, el paso de la sociedad preindustrial a la industrial en Quebec se destacó en un estudio que realizó Dumont sobre una región al norte de Montreal denominada Saint-Jérôme, con un enfoque que denominó «sociología clínica» en el cual se usaron relatos personales, descripciones institucionales, análisis estadístico y documental, cuestionarios y observación participante. Otros estudios, como los realizados por N. Gagnon y G. Houle, utilizaron las historias de vida para examinar la evolución de las estructuras sociales a partir de trayectorias individuales.

Robert Sévigny, de la Universidad de Montreal, se interesó en la perspectiva etnográfica. En la década de 1970, colaboró con Marcel Rioux y otros sociólogos en un novedoso estudio etnográfico sobre la alienación de los habitantes de Montreal. Al final de la década, publicó otro estudio que analizaba entrevistas en profundidad, que posteriormente se convirtió en un programa de investigación denominado *research program of «implicit sociology»* (Rhéaume, 2021, p. 59) sobre la vida cotidiana de los profesionales sociales, que se podía inscribir en una sociología de los trabajadores.

Lo expuesto se enmarca en un período con una línea de trabajo interdisciplinaria próxima a la Escuela de Chicago, destacando investigadores comprometidos con los problemas sociales inmediatos como la inmigración, la ruptura familiar, el alcoholismo, la pobreza y las pandillas callejeras. Rhéaume subraya con nitidez la influencia de la Escuela de Chicago, y que ella misma fue influenciada por la fenomenología y el Interaccionismo Simbólico. También señala la impronta que tuvo desde la década de 1960 en Quebec la psicosociología como antecedente de la SC, siendo Robert Sévigny uno de los pioneros de este enfoque que se formó a finales de los años 1950 a partir de las investigaciones y metodologías de Kurt Lewin. En la década de 1960, la práctica de la psicosociología estuvo marcada por un importante proyecto promovido por la fábrica de manufacturas Alcan de Quebec con el objeto de mejorar las relaciones humanas y el ambiente laboral. En dicho estudio participaron muchos psicosociólogos y consultores, con enfoques que, en la época, se denominaron de las relaciones humanas y ciencias sociales del comportamiento, que fueron influenciados por la psicología social y la investigación-acción de Lewin, mientras que la terminología psicosociología y psicosociólogos llegó después de Francia, de la mano de nombres como M. Pagès, E. Enriquez y V. de Gaulejac. La influencia de Lewin situó el proyecto científico en la resolución de problemas a través de la acción, reconociéndose que era un «based on an epistemological model of radical pragmatism» (Rhéaume, 2021, p. 62): un modelo epistemológico basado en el pragmatismo radical, que privilegia la intervención y el trabajo de campo como espacios de desarrollo práctico y científico alrededor del cambio social. Este modelo expuesto por Rhéaume, desde la posición *híbrida* de Quebec, refuerza mi idea de que el referente epistemológico en los EE. UU. para la SC es el pragmatismo. Considero que lo anterior ayuda a entender la proximidad de la SC y la sociología práctica y aplicada en EE.UU., idea que defiendo en el apartado 3.5.1 «Epistemología pragmatista estadounidense».

Lo anterior nos permite apreciar el caso de Quebec como un mestizaje disciplinar, tanto en lo teórico como en la práctica profesional, integrando la tradición europea y la estadounidense, dentro del recorrido singular de esta región.

En la época temprana que estamos caracterizando para Quebec, se crearon diversos centros privados de investigación y práctica profesional como el *Centre d'Études des Communications*, el *Institut de Formation par le Groupe* y el *Centre Interdisciplinaire de Montréal*, que actuaban principalmente en organizaciones industriales y en el sistema educativo, con métodos como la «organizational consultation» y el «training group method» (Rhéaume, 2021, p. 62).

Pero no será hasta 1982 que la noción de SC logró reconocimiento a través de referentes internacionales, cuando Robert Sévigny y Gilles Houle, de la Universidad de Montreal, participaron en la creación de un grupo de investigación en SC en la ya citada RC46-ISA, junto a colegas de EE. UU. como Fritz, y franceses como Enriquez y Gaulejac, manteniéndose la continuidad hasta hoy en día. En 1988, se creó un grupo de investigación en SC en el seno de *l'Association Internationale des Sociologues de Langue Française* (AISLF), que se volvió regular en 1996, constituyéndose como un foco de encuentro entre Francia y Quebec.

En paralelo a estos años de creciente consolidación internacional de la SC, Rhéaume (2021) expone cómo la crisis energética mundial y la emergente globalización provocaron una feroz competencia entre las empresas privadas para sobrevivir, al mismo tiempo que ocasionaron grandes retos de optimización para las empresas e instituciones públicas, reclamando el desarrollo de las ciencias de gestión y administración o *management*, la consultoría y la administración de empresas y organizaciones. Al mismo tiempo, otros sectores sociales exigían más atención para los desempleados, los excluidos y los colectivos vulnerables. Todo ello retó y marcó el desarrollo de la psicosociología y la SC, que se hacían cada vez más necesarias.

Dos congresos organizados por la Universidad de Montreal y por la Universidad de Quebec en Montreal, confirmaron el interés por la SC en Quebec: *Clinical Analysis in the Human Sciences* (1990) y *Clinical Approach in the Human Sciences: Possibilities and Limits* (1993). En este mismo plano académico, se consolidó la presencia de la psicosociología en la Universidad de Sherbrooke y en la Universidad de Quebec en Montreal. Lo anterior fortaleció las conexiones interdisciplinares y una nueva visión de las ciencias sociales.

Hay referencias de Vincent de Gaulejac a las invitaciones que le hizo Jacques Rhéaume en los años 1990 para animar GII, antes mencionados, alrededor del grupo «Sociotrame» donde participan también Lucie Mercier y Diane Laroche, así como en otros grupos donde participa Huguette Gay.

De esa época cabe citar las recopilaciones de trabajos de investigación pioneros (Gaulejac & Roy, 1993; Enriquez *et al.*, 1993) orientados a distintas prácticas de intervención en medios organizacionales, empresas, asociaciones... que muestran la relación entre los distintos saberes y una epistemología pluralista (Rhéaume, 2007, p. 69). En el ámbito de la salud y el bienestar se llevaron a cabo otros desarrollos a cargo de sociólogos como Marie-Claire Carpentier Roy y Jean-Pierre Brun.

Un ejemplo de publicación colectiva más reciente del grupo de SC de Quebec es el libro *Transformation de la modernité et pratiques (auto) biographiques*[24] (Desmarais *et al.*, 2012).

Rhéaume (2021) continúa explicando que en los años siguientes se dará un desarrollo notable de las historias de vida, bajo el postulado de que los sujetos se construyen a través del tiempo y la historia, utilizando relatos, entrevistas y dinámicas de grupo, lo que dejó como testimonio el libro de Mercier & Rhéaume (2007). Sobre la base de dinámicas grupales con una duración de tres o cuatro días, se desarrollaron historias de vida sobre un tema específico, utilizando técnicas verbales y no verbales como dibujos, sociodramas, árbol genealógico y fotos (Rhéaume, 2000).

En la actualidad, prosigue la producción de investigaciones en diversos campos como la salud laboral, la clínica de la actividad, el análisis clínico del trabajo, el desarrollo comunitario, la migración y las técnicas biográficas, entre otros.

Rhéaume (2021) subraya la importancia central que siempre ha habido en la tradición de Quebec con las dimensiones metodológi-

---

[24] Transformación de la modernidad y prácticas (auto) biográficas.

cas y epistemológicas involucradas en cualquier intervención de SC, incluyendo el diálogo entre los saberes científico, profesional y de sentido común, donde es básico observar las relaciones de poder entre el estatus social y la elaboración del conocimiento desde una epistemología pluralista. Ser clínico para Rhéaume es

> ...to be clinical is to adopt a facilitating and transverse attitude: to listen to people, their experience and special expertise, urging them to express their views and knowledge... we share, as clinical «sociologists» our understanding of many points of view, without imposing a sociological point of view. It is the very process of a social dialogue, in the sense developed for example, by Paulo Freire, indicating that when there is dialogue, each party has to change one's own view, learning from the others...[25] (*ibidem*, p. 72).

Para terminar, haré un esbozo del panorama reciente de la SC en Quebec para el que he contado con la amable ayuda del profesor Jacques Rhéaume. En la actualidad, existe una red informal formada por varios investigadores y profesionales que se adhieren a la epistemología y a los principales métodos cualitativos de la SC, tales como seminarios de implicación, historias de vida, análisis clínicos del trabajo, intervenciones en grupos y organizaciones, etc. Las sociólogas Sophie Hamisultane e Isabelle Ruelland imparten clases de trabajo social en las Universidades de Montreal y de Quebec en Montreal, respectivamente. La profesora Hamisultane es miembro de la RISC y del CIRFIP y presidenta del comité de investigación en SC CR19 de la Asociación Internacional de Sociólogos de Lengua Francesa AISLF. Isabelle Fortier es docente en la Escuela Nacional de Administración Pública (ENAP), mientras que Marie-Josée Lorrain y su colega Cécile Nicolas pertenecen a la Facultad de Ciencias de la Gestión de la UQAM. Simon Viviers enseña en la Universidad Laval en Orientación y Asesoramiento. Todos ellos representan una nueva generación en SC, en diferentes universidades, formando es-

---

[25] ...ser clínico es adoptar una actitud facilitadora y transversal: escuchar a las personas, su experiencia y especialización, instándolas a expresar sus opiniones y conocimientos... compartimos, como «sociólogos» clínicos, nuestra comprensión de muchos puntos de vista, sin imponer un punto de vista sociológico. Es el proceso mismo de un diálogo social, en el sentido desarrollado, por ejemplo, por Paulo Freire, indicando que cuando hay diálogo, cada parte tiene que cambiar su propia mirada, aprendiendo de los demás...

tudiantes de nivel de maestría y doctorado. En cuanto a Jacques Rhéaume, es miembro de los comités de investigación del RC46-ISA, del CR19 (AISLF), de la *Association for Applied and Clinical Sociology*, de la RISC y del CIRFIP. Asimismo, colabora con un centro de investigación de servicios sociales y salud, el Instituto Sherpa, especializado en prácticas de intervención con inmigrantes y refugiados, y es coeditor de la *Clinical Sociology Review*[26].

La interesante historia de la SC de Quebec, además de confirmar la doble influencia del pragmatismo estadounidense y de la psicosociología francesa, muestra también de qué manera el complejo, diverso e interdisciplinario territorio del cambio social penetra todas las corrientes e influencias: «The theoretical and practical integration of European and American ideas could be considered a characteristic trait of psychosociology in Québec[27]» (Rhéaume, 2021, p. 62).

Sin embargo, aclara Rhéaume, en Quebec se plantearon tanto una especie de visión crítico-pragmática para considerar ambas corrientes, como una atención mayor hacia el pensamiento funcionalista, pragmático y humanista, y menos al psicoanálisis y al marxismo.

Rhéaume ilustra el debate de las denominaciones mostrándonos que, en su opinión, es pertinente hacerse la pregunta de si habría que hablar de una SC o de una psicosociología clínica, si bien aclara que como sociólogos nuestro foco sería la SC. Por otra parte, en esta región también denominan este campo «Enfoque Clínico en Ciencias Sociales» (Fortier *et al.*, 2017). Dado que la SC es multidisciplinar y plural, considero también adecuada la tradición quebequense de hablar de «enfoque clínico», si bien mi postura es utilizar dicha denominación en situaciones concretas. Por ejemplo, al referirnos a las técnicas de investigación utilizando la «perspectiva socioclínica», y a situaciones más abarcadoras, como destaca el subtítulo de este libro. En mi opinión, se pueden utilizar distintas nomenclaturas de manera válida, dependiendo del contexto en el que nos encontremos.

---

[26] https://journals.uj.ac.za/index.php/csr/issue/view/226
[27] La integración teórica y práctica de las ideas europeas y americanas podría considerarse un rasgo característico de la psicosociología en Quebec.

En mi caso, escribo este libro como profesor de teorías sociológicas especializado en SC y en intervención socioclínica, lo que me ha llevado a considerar la «perspectiva socioclínica» como la denominación a la vez más inclusiva y abarcadora del campo que incluiría la sociología clínica, la psicología social clínica, la psicosociología clínica y otras perspectivas y enfoques afines desde la antropología, el trabajo social y la salud comunitaria, que compartan el interés por las dimensiones hermenéuticas, biográficas, micro, idiográficas[28] y (socio)clínicas, cuyo sentido y enmarcación requieren de un amplio desarrollo epistemológico, que es lo que motiva la segunda parte de este libro. Considero que el nombre «perspectiva socioclínica» transmite bien la decantación del largo y complejo proceso multidisciplinar que hemos presentado hasta aquí.

2.2.4 Sociología clínica en Latinoamérica y España

Este apartado apenas esboza algunos trazos que pueden servir de motivación a los estudiantes e investigadores de los distintos países aquí mencionados para seguir profundizando en sus respectivas historias. En el caso de Colombia, he dedicado más espacio debido a que es el país de referencia del libro y donde he desarrollado mi labor como sociólogo clínico –formador, investigador, facilitador y divulgador– en los últimos diez años.

La SC contemporánea posee una presencia significativa en países latinoamericanos y España. A continuación, siguiendo los trabajos de Gaulejac & Yzaguirre (2018) y Araújo & Yzaguirre (2021), y con ayuda de algunas compañeras del Nodo Sur de la RISC, expondré algunos elementos representativos de los siete países que se agrupan en dicha red: Argentina, Brasil, Chile, Colombia, España, México y Uruguay, incluyendo referencias a parte de su bibliografía, aunque sin desarrollarlas por ser muy numerosas.

A modo de introducción, me gustaría señalar que en los comienzos de la SC latinoamericana, figuras como Teresa Carreteiro en Brasil; Dariela Sharim, Francisca Márquez e Isabela María Toledo en

---

[28] Idiográfico: centrado en hechos particulares o singulares.

Chile; y Ana María Araújo en Uruguay y Argentina, invitaron a Vincent de Gaulejac a partir de los años 1980 a animar distintos Grupos de Implicación e Investigación (GII) que llegaron a profundizar en las secuelas provocadas por las dictaduras soportadas en Latinoamérica, en las heridas emocionales y en los silencios impuestos.

2.2.4.1 Argentina

En Argentina es necesario mencionar a la profesora Ana María Correa, de la Facultad de Psicología de la Universidad Nacional de Córdoba (UNC), quien se ha enfocado en debates centrales en psicología social, las relaciones de poder y procesos de socialización y colonización. Según Correa, la SC se aproxima a otras perspectivas como la psicología social crítica, que considera al sujeto activo como el centro de su estudio, y reconoce la originalidad de la SC en el uso específico de procedimientos socioclínicos y en su atención al vínculo con los sujetos de la investigación. Menciona como un referente en Argentina próximo a la SC a Enrique Pichon-Rivière, quien fue un psiquiatra, psicoanalista y psicólogo social argentino, considerado esencial en la psicología social y el análisis de grupos. Promovió la escuela argentina de psicología social, caracterizada por el estudio de procesos grupales; inició su carrera en los años 1930, desarrollando la psiquiatría en diversas instituciones, y creó una «psicología social y operativa» orientada al cambio social (Yzaguirre *et al.*, 2020).

Una de las temáticas que ha trabajado intensamente Correa es el medio carcelario, junto a otras como las víctimas, el sufrimiento alrededor del victimario, los rituales institucionales, la producción de sentido en la cárcel. Correa dirige la Maestría en Intervención e Investigación Psicosocial (UNC). En el año 2022 y gracias a su impulso y a la traducción que hizo del francés, se publicó dentro de la colección de SC el libro de Enriquez (2022) titulado *Análisis e intervención en procesos relacionales e institucionales*, cuyas presentaciones dan testimonio de la fértil relación de Enriquez con Argentina por muchos años, en colaboración con la Universidad Nacional de Córdoba y la profesora Ana María Correa.

Cabe citar también a María Valeria Pérez Chaca, doctora en ciencias sociales, perteneciente a la Universidad Nacional de Cuyo, quien ha investigado en las áreas de niñez, adolescencia y familia. Marcela de Grande, experta en la traducción de libros de SC entre el francés y el español, también trabaja en la intervención socioclínica desde el teatro. Por su parte, Julio César Luna fundó el Laboratorio de SC del Centro de Estudios sobre América Latina Contemporánea de la Universidad Nacional de Rosario (CEALC-UNR). Luna propuso que la UNR concediera en 2022 el *Doctor Honoris Causa* a Vincent de Gaulejac por su trayectoria en SC.

En cuanto a producción, se puede citar a Correa (2011a, 2011b, 2012, 2022), Pérez Chaca (2021), Correa & Herranz (2021), así como algunos de los libros más importantes en los que Marcela de Grande ha trabajado como traductora, tales como: Badache & Gaulejac (2022), Vandevelde-Rougale & Fugier (2022), Gaulejac (2015, 2019).

2.2.4.2 Brasil

Brasil es un país con una gran actividad en SC, cuya semblanza ha sido completada con la amable ayuda de Teresa Carreteiro y Matheus Viana Braz.

En Brasil, hay una considerable proximidad entre la sociología clínica y la psicosociología. Varias universidades y docentes desempeñan un papel relevante en el desarrollo de estas disciplinas. Cabe destacar inicialmente la importancia de la Universidad Federal de Minas Gerais (UFMG), pionera en el desarrollo de coloquios y grupos de estudio y enseñanza en estas disciplinas. El Primer Coloquio Internacional de Sociología Clínica y Psicosociología tuvo lugar en 2001 y fue organizado por los profesores Vanessa Andrade Barros (UFMG), José Newton García de Araujo (UFMG) y Teresa Carreteiro (UFF).

La profesora Christiane G. Ferreira Nunes es una referente importante. Ha recorrido un amplio camino en SC desde su posición como profesora del Departamento de Sociología de la Universidad de Brasilia, incluyendo la enseñanza de asignaturas de pregrado y posgrado como «Sociología clínica y trabajo» y «Análisis socioclínico de las organizaciones». Entre otras temáticas abordadas desde la perspectiva, le interesa comprender mejor la acción de los actores y le parecen especialmente inquietantes aquellos *que guardan silencio*. Desde su creación en 2014, coordina el grupo de investigación *Dialogos en Sociologia Clinica* en el Departamento de Sociología de la Universidad de Brasilia. Resalta así una de sus metas en esta perspectiva: «que la sociología clínica continúe su desarrollo para alcanzar una democratización de la democracia» (Gaulejac & Yzaguirre, 2018, p. 261). Teresa Carreteiro, de la *Universidade Federal Fluminense* (UFF), en Río de Janeiro, es una importante investigadora de referencia. Otra profesora es Edna Castro, de la *Universidade Federal do Pará*. A ellas se suma una nueva generación de investigadores como Matheus Viana Braz, Ana Massa, Paulo Bareicha, Pedro Henrique Isaac y Fernando Gastal de Castro, en uno de los países más activos de la región.

Algunos elementos de interés en Brasil incluyen los encuentros periódicos del grupo *Dialogos en Sociologia Clinica*, que cuenta con una red de cerca de 40 investigadores, la revista del mismo nombre y la organización de variados eventos nacionales e internacionales, destacando el más reciente: el *VII Colóquio Internacional de Psicossociologia e Sociologia Clinica*, realizado del 24-26 de abril de 2024 en Brasilia, cuyo tema fue «La democracia amenazada: crisis, fracturas y resistencias».

Como referencias de contexto de Brasil, se debe citar al influyente pensador brasileño Paulo Freire y su obra *Pedagogía del oprimido* (Freire, 2005). Freire promovió un cambio de paradigma educativo, resignificó la dimensión política de la educación y dejó un legado duradero. Para la SC francófona, es significativo el director de teatro brasileño Augusto Boal, creador del teatro del oprimido y del teatro foro (Boal, 2002), base del teatro de intervención socioclínica (Badache & Gaulejac, 2022).

En cuanto a la producción, es muy numerosa; entre otras, cabe señalar: Nunes (2014, 2002); Nunes, Penso, *et al.* (2018); Nunes & Silva (2018); Carreteiro (2020); Carreteiro, Massa *et al.* (2020); Guimares, Carreteiro *et al.* (2020); Viana Braz & Hashimoto (2020); Viana Braz

(2021); y el más reciente de carácter colectivo con la participación de varios miembros del Nodo Sur de la RISC: Viana Braz, *et al.* (2024).

2.2.4.3 Chile

En Chile, una de las primeras investigadoras en SC es Dariela Sharim, quien desde el inicio se interesó por la metodología de los relatos de vida, el método biográfico y la articulación entre la dimensión subjetiva y la social. A partir de 1998, Francisca Márquez invitó a Vincent de Gaulejac para animar un Grupo de Implicación e Investigación (GII) en Santiago de Chile. En este país, la creación del *Laboratorio Intersdisciplinario en Subjetividad y Cambio Social* y la publicación de un número especial de la revista Proposiciones (Márquez & Sharim, 1999), dedicado a los relatos de vida, fueron factores clave de consolidación.

Por su parte, Patricia Guerrero conoció la SC a finales de la década de los 1990 en Francia, donde realizó su tesis de doctorado con este enfoque, en el LCS bajo la dirección de Vincent de Gaulejac. Se sintió atraída por la posibilidad de estudiar la vivencia psíquica de lo social y lo aplicó en su investigación doctoral sobre el devenir laboral de los profesores chilenos. Otros investigadores destacados son Romina Díaz, Marcelo Balboa y Marcelo Astorga.

Algunas publicaciones relevantes incluyen: Márquez & Sharim (1999); Sharim (2001); Guerrero (2008); Márquez (2013); Balboa (2016); Guerrero & Gaulejac (2017); Guerrero *et al.* (2017); Astorga & Guerrero (2021).

2.2.4.4 España

En España, el introductor de la SC fue el profesor de la Universidad Complutense de Madrid José Ramón Torregrosa, quien en 2004 realizó una estancia académica en París VII con Eugène Enriquez, Jacqueline Barus-Michel y Vincent de Gaulejac. En 2007, organizó los Cursos de Verano de El Escorial de la Universidad Complutense, en colaboración con el Colegio de Politólogos y Sociólogos de Madrid y su decano, el profesor Lorenzo Navarrete, quien también impulsó el Encuentro Internacional del RC46-ISA[29] en Madrid en 2013, junto a Jan Marie Fritz, presidenta de dicho Comité de Investigación en SC.

Por su parte, el profesor de la UCM Carlos Alberto Castillo Mendoza, sociólogo y doctor en sociología con formación en psicoanálisis, ha coordinado desde 2006 el taller de investigación en SC de la Escuela de Relaciones Laborales de la UCM. Sus campos de investigación incluyen la sociología clínica y la sociología del trabajo. En sus trabajos, Castillo Mendoza explica la relación entre SC y psicoanálisis (Castillo Mendoza, 2005). Por su parte, el también profesor de la UCM José Santiago se ha interesado, además de por la sociología del individuo, por la SC desde el Departamento de Sociología Aplicada de la UCM, llegando a impartir la asignatura «Sociología clínica de los problemas sociales» en el Máster en Sociología Aplicada de la UCM.

El grupo que asistió a los seminarios de SC organizados por los profesores Torregrosa y de Yzaguirre en el Departamento de Psicología Social de la Facultad de Ciencias Políticas y Sociología de la Complutense, con el apoyo de los profesores Alicia Garrido y José Luis Álvaro Estramiana, fundó en 2012 en Madrid el Instituto de SC «La Esfera» (ISCLE). Entre sus miembros cabe citar a Delvis Ramírez (vicepresidente), Carmen Torralbo (secretaria), Ismael Cabrerizo (tesorero), Carolina Alonso (segunda presidenta), Isabel Cerdeira, Marisa Velasco, Francisco Javier Rubio, Marisol Real, Tamara Páez, Fernando de Yzaguirre (primer presidente)... entre otros muchos, incluida la profesora de la UCM Matilde Fernández-Cid, que es la representante actual de España ante la RISC y su Nodo Sur, y actual presidenta del ISCLE.

Tras el encuentro del RC46-ISA de 2013, mencionado más arriba, y la invaluable pérdida del profesor José Ramón Torregrosa, que dejó huérfana a la perspectiva en este país, la principal actividad en SC en España gira alrededor de las iniciativas del ISCLE, echándose en falta en la actualidad el impulso de quienes fueron las instituciones

---

[29] Es el Comité de Investigación en SC de la International Sociological Association.

pioneras: el Departamento de Psicología Social de la UCM y el Colegio de Sociólogos de Madrid.

José Ramón Torregrosa dirigió, junto a Alicia Garrido, mi tesis de doctorado alrededor de la prescripción de medicamentos y la psicosociología de la salud, que incorpora diversos elementos socioclínicos (Yzaguirre, 2014a). Torregrosa influyó de manera decisiva en mi introducción a la perspectiva invitándome como ponente al curso de SC realizado en España en 2007 y, junto a Jacqueline Barus-Michel, me ayudaron a realizar el Máster TPIO de SC en la Universidad Paris-VII, con profesores como Jacqueline Barus-Michel, Vincent de Gaulejac, René Badache, Fabienne Hanique y Frédéric Blondel entre otros muchos. Antes de trasladarme a Colombia, inicié la Colección de Sociología Clínica[30] en español, con la codirección de Vincent de Gaulejac, el apoyo decisivo de la RISC, del ISCLE y de Ignacio Méndez-Trelles Díaz, fundador de la Editorial Sapere Aude (España). Recientemente me incorporé al equipo editor de la *Clinical Sociology Review*[31].

Además de las ya citadas en este subapartado, algunas publicaciones a mencionar son Yzaguirre & Castillo (2013, 2022), Rubio (2016), Cerdeira, I. (2017), Yzaguirre & Fernández-Cid (2017), Gaulejac & Yzaguirre (2018), Real *et al.* (2021), Gil (2018), Piscitelli & Yzaguirre (2022), Yzaguirre *et al.* (2023), Torralbo Novella (2023).

2.2.4.5 México

La profesora Elvia Taracena, de la Universidad Nacional Autónoma de México (UNAM), realizó un extenso recorrido abordando los ámbitos de aplicación más representativos de la SC como son las organizaciones, la exclusión social y los GII (Gaulejac, 2019; Gaulejac, 2022b), aplicándolos a grupos familiares y temáticas como el dinero y la vergüenza, a través de la Asociación Metáfora. En el terreno organizativo, investigó los procedimientos de evaluación académica y las relaciones de poder, y las interferencias que provocan tanto en las relaciones dentro de la comunidad académica como en

---

[30] https://editorialsapereaude.com/materia/sociologia-clinica/
[31] https://journals.uj.ac.za/index.php/csr/issue/view/226

la producción del conocimiento. Sucedió a Max Pagés en el seminario «emociones e historia de vida» creado por Pagés y Gaulejac. Hasta su fallecimiento, fue miembro de diversas entidades, tales como el Instituto Internacional de Sociología Clínica de París; la RISC; los grupos de investigación de SC de la AISLF y el RC46-ISA, y del Comité Científico de la colección de SC en español. Otras investigadoras en SC de México son María Cristina Fuentes, de la Universidad Autónoma Metropolitana-Iztapalapa; y Griselda Albarrán y Verónica Córdova, ambas de la UNAM. También se debe mencionar a Sonia Patricia Murguía, María Eugenia Espinoza, Iván Saucedo y Georgina Sandoval Orozco.

Algunas publicaciones de interés son: Taracena (2008, 2010, 2015); Gaulejac, Rodríguez & Taracena (2005); Sandoval (2021); Murguía & Fuentes (2024).

2.2.4.6 Uruguay

Ana María Araújo, de la Universidad de la República, fue una de las pioneras en la organización, en los años 1990, de conferencias sobre SC, invitando a representantes de la época como Teresa Carreteiro, Eugène Enriquez, Vincent de Gaulejac, Jacques Rhéaume y otros. A la profesora Araújo le interesa la articulación de lo socio-histórico y lo psico-simbólico, y el estudio de la historicidad.

Desde 1996, ha formado grupos para la realización de seminarios de implicación de 18 meses de duración para egresados, en la Universidad de la República, y ha coordinado cursos y seminarios a nivel de grado y posgrado con la participación de docentes como Virginia Masse, Clara Betty Weisz, Mónica Olaza, Mabela Ruiz, Fernando Mier, Cristina Heuguerot... Ha participado en numerosos artículos referidos a la SC publicados en Argentina, Brasil, Canadá, Chile, Grecia e Italia. Ejerce en la actualidad la decanatura de la SC en la región agrupada desde 2017 en el Nodo Sur de la RISC, que surgió del panel «Sociología clínica: epistemología, metodología y praxis» organizado por la profesora Araújo en el XXI congreso internacional de sociología ALAS «Las encrucijadas abiertas de América Latina» celebrado en Montevideo. Dicho panel estuvo compuesto por Ana María Araújo y Clara Betty Weisz de Uruguay, Patricia Guerrero y Marcelo Astorga de Chile, Edna Castro de Brasil, Matilde Fernández-Cid de España y Fernando de Yzaguirre de Colombia. El «Nodo Sur» integra profesores, investigadores, profesionales y estudiantes de Argentina, Brasil, Chile, Colombia, España, México y Uruguay, organiza encuentros y promueve investigaciones y publicaciones colectivas. Además de las investigadoras ya citadas de Uruguay, se debe añadir a Sylvia Montañez y a Pilar Lojo.

Publicaciones de referencia: Araújo (2011, 2016); Araújo, Weisz & Ferreira (2008); Masse (2011); Masse & Montañez (2021); Araújo & Yzaguirre (2021); Mier (2021); Minozzo (2021); Ferreira (2021); Barbot, Weisz & Bussel (2022); Weisz, De Tesanos *et al.* (2022); Weisz (2022); Olaza & Ruiz (2023).

2.2.5 La sociología clínica en Colombia

Dado el contexto de elaboración de este libro: la Universidad del Atlántico (UA) de Colombia, es pertinente dedicarle un apartado más amplio a este país, especialmente a la Universidad del Atlántico (UA), que es su principal foco, aunque existen otras experiencias académicas en sociología aplicada e intervención social en otras universidades colombianas como las de Antioquia, Industrial de Santander, Nariño, La Salle, Caldas y la Nacional.

Como ejemplo, cabe señalar la variada oferta formativa en intervención social de la Universidad del Valle, institución pública. Esta universidad dispone además de una modalidad de trabajo fin de grado que conecta los estudios de pregrado y posgrado con una formación aplicada pluridisciplinar en intervención social, incluyendo como modalidad de graduación la posibilidad de cursar el primer semestre del «Especialista en Procesos de Intervención Social»[32], fortaleciendo los itinerarios propedéuticos. En Sociología se llevó a cabo una reforma curricular en 2021 que rediseñó el núcleo formativo de las "Bases para la intervención social" reforzándolo con nuevas asignaturas. Desde Trabajo Social se ofrece una Especialización en Intervención Social Comunitaria y una Maestría en Intervención Social[33].

---

[32] https://socioeconomia.univalle.edu.co/especializacion-en-procesos-de-intervencion-social
[33] https://trabajosocial.univalle.edu.co/maestria-en-intervencion-social

En 2012, se publicaron los artículos presentados en la convocatoria «Sociedad, Intervención Social y Sociología» (Mejía, 2012) en el marco del XI Coloquio Colombiano de Sociología, que en diciembre de 2024 celebrará su XV edición. En Colombia se han interesado por la SC los profesores Fabián Herrera, de la Universidad de Caldas, María Gertrudis Roa, de la Universidad del Valle, y José Manuel Romero Tenorio, de la Universidad del Atlántico.

En cuanto a los antecedentes, se pueden citar como sociólogos colombianos epistemológicamente cercanos a la SC a Orlando Fals Borda (2014), impulsor de la IAP que citamos en otras partes del libro[34], y Alfredo Molano (1998), quien publicó numerosas investigaciones aplicando historias de vida en el contexto del conflicto armado en Colombia. Sus trayectorias son de gran interés para la perspectiva socioclínica, como hemos mostrado en otros lugares (Yzaguirre *et al.*, 2020, 2023). Asimismo, es importante citar al sociólogo Alfredo Correa de Andreis, destacado académico e investigador en el campo del conflicto armado y los derechos humanos, quien fue trágicamente asesinado en 2004 en Barranquilla; y a la antropóloga, historiadora e investigadora en el ámbito del conflicto armado y la memoria histórica, María Victoria Uribe Alarcón.

2.2.5.1 Universidad del Atlántico

Tras desarrollar su carrera en España, el profesor Fernando de Yzaguirre ganó en 2014 un concurso docente internacional en la UA para dictar teorías sociológicas, clásicas y contemporáneas. Desde entonces viene promoviendo distintos procesos académicos que conforman una *hoja de ruta en sociología clínica* expuesta en «*The Road Map in Clinical Sociology*» en Yzaguirre (2021, p. 239 y ss.), así como en Yzaguirre, Gómez *et al.* (2018) e Yzaguirre *et al.* (2023). Esta hoja de ruta incluye asignaturas especializadas en SC (electivas de profundización); semilleros de investigación[35] en SC: SOCLIP[36] y

---

[34] Ver el subapartados 1.3.10 Pensadores hispanohablantes y 1.3.11 Investigación-acción participativa.

[35] Un semillero es una incubadora de investigación, dirigida por un doctor, para estudiantes de pregrado.

[36] SOCLIP: Semillero de Sociología Clínica e Intervención Psicosociológica, del Grupo de Investigación GOFFMAN de la UA. Los miembros más activos aparecen nombrados en el libro.

SIPECS[37]; diplomados en facilitación socioclínica; un programa de prácticas de grado en intervención socioclínica; el ya mencionado proyecto de investigación-intervención Acompredes y sus ediciones de 2017 bajo la dirección del profesor Yzaguirre, y de 2023 bajo la dirección del profesor José Manuel Romero Tenorio, cuyo objetivo es prevenir la deserción universitaria desde la SC (Yzaguirre & Salcedo, 2018; Yzaguirre *et al* 2023); un Seminario Internacional de Sociología Clínica celebrado en 2018, cuya conferencia inaugural ofreció la profesora Ana María Araújo de Uruguay; el Aula Virtual de Sociología Clínica «Federico Rubio y Galí» desde 2022; conferencias y seminarios así como el acompañamiento a la asociación de sociología clínica Sociocaribe, constituida por graduados de la UA. Yzaguirre ha realizado investigaciones con mirada psicosociológica y socioclínica en el campo de la salud y la prescripción de medicamentos, las familias reconstituidas, las organizaciones y la deserción estudiantil (Yzaguirre, 2014a, 2014b, 2015, 2021, 2022; Yzaguirre & Salcedo, 2018), y ha promovido la necesidad de unas ciencias sociales multidisciplinares y aplicadas (Yzaguirre, *et al.*, 2023). Es representante para Colombia en la RISC y el RC46-ISA, codirector de la Colección de SC en español y miembro del comité científico de la Clinical Sociology Review[38].

Durante la pandemia, con la UA y la SC como escenario, puso en marcha el Seminario Internacional Virtual de Intervención Psicosocial, inaugurado por el profesor Amalio Blanco de la Universidad Autónoma de Madrid. Se celebraron once sesiones en las que participaron importantes representantes de la SC como Jan Marie Fritz, Vincent de Gaulejac y Patricia Guerrero. Al terminar cada sesión, con la colaboración del semillero SIPECS y Facilitadores de Sociocaribe, se daba paso a un laboratorio para desarrollar una metodología de intervención socioclínica virtual que diera respuesta a los retos planteados por la pandemia. Así nació el «radio-teatro-foro»

[37] SIPECS: Semillero de Intervención Psicosocial y Enfoque Clínico en Ciencias Sociales, del Grupo de Investigación ENL@CE de la UA. Entre sus miembros más activos cabe nombrar a Gipsy Charris, Frank Arteaga, David Socarrás, Paula Maldonado, Esteban Gallardo, Ana Marín, Andrés Miranda, etc.
[38] https://journals.uj.ac.za/index.php/csr/index

(Yzaguirre, Badache *et al.*, 2025), que se fue perfeccionando en otros espacios como los cursos de doctorado de la Pontificia Universidad de Chile con la colaboración de Patricia Guerrero, y el programa «regards croisés» de las asociaciones francesas *Arip, Cirfip, RISC* y *Transition,* con la colaboración de René Badache y un grupo de profesionales y académicos franceses.

Son representantes de una nueva generación de sociólogos clínicos en Colombia Lina Ruiz, jefa de Equipo Comunitario en el proyecto sobre juegos serios y cuidados liderado por la Universidad Javeriana con apoyo de la UA; Roberto Avendaño, jefe de Equipo en el Proyecto Acompredes-2023; así como Karol Ibañez, Felipe Cardona, Karina Jinete, Yineth Lugo, Alexandra Pérez, Valentina Aragón, Jeffrey Cortés, Yurleynis Gómez y otros miembros de los semilleros SOCLIP y SIPECS. Algunos de sus testimonios sobre su formación socioclínica quedaron expuestos por Yzaguirre *et al.* (2023, pp. 111-112).

2.2.5.2 Sociología clínica aplicada a la deserción

El fenómeno de la deserción fue una de las líneas de aplicación de la SC en la Universidad del Atlántico abordado desde el proyecto de investigación Acompredes para prevenir la deserción, por lo que le dedicaremos este espacio crítico.

La deserción es reconocida como un grave problema en la universidad (MEN, 2015). Se realizan todo tipo de mediciones, mayoritariamente de factores cuantitativos (Solano & Barraza, 2018), para «identificar los determinantes de la deserción estudiantil» (Guzmán *et al.* 2009, p. 85 y ss.) y estimar los riesgos de deserción en función de la edad, el sexo, las calificaciones en el bachillerato y en las evaluaciones nacionales, los ingresos económicos, las tasas de desempleo, el número de hermanos, etc. Aunque se han ido introduciendo otras dimensiones de contexto y cualitativas, y se ha avanzado mucho ampliando analíticamente una variedad de ejes sobre los que se debe actuar para fomentar la permanencia (MEN, 2015, p. 18), el modelo que en la práctica se aplica sobre el terreno muchas veces es reactivo a las mediciones cuantitativas centradas en los estudiantes, que se correlacionan matemáticamente con la idea de un estudiante abstracto y no caracterizado eficientemente (Solano & Barraza,

2018). La magnitud del problema exige ir más allá de la reactividad y las mediciones, las guías y los informes. Es preciso evaluar las políticas de permanencia, e implementar intervenciones integrales, innovadoras y multidisciplinarias que consideren los niveles micro, meso y macro, que se contemplan en los principios orientadores de algunos modelos (MEN, 2015, p. 20), pero que no se aplican adecuadamente a la vista de los resultados.

Como se ha constatado en ámbitos como la promoción de la salud (Yzaguirre, 2014a), la existencia y difusión de estudios, guías y recomendaciones, y la información cuantitativa recopilada, por acertadas que sean solo son complementos necesarios, pero insuficientes e ineficaces desde el punto de vista de la aplicación de estrategias eficaces para lograr las transformaciones necesarias. Las cifras pueden ocultar parte de la realidad del fenómeno y del contexto de cada estudiante, así como del funcionamiento de la universidad y de las motivaciones familiares y personales de los estudiantes, dejando sin resolver problemas de fondo, tanto estructurales, de contexto como específicos de cada estudiante. Necesitamos más respuestas a cuestiones como: ¿Asistimos a un fracaso del sistema educativo? ¿Las universidades cuando ofrecen nuevas matrículas hacen una publicidad veraz y explican a los futuros estudiantes sobre las dificultades y los índices de deserción y graduación de cada carrera? ¿Cuál es la brecha entre las expectativas de los estudiantes y lo que la universidad realmente les ofrece? ¿Cuál es la trayectoria biográfica y académica que lleva a un estudiante a desertar? ¿Qué papel juegan los estudios universitarios en el proyecto de vida de un estudiante? ¿Qué sentido tienen para él? ¿Está preparada la educación *superior* para ofrecer un valor agregado y *superar* el nivel de desarrollo humano integral con el que ingresan sus estudiantes?

El sistema educativo y las universidades deben realizar una autocrítica. Es posible que algunos de los esfuerzos emprendidos estén enfocados en corregir de manera instrumental los indicadores necesarios (mayoritariamente cuantitativos) para obtener la acreditación de alta calidad. Es fundamental analizar si existe una sobrecarga de finalidades instrumentales en las universidades que oscurece un abordaje integral y comprensivo de los fenómenos de la deserción y la permanencia. La realidad es que los altos presupuestos asignados y los numerosos esfuerzos realizados contrastan con la persistente alta tasa de deserción, lo que exige hacer las cosas de otra manera, así como la apertura a nuevas hipótesis. Algunas hipótesis a considerar son que la deserción, entre otras dimensiones, puede ser como ya sabemos simplemente la expresión de un cambio de carrera o universidad, o de la vocación profesional, aunque también puede estar motivada por otros factores como el malestar estudiantil, dificultades académicas y metodológicas en el proceso de aprendizaje, relaciones problemáticas entre estudiantes y profesores, sobrecarga en el proyecto de vida, problemas personales, incumplimiento de las expectativas creadas por la universidad, posibles opresiones y barreras al avance académico, pérdida de prestigio de la universidad en la sociedad, cambios en el mercado laboral...

Para comprender la deserción, también debemos indagar en los distintos sentidos que tiene el abandono de una carrera para cada estudiante, ya que la explicación estadística no permite comprender suficientemente los motivos y las circunstancias que hay detrás de esa decisión. Al mismo tiempo, es imprescindible sumar las responsabilidades que tenemos como sociedad al no lograr un salto cualitativo en la estabilización del proyecto de vida de los jóvenes: ¿profesores e instituciones educativas estamos acompañando a los estudiantes en su desarrollo humano integral y en su búsqueda de sentido de la vida?

Por todo lo expuesto, se requieren más estudios cualitativos centrados, por ejemplo, en la población de desertores que permitiría caracterizar y comprender mejor el fenómeno. Debemos desarrollar nuevos conceptos dinámicos alrededor tanto de la forma de estudiar y culminar los estudios, como de las distintas connotaciones y significados que tiene abandonar los estudios para una persona, y qué papel asigna a la universidad en su historia de vida. Volveremos sobre estas cuestiones en el apartado 5.3.

A continuación, y aunque algunos datos disponibles son antiguos, expondré información cuantitativa relevante para caracterizar el fenómeno en la UA y en el programa de sociología, que son punto de partida para otros análisis.

De acuerdo con la Vicerrectoría de Bienestar, se registraron picos de deserción del 62,2% en la cohorte de los matriculados en 2009-2 (Ospina *et al.*, 2016a, p. 9) y del 62,4% en la de 2010-2 (Ospina *et al.*, 2016b, p. 10). Según los datos de la misma Vicerrectoría, la carrera de sociología presentó un promedio acumulado de deserción del 63,85% al décimo semestre, situándose en el sexto peor lugar entre los 31 programas de la UA evaluados en el informe institucional de referencia (Ospina *et al.*, 2016b, p. 15). En el periodo más largo analizado que hemos encontrado, correspondiente a 1998-2011, «El indicador de deserción de la Universidad por cohorte en este período es del 57,22 %» siendo el de la Facultad de Ciencias Humanas uno de los mayores (Solano & Barraza, 2018, p. 217), y el de la Licenciatura en Biología y Química el mayor, con un 87% (*ibidem*, p. 218).

Por su parte, el profesor Blas Zubiría, menciona en un artículo los problemas históricos de deserción y retraso en la graduación en la carrera de sociología. A partir de su estudio, podemos confirmar esos problemas calculando el porcentaje de graduados: entre 2001 y 2013, solo se graduó de manera efectiva el 24,2% de los estudiantes matriculados en sociología (Zubiría, 2021, p. 151). Para confirmar esta información, actualizamos esos datos para los semestres 2012-1, 2012-2, 2013-1, 2013-2 y 2014-1, en los cuales la tasa de graduación en sociología se situó en el 25,9%. En el siguiente cuadro se muestran los datos del programa de sociología en los cinco semestres mencionados (columna 1). En la columna 2 se presenta el número de matriculados. De esos matriculados, se indica el número de estudiantes graduados al décimo semestre (columnas 3 y 4) y el porcentaje de graduación correspondiente (columna 5). También se muestra el número de estudiantes graduados entre diez y veinte semestres después de su ingreso (columnas 6 y 7), y su porcentaje (columna 8). Finalmente, se presenta el total de graduados a los 10 años de matricularse (columna 9) y su porcentaje (columna 10), destacando que la tasa media de graduación a los 10 años en las cinco cohortes estudiadas es del 25,9%, que, siendo muy bajo, representa una mejora respecto al 24,2% consignado anteriormente. Para las cohortes comprendidas entre 2012-1 y 2014-1 hubo un 74,1% de no graduados, que puede considerarse prácticamente la tasa de deserción[39].

1	2	3	4	5	6	7	8	9	10
Sociología	N. inic.		Grad.	%		Grad.	%	Grad.	%
Cohorte	Matr.	10 sem.	1-10 Sem.	Parcial	20 sem.	11-20 Sem.	Parcial	Total	Total
2012-1	46	2016-2	10	21,7%	2021-2	7	15,2%	17	37,0%
2012-2	48	2017-1	4	8,3%	2022-1	5	10,4%	9	18,8%
2013-1	41	2017-2	11	26,8%	2022-2	9	22,0%	20	48,8%
2013-2	49	2018-1	4	8,2%	2023-1	2	4,1%	6	12,2%
2014-1	44	2018-2	6	13,6%	2023-2	1	2,3%	7	15,9%
Totales	228		35	15,4%		24	10,5%	59	25,9%

Cuadro: Tasa de Graduados de Sociología a los 10 Años. Elaboración propia a partir de la base de datos históricos del sistema académico de matriculados y graduados de la Universidad del Atlántico.

Son cifras muy elevadas que requieren atención prioritaria, junto al hecho de que solo el 15,4% de los estudiantes se gradúan dentro de los primeros diez semestres, a pesar de que la carrera consta de nueve.

Para ampliar los cálculos de la deserción y la graduación del programa de sociología de la UA, consultamos el Sistema para la Prevención y Análisis de la Deserción en las Instituciones de Educación Superior – SPADIES[40], de acceso público, gracias al cual preparamos tres bloques de información relativa al programa de sociología

---

[39] El MEN suele calcular la deserción en un horizonte de siete años, pero puede haber pequeñas variaciones en el caso de que un estudiante retome la carrera años después de abandonarla. Sin embargo, dado que nosotros hemos tomado un horizonte de diez años, esa posibilidad es mínima.

[40] https://spadies3.mineducacion.gov.co/spadiesWeb/#/app/consultas

de la UA (los cálculos son de elaboración propia a partir de SPA-DIES):

Primero, tomando las nueve cohortes que van de 2012-1 (20 semestres contabilizados) a 2016-1 (12 semestres contabilizados), se obtiene una tasa de deserción media (no ajustada al número de semestre) del 74,9%. Segundo, se aprecia un incremento constante de la deserción según avanzan los semestres, existiendo tasas máximas en los dos primeros semestres: un 52,9% (acumulado al segundo semestre de la cohorte 2020-1), un 30% (acumulado al segundo semestre de la cohorte 2020-2) y un 35,7% (en el primer semestre de la cohorte 2021-1).

En tercer y último lugar, consultando la tasa de graduación acumulada en las cohortes que van de 2012-1 (22 semestres contabilizados) a 2015-2 (15 semestres contabilizados), se obtiene una tasa de graduación media (no ajustada al número de semestre) del 17,7%, inferior a la anteriormente calculada para las cohortes 2012-1 a 2014-1 ya que en este nuevo cálculo aún hay cohortes que siguen graduando alumnos, pero aún no aparecen en el SPADIES. Se destacan tres elementos: Primero, se confirma la baja graduación. Segundo, sorprende la nula graduación en el semestre 10 para todas esas cohortes y la nula graduación en el semestre 11 para todas esas cohortes excepto la 2013-2. Tercero, hay que esperar al semestre 14 (transcurridos siete años desde que se dio inicio a la carrera) para que empiece a haber un número de graduados medio del 10% sobre el total de matriculados inicialmente.

Estos son el tipo de datos que los estudiantes de cualquier carrera deberían conocer antes de matricularse. Deberían ser objeto de mayores investigaciones y de reuniones monográficas en los claustros y Facultades.

Para enriquecer lo anterior con cifras nacionales, hemos consultado un reciente Boletín Informativo del Ministerio de Educación Nacional de Colombia que muestra una «tasa de graduación acumulada, [que] permite conocer semestre a semestre el porcentaje acumulado de estudiantes que se han graduado de los programas académicos, y se mide a semestre 14 para programas universitarios»

(MEN, 2023). Según esos datos, la tasa de graduación universitaria a nivel nacional, medida 7 años después de la primera matrícula, pasó del 39,62% en 2017 al 42,54% en 2021.

Por su parte, la Universidad del Atlántico publicó el Boletín Estadístico 2023 (UA, 2023), donde se detalla el número absoluto de matriculados entre 2018 y 2023, con una media anual de 22.745,8 estudiantes (*ibidem*, p. 25). Por otra parte, entre 2017 y 2023 se graduaron un total de 7.890 estudiantes (*ibidem*, p. 25), lo que supone una media de 1.127,1 estudiantes por año. Dividiendo las medias anteriores de graduados y matriculados por año, resulta una tasa de graduación del 34,69%.

Las tasas de graduación anteriores, del 42,54% a nivel nacional (2021) y del 34,69% en la Universidad del Atlántico (2023), no son directamente comparables con la tasa de graduación de sociología del 25,9% (según el cuadro anterior), debido tanto a la diferencia de periodos considerados (es esperable que la tasa de graduación en sociología haya aumentado en periodos posteriores) como a posibles variaciones en el cálculo de los datos manejados, aunque de poco alcance. Sin embargo, es válida para lograr una aproximación.

El mismo Boletín indica que, al inicio de 2023, se inscribieron 354 estudiantes para acceder al primer semestre de sociología, admitiéndose un total de 55 (UA, 2023, p. 27). En la Facultad de Ciencias Humanas, a la que pertenecen los programas de sociología, historia y filosofía, entre el primer y segundo semestre de 2023 hubo una media semestral de 772 alumnos activos en los tres programas. Además, hubo una media de 101,5 en «bajo rendimiento» y 33 «por fuera de programa», lo que representa el 17,4% del total de activos (*ibidem*, p. 56). En cuanto a la deserción, el Boletín muestra que, en el primer semestre de 2023, hubo 325 estudiantes matriculados en sociología y 77 desertores, lo que se traduce en una deserción del 24% solo en ese semestre. Finalmente, el número total de graduados en sociología, en la UA, en el primer semestre de 2023 fue de 14, un 4,3% respecto del total de 325 matriculados en dicho programa (*ibidem*, p. 60).

Asimismo, Solano & Barraza (2018) estudiaron los elevados costos económicos de la deserción: «El costo social de un estudiante desertor de la Universidad del Atlántico perteneciente a la cohorte 2007-1 asciende a la suma de...» 64,5 millones de pesos (*ibidem*, p. 227), y se ha estimado que el gasto de la deserción para el año 2011 fue de 15.155 millones de pesos (*ibidem*, p. 226).

Todo lo anterior justifica una verdadera preocupación por la elevada deserción en la UA y en el programa de sociología, que fue uno de los motivos por los cuales, aparte de otras medidas de la universidad y la Facultad, el Semillero SIPECS impulsó en 2016 el proyecto Acompredes, cuyo propósito inicial fue introducir la aplicación de la sociología clínica en la UA mediante un programa de prácticas de grado con intervención socioclínica, que se orientó a prevenir la deserción en los primeros semestres de sociología.

A partir de los datos anteriores, y antes de seguir describiendo el proyecto Acompredes, es necesario subrayar la importancia de responder en profundidad una pregunta clave: ¿por qué se gradúan tan pocos estudiantes?

Los estudiantes de bajos recursos llegan a la universidad pública con significativas carencias, que se suman a las propias de la institución, creando un doble reto tanto para la universidad como para los estudiantes. Dada su naturaleza, defendemos firmemente las carreras humanistas pese a su alta deserción, pero es necesario mejorar la calidad en todas sus dimensiones, especialmente para atender mejor las necesidades de los estudiantes, así como todos los procesos académicos en los que se desarrolla la formación. Por ello, proponemos auditorías externas para evaluar la gestión académica y administrativa y la adecuación del pensum; estudios centrados en procesos críticos como el malestar estudiantil, la deserción en los dos primeros semestres, los trabajos de grado y sus modalidades y los retrasos en la graduación; estudios mixtos cuantitativos y cualitativos independientes que profundicen en la población desertora, y análisis rigurosos para actualizar la pertinencia social y laboral de los programas. No se comprendería, por ejemplo, que teniendo tasas de deserción superiores al 70%, se amplíen el número de créditos de una carrera, sobrecargando a los estudiantes, o la creación de nuevas carreras, que pueden estar más motivadas por la ampliación de la planta docente y del presupuesto que por atender la prioridad de incrementar el número de graduados de la carrera y las necesidades de los estudiantes.

De vuelta al proyecto Acompredes, cabe señalar que la realización de las prácticas estaba dirigida a los estudiantes que previamente optaron por formarse en el semillero SOCLIP y en asignaturas electivas de SC, con el objetivo de adquirir la capacitación necesaria para realizar intervención social bajo supervisión. Posteriormente, este proyecto evolucionó hacia la prevención de la deserción y la validación de una estrategia para prevenirla, convirtiéndose en un proyecto de investigación-intervención socioclínica denominado Acompredes-2017, que tenía como objetivo contribuir a la prevención de la deserción universitaria mediante acompañamiento (Yzaguirre & Salcedo, 2018; Yzaguirre *et al.*, 2023). Otro de los frutos del proyecto fue la realización de trabajos de grado, algunos de los cuales serán comentados a continuación.

El proyecto brindaba un acompañamiento directo y personalizado a los estudiantes aplicando metodologías como el teatro de intervención socioclínica y los relatos de vida, para lo cual se crearon pequeños grupos de unos ocho estudiantes a cargo de un Facilitador, que se conectaban por whatsapp para fomentar la integración y facilitar el seguimiento, ya que en el primer semestre no se conocían.

En dicho proyecto, realizaron sus prácticas de grado más de 30 estudiantes. Alrededor de la deserción y las metodologías de intervención se llevaron a cabo catorce trabajos de grado (Yzaguirre *et al.*, 2023, p. 106 y ss.). Durante la duración del proyecto en 2017, se acompañó a los estudiantes de los dos primeros semestres de la carrera de sociología. En 2023, el proyecto se enfocó en estudiantes de los programas de educación especial y filosofía. El motivo de realizar las intervenciones en los primeros semestres fue que el Ministerio de Educación Nacional (Guzmán *et al.*, 2009), y los informes de la Vicerrectoría de Bienestar (Ospina *et al.*, 2016a, 2016b) los identificaron como los de mayor índice de abandono, lo que confirman estudios más recientes: «en la UA el 75% de la deserción ocurre en los cuatro primeros semestres. El semestre crítico de alta deserción es el primer semestre con un 45%, es decir casi la mitad de la deserción ocurre en este semestre» (Solano & Barraza, 2018, p. 218).

2.2.5.3 Microinvestigaciones sobre deserción, teatro foro y otras temáticas

Una manera de ilustrar la experiencia de introducir la SC en el pregrado es presentar algunos de los trabajos de fin de grado realizados por estudiantes que decidieron hacer investigación e intervención en el área de la SC a partir de un recorrido propedéutico de formación en SC entre 2015 y 2018: la hoja de ruta en SC de la UA (Yzaguirre *et al.*, 2023, p. 106; Yzaguirre, 2021, p. 239). En este apartado, se presentan los trabajos de diecisiete de estos estudiantes, precedido por este resumen ejecutivo: Yurleynis y Valentina ahondaron en el diseño de proyectos de investigación-intervención exponiendo el caso de Acompredes, mientras que Tania documentó la experiencia en dicho proyecto, y Jeiner y Giannina lo evaluaron desde las percepciones de sus protagonistas; Jeffrey y Karina, por su parte, estudiaron la integración teórico-conceptual del teatro como metodología de investigación e intervención en la sociología; Yineht sistematizó el uso del teatro de intervención socioclínica en Acompredes, mientras que Néstor y Nathaly lo aplicaron en otro contexto durante su acompañamiento a estudiantes de bachillerato del colegio INEDIC; Marilyn y Lucila se ocuparon de sistematizar once microintervenciones aplicando el teatro de intervención socioclínica a campos como mujer y género, organizaciones y conflictos sociopolíticos, dentro y fuera de la universidad; Karol y Michelle sistematizaron su experiencia y, además, investigaron la técnica de los relatos de vida y su aplicación con los estudiantes acompañados en Acompredes. Esteban, por su parte, aplicó las historias de vida en el mismo proyecto para enriquecer el estudio de la deserción desde otro punto de vista, a partir de los recorridos de quienes, aun teniendo todas las condiciones para desertar, no lo hicieron. Felipe exploró el mundo de los jóvenes pandilleros en rehabilitación y aplicó la Teoría Fundamentada; y Patricia profundizó en el complejo universo de la delincuencia juvenil.

Lo que sigue es un reconocimiento a los esfuerzos que todos ellos realizaron, manteniéndose fieles a su vocación a pesar de las resistencias encontradas, inmunes a las críticas recibidas y a los innecesarios retrasos soportados en el camino hacia la culminación de sus trabajos de grado. Decidieron llevar sus sueños a la acción y orientarse al servicio de los demás. Junto a otros muchos estudiantes, representan los socios de viaje imprescindibles para adentrarse en las aguas revueltas de la innovación académica. Su entusiasmo y su coraje me llenaron de fuerza. Espero que para ellos, afrontar dificultades en pos de un objetivo con sentido, y afianzar su vocación de terapeutas sociales, les haya aportado no solo un valioso aprendizaje para el ejercicio profesional, sino la oportunidad de vivenciar una ciencia y una sociología comprometidas –tal y como preconizaba Fals Borda (Yzaguirre *et al.*, 2020, p. 338)–, impulsando en ellos la «imaginación radical» (Castoriadis, 2007) como catalizadora de una apropiación transformadora de su experiencia universitaria.

Para que se entienda en su contexto el mérito de estos estudiantes, se aportan algunos elementos sobre las dificultades por las que ellos, y otros muchos estudiantes, deben transitar para culminar sus estudios, porque en la UA, como en otras instituciones educativas, existen problemas estructurales, de cultura educativa, y frenos a la investigación y la innovación.

Escobar *et al.* (2016, p. 158) analizan la «situación de gran hostilidad, precariedad e inestabilidad» que presentan algunos laboratorios de investigación en la UA. Por su parte, en su recorrido por los 20 años de sociología en la UA, Zubiría destaca «la poca articulación entre academia, sectores productivos y sectores políticos» y la tradicional división de la sociología en «académica» y «profesional» (Zubiría, 2021, pp. 140, 150). El mismo autor alude, por otra parte, a los problemas de deserción en la carrera, recogidos en el apartado anterior (Zubiría, 2021, p. 151), que pueden ser el reflejo de diversas dificultades que atraviesan los estudiantes. En cuanto a Yzaguirre, expone que: «Unexpectedly, the Road Map from Universidad del Atlántico was interrupted in 2018, as the sociology degree's board decided to discontinue the two specialization subjects in clinical sociology, which were its indispensable base[41]» (Yzaguirre, 2021, p. 241). Se interrumpió la hoja de ruta en sociología clínica y no se volvieron a programar electivas de esta perspectiva hasta febrero de 2024, agotándose todos sus cupos disponibles en los dos semestres, la de organizaciones y la de intervención socioclínica, gracias a lo cual los estudiantes pueden formarse y se involucran voluntariamente en proyectos de intervención. Esto permitió que en 2024-2, el semillero SIPECS registrara el proyecto piloto PIPRES para prevenir el suicidio ante los acontecimientos vividos en la universidad, que se abordan en el apartado 5.3 Suicidios en la universidad y expropiación.

A continuación, se presentan algunos trabajos de grado que incorporan, o se aproximan, al enfoque socioclínico.

Yurleynis María Gómez Castro y Valentina Lucía Aragón Mercado llevaron a cabo la investigación «Caracterización de los procesos de construcción de proyectos de investigación e intervención social, aplicado al caso del proyecto Acompredes en el programa de sociología de la UA» (Gómez & Aragón, 2019). La investigación se enfoca en el proceso de diseño e implementación del proyecto Acompredes para prevenir la deserción universitaria, en el cual las estudiantes, junto a una treintena de compañeros, realizaron sus prácticas de grado.

Las autoras introducen varios casos de diseño e implementación de procesos de intervención sociológica, incluyendo algunos realizados en Colombia, haciendo alusión a las difíciles condiciones en que se hace ciencia aplicada en la UA. Justifican la importancia de este tipo de proyectos para la sociología, tanto porque las teorías aprendidas deben servir para lograr cambios sociales positivos, como porque representan una de las principales salidas profesionales para esta carrera (Gómez & Aragón, 2019, p. 18). Para fundamentar

---

[41] De manera inesperada, la Hoja de Ruta de la Universidad del Atlántico fue interrumpida en 2018, ya que los responsables de la carrera de sociología decidieron retirar las asignaturas de especialización en sociología clínica, que eran su base de apoyo imprescindible.

los proyectos de intervención social, revisan distintas perspectivas y teorías sociológicas que proponen estrategias de aplicación desde la acción social, el interaccionismo simbólico, la intervención sociológica, la teoría de la acción comunicativa, la fenomenología sociológica, la investigación-acción (IA) de Kurt Lewin y la investigación-acción participativa (IAP) de Fals Borda, para enlazar finalmente con la SC.

Entre sus conclusiones, cabe destacar que para las autoras:

> La Sociología aplicada debe recibir una atención adecuada en la Universidad, puesto que la intervención social supone hoy día un campo laboral muy amplio... la importancia de hacer Sociología no solo desde la investigación teórica, sino desde la praxis, conectando el salón de clase con el trabajo profesional (Gómez & Aragón, 2019, p. 98).

Tania Nahomy Delgado Salcedo tituló su investigación «Una experiencia de investigación-intervención a partir de una estrategia psicosocial, con énfasis en acompañamiento socioclínico, con estudiantes universitarios del programa de sociología en 2017, en la UA» (Delgado, 2019). Realizó una pasantía de un año en Acompredes del que resalta la intensa y enriquecedora labor de acompañamiento. Estas fueron las fases del proyecto en las que participó la estudiante:

1. Formación teórico-metodológica con énfasis en acompañamiento socioclínico: cursó asignaturas como Enfoque Cualitativo y Sociología Clínica de las Organizaciones, y el diplomado de Facilitación Socioclínica. También realizó numerosos talleres en el semillero SOCLIP.

2. Reuniones de diseño de las actividades que conformaban la intervención, dirigidas por el investigador principal con el equipo de practicantes y pasantes.

3. Intervención y Acompañamiento. Este era el apartado principal. Algunas de las actividades fueron: tutoría académica, seminarios de lectura, escritura y expresión oral, visitas educativas y de orientación a estudiantes (*outreach visits*), realización de entrevistas en profundidad, talleres de teatro foro y

de relatos de vida, jornada de convivencia, reuniones y seguimiento con el grupo de estudiantes asignado, etc.

4. Actividades de sistematización: informes, actas, análisis de cuestionarios y dibujos; elaboración del informe de pasantía, etc.

Lo anterior fue estructurado en una tesis de grado de 133 páginas, incluyendo anexos y evidencias. En su dedicatoria, Tania aboga por dar más espacio a las sociologías aplicadas y por la renovación de la academia:

No hay nada más alejado de la realidad que un científico que no explore perspectivas. Por eso, hoy hago un llamado a la academia: abramos puertas para que la sociología clínica y otras microsociologías puedan engrandecer nuestra ciencia... Porque al entrar a estudiar sociología, lo hacemos siendo individuos y nos despertamos hoy despojándonos de las aulas, siendo sujetos (Delgado, 2019, p. 4).

Karol Dayana Ibañez Barrios y Michelle Atencia realizaron un trabajo de investigación original dentro de Acompredes, titulado «La técnica de relatos de vida en una investigación-intervención social para prevenir la deserción en estudiantes universitarios» (Ibañez & Atencia, 2019). Uno de los méritos de su trabajo fue el grado de exhaustividad al incluir una sistematización de la experiencia investigativa y un estudio previo del marco teórico-metodológico de la SC y los relatos de vida, además del apartado más importante dedicado a la aplicación en sí de esta metodología, en la que las estudiantes fueron capacitadas en la asignatura «Enfoque socioclínico e intervención psicosociológica».

Para el análisis de los talleres de relatos de vida, se combinaron tres insumos elaborados con los estudiantes acompañados: la transcripción completa de los talleres, la evaluación de los dibujos realizados antes y después y el análisis de la evaluación escrita de dichos talleres.

Entre la diversidad de conclusiones, señalan la pertinencia de introducir esta metodología por primera vez en la UA, con la consiguiente apropiación de conocimiento; su conexión con las microsociologías; la identificación de la gran influencia del entorno familiar en la trayectoria formativa de los estudiantes y lo decisivo de obtener su apoyo; y la importancia de la huella dejada por el colegio en los estudiantes, que es una de las bases para proyectar sus vidas... En cuanto a la técnica en sí, Karol y Michel concluyen:

> Aplicar relatos de vida hace emerger realidades e influencias a las que están sometidos los estudiantes como sujetos sociales. Los problemas estructurales, culturales y otras muchas variables sociológicas atraviesan este proceso. Como sociólogas comprometidas, estamos interesadas en comprender la deserción; por ello, y dadas las variables sociales y culturales que intervienen en este fenómeno, hicimos este acercamiento que dio como uno de sus resultados la construcción de categorías y subcategorías que pueden aportar elementos de análisis a la comprensión del fenómeno y al desarrollo de herramientas para afianzar el proyecto de vida de algunos estudiantes. (Ibañez & Atencia, 2019, p. 75).

Uno de sus principales resultados fue el establecimiento de tres categorías que resultan clave en las trayectorias de los estudiantes y su desarrollo: la familia como base, el proyecto de vida, y los problemas, adversidades y conflictos que rodean los estudios.

Esteban de Jesús Cabrera Riondo realizó el trabajo de grado «Estudio de casos mediante historias de vida de estudiantes de la UA que han percibido su trayectoria universitaria con dificultades y han permanecido» (Cabrera, 2023). Enfocó su trabajo utilizando historias de vida. Se integró en el proyecto Acompredes interesado en aplicar las historias de vida, que en Colombia tienen tradición en el sociólogo Alfredo Molano (1998), alumno de Orlando Fals Borda. A pesar de ello, Esteban tuvo que afrontar la incomprensión hacia esta metodología, viéndose obligado a cambiar en dos ocasiones el diseño original de su investigación para superar las reticencias del complejo sistema de guía y calificación de trabajos de grado, lo que le retrasó significativamente. Perseveró y finalmente logró su aprobación con el diseño que soñó.

Esteban no quería investigar por qué los estudiantes desertan, ni quería hacer las repetitivas encuestas sobre causas de la deserción. Le pareció que tenía más sentido hacer lo contrario, aunque no fuera convencional. Se preguntó por qué algunos estudiantes, a pesar de enfrentar dificultades extraordinarias, no desertan y terminan sus carreras *contra viento y marea*. De esta manera, la investigación aborda la problemática de la deserción analizando en profundidad la trayectoria biográfica de casos concretos y la superación de sus dificultades.

El trabajo de campo inició con la selección de dos casos de estudiantes que han experimentado muchas dificultades en sus trayectorias universitarias, mediante una encuesta presencial compuesta por 28 preguntas, previamente validada, a 169 estudiantes en los últimos tres semestres de su carrera. Los cuestionarios arrojaron resultados iniciales sobre las dificultades soportadas por los estudiantes y los apoyos recibidos: un 80% tuvo dificultades académicas de distinto tipo (trato de los profesores, bajo rendimiento, problemas metodológicos, pérdida de materias...); un 72% tuvo dificultades económicas; un 40% abandonó los estudios en algún momento; un 82% recibió apoyos importantes por parte de sus familiares. Finalmente seleccionó a dos estudiantes, una mujer y un varón, de distintas facultades. Tras formalizar el consentimiento informado, se realizaron cuatro entrevistas en profundidad: dos a cada estudiante y dos a personas de su entorno.

Sobre la base de las ocho entrevistas transcritas, se aplicó la teoría fundamentada, lo que permitió enunciar diversas categorías de análisis, tales como la vocación por la carrera universitaria, el proyecto parental, las dificultades universitarias, la motivación y las estrategias para culminar la carrera, la falta de unión familiar, el apoyo recibido por personas importantes y cercanas, y la educación maternal. Tras el proceso correspondiente, la categoría central fue definida como «Múltiples estrategias de superación ante cada dificultad», descrita de la siguiente manera:

> ...creación de múltiples estrategias de superación ante cada dificultad experimentada en la trayectoria universitaria de los dos estudiantes, porque ambos tienen motivos, razones e ideales que los impulsan a conseguir el título y culminar sus carreras universitarias... teniendo en cuenta el amor que ambos estudiantes han desarrollado por sus carreras (Cabrera, 2023, p. 193).

Es interesante incluir algunas frases representativas de los dos estudiantes:

> ...creo que esa es la finalidad de todo cuanto uno estudia: ser independiente... Tú tienes que estudiar sí o sí, y ya, si quieres ser alguien y yo quiero ser bióloga... toca... es el único camino que tengo (*ibidem,* p. 195).
>
> ...el deseo de superarme como persona y, segundo, el deseo de servir a los demás... le he encontrado una razón y un motivo dentro de las proyecciones de vida al hecho de que mi carrera no es indiferente a los sueños personales... por medio de los cuales estoy luchando para construir mi formación profesional (*ibidem,* p. 195).

Estos testimonios muestran las motivaciones que les ayudaron a superar las dificultades y afrontar la construcción de su proyecto de vida.

Los ejemplos vistos suponen insumos valiosos para un programa de prevención de la deserción y el malestar estudiantil.

Por otra parte, los estudiantes han mostrado gran interés por el teatro de intervención socioclínica (Badache & Gaulejac, 2022), que es la metodología más practicada en los semilleros SOCLIP y SIPECS, a partir de la cual se diseñó y aplicó una variación de dicha metodología adaptada al confinamiento que impuso la pandemia por covid-19: el radio-teatro-foro (Yzaguirre, Badache *et al.,* 2025), metodología de intervención virtual introducida en el apartado 2.2.5.1 Universidad del Atlántico. A continuación, se presentan algunos de los trabajos de grado que la desarrollan.

Jeffrey Daniel Cortés Ramos y Karina Alejandra Jinete Mendoza realizaron el siguiente trabajo de grado: «El teatro del oprimido como un enfoque metodológico alternativo para la investigación sociológica cualitativa con énfasis en la transformación de la realidad social» (Cortés & Jinete, 2021).

El trabajo es un ensayo teórico que se sumerge en la capacidad que tiene la sociología y sus distintos paradigmas y metodologías, junto a su vocación multidisciplinar, para adoptar nuevos enfoques y estrategias de investigación social, y reformular otros existentes, permitiendo nuevos aportes a la comprensión y transformación social, dentro de la responsabilidad social de la ciencia. En particular, el centro de su estudio es el teatro del oprimido de Augusto Boal (2002), sus elementos epistemológicos y aplicados, y su incorporación como una metodología pertinente y válida para la sociología.

Los investigadores realizan un amplio estudio sobre las técnicas dramatúrgicas, en particular el teatro foro y el teatro de intervención socioclínica. En la formulación de sus objetivos, destaca la valoración de cómo las distintas técnicas dramatúrgicas mencionadas pueden convertirse en una propuesta metodológica alternativa para la sociología en sus investigaciones e intervenciones para operar cambios en la sociedad. Para ello, estudiaron algunos elementos teóricos y epistemológicos del paradigma hermenéutico desde la sociología, en torno a la categoría «metáfora dramatúrgica» que se desprende del teatro del oprimido, y reflexionaron sobre la pertinencia de dicha metáfora en la investigación sociológica. Se dieron cuenta de manera lúcida de que la discusión no se centraba tanto en el teatro del oprimido y las propuestas dramatúrgicas de Goffman, sino en un terreno más amplio: el de la epistemología y la posibilidad de acceso al conocimiento.

Uno de los elementos más llamativos de su investigación es el enunciado de la categoría metodológica «dramaturgia social investigativa»:

> Esta categoría... se constituye como la conjugación de una multiplicidad de factores epistemológicos, teóricos, metodológicos y axiológicos, debido a que se deriva de la articulación de categorías de análisis sociológicas... posee características estructurales encaminadas al análisis de situaciones dramatizadas que tienen como fin ejemplificar situaciones cotidianas a través de relaciones de confraternidad, al colocarse en el lugar del otro ante situaciones conflictivas... generando resolución de conflictos sociales específicos ensayados dentro de las posibles soluciones grupales escenificadas (Cortés & Jinete, 2021, pp. 102,103).

Con este trabajo se reivindica el sujeto oprimido, así como una praxis transformadora que logre superar las estructuras establecidas. Se aplica el teatro de intervención socioclínica como mecanismo dialógico mediador, facilitando la identificación del problema, su abordaje y la identificación de estrategias de cambio.

Marilyn Andrea López López y Lucila Isabel Villarreal Pérez realizaron un análisis de algunas intervenciones realizadas desde la UA utilizando el teatro de intervención socioclínica: «Experiencias de intervención social aplicando metodologías dramatúrgicas como Teatro Foro» (López & Villarreal, 2023). Ellas presentan así su trabajo de grado:

> ...este trabajo de investigación pretende mostrar cómo, por medio de la intervención social con metodologías dramatúrgicas como el teatro foro, desde la sociología aplicada se ayuda a individuos y sus comunidades a reconocer y tomar conciencia de las formas en que se crean y perpetúan las condiciones sociales que les oprimen, para empezar así procesos libres por un cambio social (*ibidem*, p. 4).

En su investigación, las autoras exponen como antecedentes de la utilización de metodologías dramatúrgicas en la intervención social al colombiano Fals Borda, quien aplicaba el teatro social en la IAP. Realizan un recorrido por once experiencias de aplicación de esta metodología que tuvieron lugar entre mayo 2016 y junio 2021. Las experiencias se agrupan en tres apartados:

- Teatros foros sobre mujer y género. La primera experiencia fue un «teatro imagen» presentado ante unas 200 personas en el III Foro de Sociología de la UA, el 23-05-2016, que el público presente orientó hacia el análisis del embarazo precoz de una adolescente. Otra experiencia se realizó en el Encuentro Departamental RedColsi 2017, denunciando el acoso sexual sufrido por una profesora de la UA.

Una de las experiencias más llamativas se realizó en la Cumbre de Género y III Encuentro Regional por un Caribe Libre de Violencia de Género, organizada por el Departamento del Atlántico en 2018. A partir de la recogida de los testimonios de varias mujeres que sufrieron violencia y solo encontraron incomprensión por parte de las instituciones que debían protegerlas, se montó la escena «¿Cómo afrontar la revictimización institucional de las mujeres violentadas?» A esta representación asistieron policías, abogados, fiscales, psicólogos y otros profesionales del sistema de atención a mujeres víctimas de violencia de género.

- Teatros foros sobre instituciones y organizaciones. Una de las primeras experiencias en este grupo tuvo lugar en septiembre de 2016. Se aplicó al análisis de situaciones de emergencia vividas por el grupo de brigadistas de la UA, bajo el título «Cómo manejar el miedo en situación de emergencias». Otra experiencia se realizó en el Foro Internacional «Ineficiencia profesional, talento humano y factores organizacionales», organizado por la Escuela de Policía Nacional Antonio Nariño en su sede de Barranquilla, en septiembre de 2018, donde se escenificó, ante doscientos profesionales de la policía y el ejército, el rígido y punitivo modelo pedagógico de la Escuela.

Otra experiencia abordó las vivencias de los estudiantes del programa de sociología sobre el proceso de graduación, en particular las dificultades soportadas para culminar la tesis de grado, evidenciando que es un proceso lento y contradictorio que provoca malestar y sufrimiento en los estudiantes. Su indicador cuantitativo es el retraso en la graduación (alto índice de retención) en uno o más semestres, y la deserción tardía de algunos estudiantes. A petición de los estudiantes, se representaron en distintas ocasiones escenas bajo la temática «¿cómo terminar la *jodida* tesis?», en parte debido al exigente y lento sistema de evaluación de las tesis.

- Teatros foros sobre problemas socio-políticos. Este apartado incluye una experiencia extraordinaria ocurrida durante el Foro Regional Campesino «Desarrollo Rural y Posconflicto en el Caribe Colombiano» en 2017, al que asistieron aproximadamente trescientos campesinos, víctimas de violencia y desplazamientos forzados en Colombia convocados por el profesor Rogelio Hernández. Nueve familias presentes participaron en la sesión de teatro foro compartiendo los procesos de violencia y desplazamiento sufridos. Otra experiencia llamativa se llevó a cabo en 2021, año en el que el confinamiento pandémico coincidió con el sangriento estallido social durante un gran paro nacional en Colombia. En esa ocasión, el Decano de la Facultad de Ciencias Humanas de la UA, Luis Alarcón, organizó el Foro *Paro en Movimiento*, donde se realizó una experiencia basada en situaciones vividas por los estudiantes durante el paro, utilizando el «radio-teatro-foro» (Yzaguirre, Badache *et al.*, 2025), que es una adaptación virtual del teatro foro desarrollada en la UA durante el confinamiento. En este caso, la sesión de dos horas quedó grabada en zoom[42].

En sus observaciones finales, las investigadoras afirman:

> Consideramos que se ha puesto en valor la integración de los conocimientos impartidos en el salón de clase con el aprendizaje de metodologías que son aplicadas en micro intervenciones sociales, que revierten en el aprendizaje de la profesión de sociólogas. Un lugar desde donde nosotras hemos conocido y vivenciado el poder de la metodología dramatúrgica del teatro foro para acompañar a personas y comunidades hacia el empoderamiento y cambio social... con este trabajo reconocemos la labor abanderada por quienes han sido facilitadores del teatro foro y la implicación de quienes han podido participar de él... para colocar la ciencia al servicio de los oprimidos (López & Villareal, 2023, p. 130).

La estudiante Yineth Paola Lugo Caballero sustentó el trabajo de grado «Sistematización de una experiencia de aplicación de la técnica del teatro foro en un proyecto de intervención-investigación para prevenir la deserción en estudiantes universitarios» (Lugo, 2023). En su propuesta, sistematizó la aplicación del teatro de intervención socioclínica dentro del proyecto Acompredes-2017, para facilitar la integración de los estudiantes más jóvenes en la universidad, especialmente en la carrera de sociología, y detectar sus dificultades.

Yineth introduce el teatro foro y su marco teórico-metodológico. Presenta algunos de sus resultados, en particular la identificación de dificultades experimentadas por los estudiantes en el desarrollo de sus estudios universitarios, que pueden ser motivos de deserción. Finalmente, enuncia las estrategias que utilizaban los estudiantes para afrontar mejor esas dificultades, las cuales podrían emplearse en un programa de prevención de la deserción basado en las vivencias de los propios estudiantes.

En las intervenciones con teatro foro realizadas en el proyecto Acompredes, la actividad se iniciaba en el salón de clase invitando a

---

[42] Sesión disponible en el repositorio de youtube de la Facultad de Ciencias Humanas: https://www.youtube.com/@facultaddecienciashumanasu8905
Enlace: https://www.youtube.com/watch?v=e2S_hwGCX30&t=4028s

los estudiantes a realizar un dibujo (pre) que mostrara las dificultades que enfrentan en su vida académica. A continuación, se realizaba la sesión de teatro foro, basada en escenas sobre dificultades vividas en primera persona por los estudiantes. Al finalizar, se invitaba a los estudiantes a repetir el dibujo inicial (post), incluyendo los aprendizajes y estrategias adquiridas durante la sesión, de tal manera que su comparación con el inicial sirviera para evaluar la intervención. A esto se sumaba un pequeño cuestionario sobre los aprendizajes alcanzados y, días después, se organizaban pequeños grupos acompañados por los facilitadores en prácticas, en los que cada estudiante describía su experiencia con el teatro foro y exponía sus dos dibujos, *pre* y *post*, a partir de lo cual se hacía el análisis correspondiente.

Entre las dificultades identificadas, se encuentra el rechazo familiar a la carrera, bien representado por la frase del Estudiante 11 (Grupo G3): «mis padres desde que se enteraron de que quedé en la carrera de sociología, no me apoyan, por eso ellos me dijeron que no van a financiar esa carrera» (Lugo, 2023, p. 44). Otro grupo de dificultades incluye factores más personales como la orientación vocacional, las competencias académicas, el desánimo y la desmotivación hacia sus estudios universitarios, representados por esta frase: «Tengo pánico a expresarme, estar en esa situación me incomoda, la verdad siento que no podría hablar… ese que está al frente de todos soy yo [explica su dibujo] tratando de balbucear algunas palabras, explicando un tema» (estudiante 8, grupo G2) (Lugo, 2023, p. 46). Por último, un tercer ámbito de dificultades se refiere al contexto socioeconómico y cultural. Una de las quejas más repetitivas se refería al transporte en la ciudad de Barranquilla, los peligros del tráfico y la delincuencia.

Estas dificultades eran sometidas a varias sustituciones durante las sesiones de teatro foro, en las cuales los propios estudiantes buscaban alternativas de afrontamiento y superación, que tenían el valor de provenir de las propias experiencias estudiantiles. De este modo, además de poder expresar y compartir los problemas de la vida del estudiante, se brindaba la oportunidad de encontrar soluciones.

Néstor Hamburguer y Nathaly Torregroza realizaron el trabajo de grado «Estudio microsociológico de las percepciones y opiniones de los estudiantes de educación media (9°,10° y 11°) del colegio distrital Ciudadela 20 de Julio (INEDIC) del distrito de Barranquilla en el período 2018-2019 respecto al proyecto de vida» (Hamburguer & Torregroza, 2019). Se trata de una pasantía investigativa para apoyar a los estudiantes de bachillerato de un colegio público ubicado en un sector de bajos recursos y con un alto índice de inmigrantes. Aplicaron de manera autónoma y dinámica el teatro de intervención socioclínica para acompañar a los estudiantes a superar dificultades y a definir su proyecto de vida y carrera profesional.

Hamburguer y Torregroza combinaron el enfoque socioclínico con otras técnicas convencionales como la entrevista y la encuesta. Ofrecieron a docenas de estudiantes la oportunidad de liberar la palabra y expresar sus miedos, sueños, opiniones y percepciones sobre su trayectoria académica y expectativas profesionales, así como a identificar sus dificultades y malestares y buscar estrategias de superación.

Jeiner Rico Torres y Gianina Rangel asumieron el reto de evaluar el proyecto Acompredes-2017 en su trabajo de grado titulado: «Evaluación del acompañamiento brindado por el proyecto Acompredes a través de la percepción y las vivencias de los estudiantes de sociología admitidos en 2017-1 y 2017-2» (Rico & Rangel, 2022). Además de lo expresado por el título, los objetivos eran describir las vivencias de los estudiantes; profundizar en sus avances, dificultades, adaptación e integración con la carrera y la vida universitaria; analizar su percepción sobre el acompañamiento recibido por los facilitadores de Acompredes en los dos primeros semestres de la carrera; y valorar la influencia que tuvo en su integración a la vida universitaria y a la carrera de sociología. Entre sus resultados, se destacan las siguientes:

> ...a partir del material recogido, donde los estudiantes expresaron sus experiencias, percepciones y vivencias acerca de la intervención... el proyecto Acompredes facilitó el proceso de adaptación de los estudiantes nuevos de Sociología... dándoles una guía que los

ayudó a desenvolverse mejor, integrarse y orientarse en sus dos primeros semestres... También podemos decir que el proyecto tuvo falencias, las cuales fueron señaladas por los mismos estudiantes como aspectos a mejorar y que nos sirvieron para la elaboración de las recomendaciones. Consideramos que el acompañamiento, en términos generales, fue provechoso para los estudiantes, como ellos mismo lo expresaron y apuntamos en nuestro cuaderno de trabajo de campo (*ibidem*, p. 89).

Además de los trabajos de grado relacionados con el proyecto Acompredes y el teatro foro, es oportuno nombrar otros dos con aproximaciones socioclínicas.

Luis Felipe Cardona Fornaris llevó a cabo la investigación titulada «Opiniones y percepciones de los jóvenes en procesos de rehabilitación social respecto a la influencia que ejercen sobre ellos sus entornos familiares. Estudio de caso con teoría fundamentada en el Barrio La Ceiba del Distrito de Barranquilla» (Cardona, 2019).

Probablemente, que nosotros sepamos, fue la primera vez que un trabajo de grado de nuestra universidad aplicaba la teoría fundamentada como metodología de análisis, impartida en la asignatura «Enfoque cualitativo, interaccionismo simbólico y teoría fundamentada».

Felipe orientó su trabajo de campo al estudio de un grupo de jóvenes de la comunidad cristiana del barrio La Ceiba, de Barranquilla, con problemáticas como la drogadicción, las pandillas y la prostitución, que estaban inmersos en procesos de rehabilitación social. El objetivo general de la investigación era estudiar y describir las opiniones y percepciones de los jóvenes sobre sus entornos familiares. Logró relacionar de manera efectiva la situación familiar y la falta de un proyecto de vida. Identificó la ausencia de guía parental como factor decisivo de la situación de los jóvenes y de su adherencia a las pandillas. Estas son algunas de las frases claves de los entrevistados que le llevaron a la problemática clave a indagar:

...si mi papa fuese más cariñoso, no estaría tan mal como lo estoy, no tendría que buscar amor en otro lugar, tampoco estaría en las drogas (…) Yo soy un man [hombre] de la calle, yo ando con mis hermas [hermanos de la calle], pero si llego a la casa encuentro problemas (Cardona, 2019, pp. 7-8).

Felipe adquirió mucha sensibilidad socioclínica. Puso en evidencia cómo los jóvenes responsabilizaban a los problemas de los padres de buscar afecto en otros lugares, lo que los conducía a las adicciones, fracasos personales y rebeldía. En su trabajo descubrió algo muy interesante: ante las carencias de su entorno familiar, estos jóvenes se habían «refugiado» en la «familia callejera» formada por grupos de drogadictos y pandilleros, reformulando qué es una familia para ellos (Cardona, 2019, p. 8). Explicó la paradoja de que los excluidos y desviados del sistema son capaces de constituir un entorno familiar alternativo de protección, afecto y confianza, que sus propias familias no fueron capaces de ofrecerles. Esto resalta no solo explicaciones alternativas de la adherencia a pandillas, sino también el servicio social que pueden brindar estas a los jóvenes a quienes sus familias y el Estado no fueron capaces de proporcionarles un espacio adecuado de afecto, crianza y desarrollo.

Uno de los resultados del análisis con teoría fundamentada fue el enunciado de nueve categorías de análisis, apoyadas en múltiples subcategorías y numerosas frases textuales de las entrevistas en profundidad. Entre ellas destacan la ausencia parental, carencias afectivas, violencia intrafamiliar, resiliencia y búsqueda de aceptación. Estas categorías apuntalaron el enunciado de la categoría central como la búsqueda de lazos familiares en la calle, fuera del núcleo familiar de origen (*ibidem*, p. 154). El trabajo concluye con el enunciado de una teoría sustantiva sobre la familia alternativa, que muestra la estructuración de las necesidades afectivas, de apoyos y de orientación del proyecto de vida alrededor de la familia de la calle como estrategia de superación: «La identidad de familia fuera del núcleo familiar como alternativa a la falta de integración e identidad con la familia de origen» (*ibidem*, p. 161). Esto queda reflejado en estas afirmaciones significativas de los jóvenes:

...no supe ni lo que era un feliz cumpleaños, los pelaos [colegas] del grupo eran quienes me los celebraban (*ibidem*, p. 79) (…) aquí todos nos apoyamos porque cada uno de nosotros, aunque somos diferentes, hacemos parte de un cuerpo y si un solo miembro se afecta todos le protegen y se ven afectados (*ibidem,* p. 158).

Felipe es otro ejemplo de perseverancia ante las dificultades, en este caso relacionadas con la complejidad metodológica debido a la novedad y exigencia de aplicar con rigor la teoría fundamentada.

La estudiante Mónica Patricia Santero Torres, en su rol de lideresa social, acumuló una importante experiencia directa con jóvenes pandilleros, que decidió conceptualizar en su extenso trabajo de grado titulado «Sistematización del proceso de acompañamiento en la resocialización e integración de niños, adolescentes y jóvenes inmersos en el fenómeno social del pandillerismo en tres barrios del sur oriente de Barranquilla durante el periodo 2011-2016» (Santero, 2019).

Patricia inició su labor de acompañamiento en los barrios a través de su implicación en la creación de la Escuela de Boxeo Luz de la Esperanza, una organización sin ánimo de lucro adscrita a la Liga de Boxeo del departamento del Atlántico. Su recorrido refleja el compromiso desarrollado como habitante del barrio, madre y técnico social, que la llevó a una dedicación personal y profesional empírica en procesos comunitarios posteriormente enriquecida con los estudios de sociología y sociología clínica. Estos procesos los plasmó en su trabajo de grado, que representa una experiencia de intervención social enriquecida por su formación como socióloga en la UA.

2.2.5.4 Justicia restaurativa y sociología clínica en la Alcaldía de Bogotá

En este apartado, esbozaré una de las experiencias más enriquecedoras para el desarrollo de la SC en Colombia, no solo por la innovación en el área de la Justicia Restaurativa, sino por la pertinencia de brindar escucha y lograr comprensiones para enfrentar la compleja problemática social de la delincuencia juvenil. Me refiero al trabajo colaborativo realizado con la Dirección de Responsabilidad Penal Adolescente DRPA[43] de la Secretaría de Seguridad, Convivencia y Justicia de la Alcaldía de Bogotá, especialmente en el año 2022.

---

[43] https://scj.gov.co/es/justicia/direcci%C3%B3n-responsabilidad-penal-adolescente

La apuesta por la justicia restaurativa ha hecho coincidir en Colombia dos proyectos de ley: uno «Por medio de la cual se humaniza la política criminal y penitenciaria» (proyecto de Ley No. 336 de 2023 Cámara, y 277 de 2023 Senado), y otro, «Por el cual se crea el régimen de tratamiento penal alternativo para la seguridad y la convivencia ciudadana» (proyecto de Ley No. 108 de 2022 Cámara).

El Sistema Colombiano de Responsabilidad Penal para Adolescentes (SRPA), junto al aparato judicial, ha apostado seriamente a la justicia restaurativa en el ámbito juvenil a través de innovadores programas de intervención psicosocial con jóvenes sancionados por conductas delictivas. Estos programas no solo apuntan a la identificación y aceptación del daño causado y las secuelas en las víctimas, sino también al compromiso de no repetición y a la reparación a las víctimas, mediante un proceso que combina lo pedagógico, lo vivencial y la toma de conciencia. Este proceso promueve además la reparación del tejido social que rodea al adolescente, incorporando, siempre que es posible, el entorno de las víctimas. De ahí lo apropiado de uno de los lemas que exhiben: *restaurando vidas*, ya que uno de los motores del enfoque restaurativo adoptado por la DRPA es trascender el paradigma penal de la vigilancia y el castigo, enfocándose en las personas, sus necesidades y relaciones, ubicando en el centro la reconstrucción de sus vidas (Torres, 2022)[44].

Es pertinente una reflexión en torno a las categorías «restaurar» y «reparar», y los procesos que estas implican. Aunque merece un análisis más profundo, aquí sólo haré una breve mención, aportando un apunte crítico desde la sociología, la psicología social y la sociología clínica. Desde estas disciplinas, las categorías «reparar» y «restaurar», habitualmente atribuidas a objetos, adquieren dimensiones fundamentales en el ámbito de las personas, relacionadas directamente con los procesos de socialización y resocialización. Estas categorías se refieren a la adquisición, internalización y modificación de valores, normas, creencias, roles y comportamientos necesarios para integrarse en una sociedad, participar activamente en una cultura y desarrollar una identidad social respetando a los demás.

---

[44] https://escuelaypedagogia.educacionbogota.edu.co/edicion/edicion-11

En el contexto del daño causado a otro, más allá de las dimensiones materiales, existen otras dimensiones esenciales, como la moral, la identitaria y la psicosocial, cuya reparación requiere los procesos mencionados de socialización y resocialización. Como es de suponer, desde el punto de vista de la víctima, restaurar y reparar el daño sufrido es mucho más complejo que devolver un objeto material a su estado anterior a su rotura. Es necesario considerar las dimensiones inmateriales mencionadas anteriormente. En cuanto al victimario que causó el daño, si realmente desea contribuir activamente a la reparación de la víctima, debe hacer un recorrido singular: arrepentirse sinceramente, pedir perdón, comprometerse con la no repetición y, además, tomar plena conciencia de las consecuencias – más allá de lo material– de sus actos para los demás, transformándose a través de un proceso de resocialización adecuado que evite la reiteración del daño. Dar cuenta de esa trasformación puede ser parte de la reparación a la víctima.

Para responder a los retos anteriormente expuestos, la DRPA ha venido introduciendo, desde la multidisciplinariedad, diferentes metodologías de acompañamiento e intervención grupal que movilicen los procesos de reparación y restauración, junto con estrategias judiciales asesoradas por expertos. Con tal motivo, el director de la DRPA, Iván Torres, se interesó por la SC invitando a colaborar al profesor Fernando de Yzaguirre y a la psicóloga María Claudia Salcedo. Estos últimos estaban interesados no solo en conocer los programas de intervención de la DRPA, sino también en validar la introducción de las metodologías de intervención socioclínicas en los programas institucionales mencionados, comprender su alcance y determinar los aportes sustanciales al proceso de justicia restaurativa. La colaboración se estableció sobre la base de un objetivo doble, formativo y aplicado: enriquecer los recursos de los profesionales de la DRPA con metodologías de acompañamiento adaptadas a sus requerimientos, y poner en marcha microintervenciones con las nuevas metodologías para su entrenamiento práctico, integración en los programas existentes y validación.

Se capacitó y entrenó a los profesionales en tres metodologías: *análisis de las prácticas profesionales, teatro de intervención socioclínica* y *relatos de vida*. Todo ello fue posible gracias a la valiosa alianza entre la línea de trabajo de Justicia Restaurativa de la DRPA y la línea de investigación en intervención social, sociología clínica y psicosociología (INSOCLIP) del Grupo de Investigación Enl@ce de la UA.

Lo primero fue ampliar el conocimiento sobre el conjunto de programas innovadores, que gozan de reconocimiento internacional, implementados por la DRPA, desarrollando un sistema de atención que atiende a la víctima, al ofensor, a la familia y a la red social de apoyo y comunidades en riesgo. Los programas están a cargo de un potente equipo interdisciplinario de trabajadores sociales, psicólogos, pedagogos y otros profesionales, como abogados, que utilizan un conjunto de estrategias que incluyen espacios de intervención psicológica y actividades psicoeducativas y artísticas, en coordinación con jueces y fiscales. Inician identificando la conducta problema, el ciclo del evento y la situación procesal. El acompañamiento tiene una duración aproximada entre seis y diez meses.

En las sesiones iniciales de trabajo, los profesionales expresaron su preocupación ante el primer escollo que encuentran en su labor: cuando no se logra por parte del joven la aceptación honesta de su responsabilidad por la conducta delictiva y el daño causado. Tal como ellos lo describen, un adolescente hundido en la vergüenza, el señalamiento, el rechazo social y el miedo a las consecuencias del castigo, con altos niveles de ansiedad, tristeza y frustración, responde, en primera instancia, protegiéndose, negando, minimizando, justificando sus acciones o culpabilizando a otros por sus actos. Aunque la vinculación al sistema (SRPA) es voluntaria, la situación se complejiza cuando el joven que ingresa proviene de contextos donde las conductas sancionadas por la institución han sido naturalizadas, invisibilizadas y muchas veces aprendidas de las figuras de afecto o autoridad más representativas. Por eso, es común que el ofensor acepte la participación en los programas con desconfianza, para escapar de la reclusión, en la mayoría de los casos sin haber desarrollado de manera auténtica, en conciencia, la necesidad de transformar sus vidas. En estas exigentes circunstancias, y bajo la presión de los plazos judiciales, los procesos pedagógicos y los espacios de intervención psicológica a menudo resultan insuficientes. Desde la DRPA se plantea la necesidad de enriquecer los recursos de intervención y acompañamiento para movilizar las estructuras de la conciencia moral, incorporando estrategias artísticas como el teatro y el tejido, los círculos restaurativos y otras metodologías como la realización de tejidos artesanales, que ayudan a significar los procesos de transformación personal.

Tras los primeros encuentros identificando horizontes y resonancias comunes entre el enfoque de justicia y prácticas restaurativas, y la perspectiva socioclínica, se definió una experiencia piloto con ofensores del Programa para la Atención y Prevención de la Agresión Sexual (PASOS), uno de los programas con más trayectoria, que hasta esa fecha había atendido más de setecientas personas entre ofensores y víctimas, con buenos resultados, según se recoge en la web del proyecto[45]. Estaban interesados en estimular el proceso en algunos jóvenes que presentaban dificultades para asumir la responsabilidad o no avanzar en los tiempos estipulados por el «principio de oportunidad» en el que se apoya el Programa de Justicia Restaurativa.

La complejidad del abordaje de la problemática del abuso y la agresión sexual se puso en evidencia durante las primeras cinco jornadas piloto, en las que trabajamos con cuatro profesionales y doce jóvenes infractores. El hilo conductor del proceso fue mantener el foco en dar voz al sujeto respecto a sus experiencias y trayectorias, atendiendo la demanda de los participantes (sus propios ritmos, prioridades y contradicciones) frente a la «comanda» institucional de movilizar «ágilmente» a los jóvenes hacia la asunción de responsabilidad y el compromiso de no repetición. Para ello, utilizamos relatos de vida grupales, aplicando las reglas de la metodología para crear el adecuado círculo de implicación, confianza y profundo respeto hacia las vivencias y resonancias en un entorno tan sensible.

---

[45] https://scj.gov.co/es/justicia/programa-la-atenci%C3%B3n-y-prevenci%C3%B3n-la-agresi%C3%B3n-sexual-pasos

Como resultado de esta primera experiencia, los profesionales reconocieron la potencia de la metodología en el marco de las intervenciones con ofensores y que permite una amplia gama de posibilidades al ser ajustable a las necesidades puntuales de la población o del equipo técnico que acompaña las intervenciones individuales, logrando afinar y dar en el blanco cuando se requiere abordar una situación-problema o reflexión específica en los jóvenes adolescentes.

Tras la validación interna de la experiencia piloto, se diseñó un programa de varios meses de duración en el que fueron capacitados setenta y dos profesionales de los equipos que atienden procesos de justicia restaurativa: jóvenes acusados de delitos de agresión sexual; delitos asociados al consumo de drogas, hurto, fleteo; seguimiento al egreso como estrategia de integración social en barrios marginales; y adultos privados de la libertad. Después de las capacitaciones, se diseñaban y se realizaban microintervenciones que servían de entrenamiento y validación. En el proceso, se solaparon tres fases con un enfoque propedéutico: La primera fase fue una introducción teórico-conceptual a la epistemología socioclínica con base en el método biográfico y en el paradigma hermenéutico, para construir bases comunes de comprensión. La segunda fase consistió en la capacitación y apropiación de las tres metodologías mencionadas, durante la cual los profesionales pudieron experimentarlas en sí mismos, entrenando posibles diseños de intervención para su práctica profesional. En la tercera fase, con la finalidad de incorporar las metodologías vivenciadas y aprendidas a los programas y procesos de atención, los profesionales, con nuestro acompañamiento como facilitadores, llevaron a cabo múltiples jornadas de intervención con los colectivos que tenían a su cargo: jóvenes ofensores, víctimas y padres, en las instalaciones de la DRPA; adultos privados de libertad en su centro de reclusión; y estudiantes en su centro educativo.

Los talleres de análisis de las prácticas profesionales permitieron una «purga» de la tensión que sienten los profesionales durante un trabajo que presenta dificultades especiales, tales como la densidad del universo delictivo; el sentimiento de frustración frente a la complejidad de los casos; la impotencia frente a las inevitables influencias del contexto en que viven los jóvenes y que ponen en riesgo su compromiso de no reincidencia; las inseguridades y contradicciones alrededor de la «eficacia» profesional para lograr los objetivos terapéuticos, y la sobrecarga del trabajo burocrático y administrativo. Se creó un espacio no sólo para compartir situaciones comunes del trabajo, con el objetivo de mejorar su comprensión integral, sino también para buscar estrategias de superación.

En los talleres de intervención socioclínica con teatro foro, las temáticas eran elegidas por los propios participantes: en su mayoría, las escenas dirigidas al análisis y superación de las dificultades del proceso restaurativo, tanto las procedentes del exterior como las experimentadas de manera personal por los profesionales. Como algunos de los profesionales participantes tenían experiencias previas con el teatro del oprimido, pudimos comentar las diferencias epistemológicas clave con el teatro de intervención socioclínica. Actores con experiencia y la mayoría «novatos» sorprendieron con una capacidad innata para representar personajes en situaciones que resonaban con sus propias historias cruzadas y compartidas. Todos coincidieron en que la posibilidad de «actuar la vida» les permitió ampliar la comprensión desde una nueva perspectiva, reconocer ángulos muertos y construir colectivamente múltiples alternativas de cómo afrontar las dificultades propuestas, incluyendo situaciones laborales, con compañeros y jefes, y familiares, como las dificultades en la crianza de los hijos y las relaciones de pareja.

Los participantes destacaron dos cambios fundamentales que suelen ocurrir en los procesos socioclínicos y es sentir tanto el alivio de compartir como los cambios de percepción de las situaciones de malestar trabajadas. También destacaron cómo la metodología los movilizaba a tomar conciencia de que no podemos acompañar a otros en el cambio, si no somos capaces de salir de la zona de confort y cambiar nosotros mismos. Pudieron visualizar la posibilidad de no reproducir esquemas de atención mecanizados y abrirse a otras formas de intervención distintas al modelo terapeuta-paciente. Además, experimentaron cambios en sí mismos que les permitían vislumbrar la posibilidad de acompañar a otros al cambio.

Basándose en los conocimientos y experiencias adquiridos, los equipos diseñaron, coordinaron y participaron como cofacilitadores en diversos talleres grupales que aplicaban distintas metodologías, en función de los objetivos y los contextos de intervención. Estas son algunas de las microintervenciones realizadas:

(1) En las jornadas realizadas en el Centro Especial de Reclusión (CER) de Bogotá, los reclusos compartieron situaciones de malestar y, a través del teatro foro, exponían sus problemas cotidianos y proponían estrategias de superación de crisis existenciales vividas alrededor de la infidelidad y el maltrato a la esposa, los líos del narcotráfico o la convivencia en la celda. En una de las escenas, por ejemplo, se planteaba *qué hacer cuando, tras hostigar a mi mujer, ella se va de la casa y abandona a nuestro hijo*. Otra cuestionaba cómo hacer para volver a confiar en mi mujer, que me fue infiel con mi primo. En otra, se mostraba la inducción al delito de los jóvenes por parte de familiares y se preguntaban cómo evitarlo.

(2) En uno de los talleres realizados con estudiantes de bachillerato de la institución educativa Los Alpes, en el barrio san Cristóbal de Bogotá, los jóvenes representaban vivencias alrededor del bullying, de las peleas callejeras o la apatía en clase, buscando alternativas creativas y mostrando ante sus compañeros actitudes de mayor firmeza, empatía y asertividad.

(3) En el programa PASOS, se organizaron numerosas sesiones de teatro de intervención socioclínica con madres, padres y abuelas de los ofensores. Las escenas visibilizaban las íntimas dificultades en las familias que lidian con el sufrimiento, la vergüenza y el temor al futuro de un adolescente acusado de abuso sexual. Se muestran allí los claroscuros en los casos de mutuo consentimiento, las voces contradictorias de vecinos y amigos, el «enconchamiento» (retraimiento) de los jóvenes y la impotencia de los padres para llegar a ellos. También surgen críticas al sistema. En ese tejido grupal, las familias agradecen darse cuenta de que no están solas, descubrir que las situaciones compartidas tienen otras miradas, otros momentos y otros posibles desenlaces narrados por aquellos que se encuentran en otras etapas del proceso judicial.

(4) El trabajo con los relatos de vida requirió el mayor nivel de implicación y esfuerzo por parte de los equipos para pausar las actividades de atención y dedicar tres jornadas de ocho horas a participar de la experiencia. La propuesta voluntaria fue utilizar como hilo conductor las transgresiones a lo largo de la biografía de los participantes. Aun cuando muchos de los participantes, la mayoría psicólogos y trabajadores sociales, expresaron haber realizado diversos procesos terapéuticos, reconocieron en esta metodología una profundidad y capacidad de comprensión inesperadas. Observar en perspectiva su propia historicidad, les movilizó y les conectó con aspectos «aparcados» de su vida que pudieron resignificar. Otros expresaron haber compartido por primera vez vivencias muy íntimas y sentirse movilizados, pero alivianados después de la experiencia. Surgieron muchos elementos para la comprensión de temas comunes, tales como el desplazamiento del campo a la ciudad, la movilidad social y la transformación de sus vidas gracias al ingreso en la universidad, padres ausentes y madres cabeza de familia sacando adelante a hijos que desarrollan resiliencia y autonomía al enfrentar la soledad, violencias, vacíos, abandonos e infidelidades, pactos y secretos familiares, ampliación de fronteras vitales, etc.

En los espacios de reflexión, los participantes expresaron haber vivido los relatos de vida como transformadores y de enorme valor para el trabajo profesional desarrollado en la DRPA, como reflejan estos testimonios:

> *Relatos de vida es una metodología que impacta, logra remover eventos dolorosos, alegres, conmovedores y más. Esto permite resignificar eventos que nos han construido como personas, nos permite identificar esas transgresiones que han atravesado nuestra vida, pero también las que hemos causado a otros. La metodología, las resonancias, las hipótesis y las preguntas permiten una introspección profunda y ayudan a modificar pensamientos y perspectivas de manera positiva sobre nuestras vidas. Relatos de vida ayuda a comprender nuestra propia historia, ayuda a sanar, alivia cargas y nos brinda un conocimiento invaluable para crecer como personas y también para aportar a la vida de otros de manera significativa.*

> *...al identificar las huellas de sentido que les han configurado y movilizarse sobre esta reflexión, se les convoca a reconocer las huellas que pueden construir como agentes de su propia historia en el presente, especial-*

mente para movilizar los casos de jóvenes que son resistentes, a quienes les cuesta tomar conciencia de sus procesos de reparación y reintegración a la sociedad.

El potencial emancipatorio es claro. Hay un alcance tremendo de la metodología que sirve para avanzar cuando hay frenos con los muchachos que trabajamos. Se reitera la importancia de la metodología para recorrer ante el dibujo la propia historicidad y resignificarla...

... las metodologías vivenciales no solo aportan a la indagación personal, sino a su vez a repensarse desde la misma existencia. Por tanto, es una herramienta que potencia al ser humano a descubrirse y encontrarse consigo mismo y con el otro. Pasar como profesionales por estos ejercicios es fundamental, dado que nos invita a repensar cuán importantes son escenarios que transciendan y transformen pensamientos y proyecciones

A nivel personal, esta experiencia me impulsa a lograr mayor coherencia con mi historia de vida. A nivel laboral, me impulsa a afinar los abordajes con los y las jóvenes para lograr que se narren en primera persona y que se asuman como protagonistas de su historia y que esto sea uno de los pilares centrales para lograr el desistimiento de la conducta delictiva y/o para la movilización al cambio según la decisión que tomen

Los testimonios ponen de relieve que el enfoque de proximidad propuesto por la perspectiva socioclínica muestra toda su riqueza en las vivencias. Trabajar junto a profesionales altamente cualificados y comprometidos permitió una tarea colectiva de cambio de paradigma, experimentando las nuevas propuestas desde la implicación, desplazando la mirada hacia sí mismos, hacia la escucha mutua y las vivencias biográficas, lo que llevará a otro nivel la escucha a los colectivos acompañados.

Como conclusión, es fundamental señalar que, además de reconocer el daño infligido, comprender de manera consciente la ruptura de sentido que el ofensor provoca en la víctima constituye un paso trascendental para que el ofensor se comprometa a contribuir a su reconstrucción. Si se logra esa movilización, el ofensor pondrá toda su imaginación, creatividad y esfuerzo al servicio de la reparación.

La complejidad que entraña un proceso de toma de conciencia y reparación ante el daño producido está en estrecha conexión con las reflexiones hermenéuticas y epistemológicas de la segunda parte del libro, las cuales son la base sobre las que se construyen las metodologías de intervención socioclínica expuestas.

Me gustaría cerrar este apartado con una reflexión personal sobre el abuso sexual. Desde que llegué a Colombia y comencé a trabajar con mis estudiantes mediante relatos de vida centrados en sus trayectorias académicas, sin buscarlo me encontré cada vez más casos de abuso sexual a menores perpetrados por familiares o personas cercanas a la familia. Es terrible el elevado número de casos. Fue aún más sobrecogedor cuando después conocí que estas dolorosas experiencias también habían sido vividas por mujeres de mi familia, tanto española como colombiana, cuando eran menores de edad, y siguen sin recibir reparación alguna. Siento que soportan una fractura que ignoramos como sociedad y que no estamos ayudando a sanar, porque nos encontramos ante una cadena social heredada que va más allá de sus protagonistas directos, porque las víctimas no han recibido la justicia y reparación que merecen y que son necesarias para avanzar en la erradicación de esta lacra social que sigue golpeando duro. Los abusadores no han reconocido el daño, no han pedido perdón, no han asumido su responsabilidad ni han expresado arrepentimiento. Sólo un 10% de las víctimas denuncia[46] debido a múltiples factores: el tabú social y su efecto minimizador, el miedo a la revictimización y la estigmatización, la vergüenza derivada del carácter íntimo del delito, los vínculos con el abusador, la negación familiar, la represión del recuerdo como mecanismo de defensa y la desconfianza en el sistema judicial. Lo que más me cuesta entender es que los familiares callemos, puesto que ignorar el delito da protección a los perpetradores, facilita que caigan en la repetición y dificulta los procesos de afrontamiento. Dicho de otro modo, el silencio beneficia a los abusadores, perpetúa el abuso y nos convierte en cómplices pasivos de un crimen social sin tregua, obstaculizando los procesos de sanación a nivel social, familiar y personal.

---

[46] Universidad Oberta de Cataluña, UOC: https://www.uoc.edu/es/news/2016/053-denuncia-abusos-sexuales

PARTE II

MAPEO EPISTEMOLÓGICO

3. Epistemología en Ciencias Humanas y Sociales

Según el diccionario de la Real Academia de la Lengua Española (RAE, 2022), la palabra *epistemología*[47] proviene del griego ἐπιστήμη, *epistémē* o conocimiento. Por su parte, *episteme* hace referencia a un conocimiento exacto, y, en segunda acepción, significa «Conjunto de conocimientos que condicionan las formas de entender e interpretar el mundo en determinadas épocas». Esto dirige nuestra atención a una concepción particular del conocimiento. No se trata de cualquier conocimiento, sino de uno lo más exacto posible al que se le reconoce la capacidad de condicionar nuestra mirada sobre el mundo. Esa mirada está mediada por la interpretación que realizamos en un momento y lugar determinados. En cuanto a *-logía*, proviene asimismo del griego *-λογία*, que significa tratado o ciencia. Por tanto, con el término epistemología nos sumergimos en el universo de la comprensión del mundo a partir de la interpretación. Puede haber múltiples comprensiones accesibles partiendo de un proceso de tipo interpretativo, propio de los seres humanos cuando se enfrentan al mundo. En cuanto a su definición, según la RAE (2022) epistemología es la «Teoría de los fundamentos y métodos del conocimiento científico».

Para Guadarrama (2018), la epistemología puede definirse como «aquella disciplina eminentemente teórica, que tiene como objeto analizar de forma integral el proceso del conocimiento humano desde el nivel empírico hasta el más abstracto» (*ibidem*, p. 23). Analizar a fondo el proceso de conocer es un reto fabuloso que, como señala el autor recién citado, a lo largo de la historia ha sido objeto

---

[47] https://dle.rae.es/epistemolog%C3%ADa

de reduccionismos según se enfaticen unas u otras dimensiones de dicho proceso. La manera en que realicemos ese proceso determinará la calidad científica en la generación de nuevos conocimientos. Por ello, el estudio de los reduccionismos es una parte fundamental del proceso de conocer. Un reduccionismo clásico es dar más importancia a la mente y las ideas que a la experiencia sensorial, y su opuesto: enfatizar el papel de los sentidos sobre la razón. Desde la hermenéutica, existe el riesgo de caer en un reduccionismo subjetivista cuando «se hiperboliza el momento interpretativo y valorativo en la correlación del hombre con el mundo a través del lenguaje» (Guadarrama, 2018, p. 90).

Existen otras definiciones de epistemología relativas a cómo se genera y valida el conocimiento en las ciencias. Pero más allá de las definiciones, lo interesante de esta introducción a la epistemología es considerar algunos de sus elementos, procesos y categorías más relevantes gracias a los cuales podemos caracterizar una perspectiva científica.

Situémonos en la función de producción de conocimiento en el campo científico. En el análisis sobre la *ciencia* realizado por Pesce (2022a), se resalta que «la ciencia implica pensar el proceso de pensar» (*ibidem,* p. 106), destacando que la ciencia reflexiona de manera permanente sobre ella misma. Quienes trabajamos en ella realizamos un especial esfuerzo alrededor del sentido de los conocimientos, la función de la ciencia y cuáles son las condiciones que dan validez a los procedimientos científicos para «validar» la generación de nuevo conocimiento.

La epistemología de las Ciencias Humanas y Sociales (CHS) está atravesada por las discusiones alrededor de dos visiones paradigmáticas que a veces se denominan cuantitativa y cualitativa, o, mejor, positivista y hermenéutica. En el contexto académico, una gran parte de la sociología, la antropología, la psicología y el trabajo social mantienen su apego a la tradición cuantitativa y positivista, que parecen proporcionar más seguridad a la luz de los buenos resultados logrados por las Ciencias Naturales y Básicas (CN), aunque los grandes retos de las CHS no se han logrado superar desde esas posturas, lo que nos obliga a recurrir a la mirada hermenéutica y la cooperación multidisciplinar.

Algunos consideran que la dicotomía *cuanti-cuali* ha sido superada y que no es necesario profundizar más en ella; sin embargo, considero que la mirada crítica que desarrolla la SC muestra que la discusión sigue vigente, y pone de relieve cuestiones fundamentales, aunque puede ocultarse detrás de procesos ideológicamente naturalizados. Hay ejemplos en la universidad. Uno es el sesgo psicologicista e instrumental con el que a veces se aborda, por ejemplo, el fenómeno del suicidio en los campus universitarios, tema que se tratará en el apartado 5.3. Otro ejemplo es el discurso del poder *managerial*, mencionado anteriormente, sobre la excelencia en la universidad, la gestión de la calidad y los sellos de acreditación. Estos anclan su epistemología en la instrumentalización del proceso educativo al servicio de la eficiencia, cuyo exponente científico es la publicación en revistas indexadas, consideradas signos legítimos de «excelencia y saber». A este respecto, en otro contexto orientado al campo de la salud, puse de relieve que el modelo de cientificismo de las revistas científicas, supuestamente el máximo garante del valor científico ha demostrado estar al servicio del capitalismo de consumo, dando la espalda a una ciencia que sirva a los valores humanos y al interés común:

> Como se ha señalado, tras los ensayos clínicos y la publicación de sus resultados, que son la fuente esencial de producción de ciencia y conocimiento en materia de medicamentos, se encuentran fuertes críticas debido a la existencia de investigadores con conflicto de intereses, intrusismo por parte de los patrocinadores y la publicación incorrecta, interesada, de resultados. De esto precisamente es de lo que se quejaron en una editorial conjunta (Davidoff, 2001) nada menos que trece destacadas revistas médicas[48], miembros del Comité Internacional de Editores de Revistas Médicas... (Yzaguirre, 2014a, p. 99).

---

[48] Revistas científicas que publicaron la editorial conjunta: *Lancet. Annals of Internal Medicine, Journal of the American Medical Association, The New England Journal of Medicine, The New Zealand Medical Journal, Canadian Medical Association Journal, Ugeskrift for Laeger, MEDLINE/Index Medicus, Tidsskrift for den norske laegeforening, Nederlands Tijdschrift voor Geneeskunde, The Medical Journal of Australia* y *Western Journal of Medicine*.

La trayectoria intelectual e histórica de las CHS atraviesa periódicamente etapas de indagación, confusión, debate y superación, muchas de las cuales surgen a partir de las discusiones ontológicas y epistemológicas que se producen dentro de la ciencia misma, problematizando qué es, qué consideramos científico y qué no. Un ejemplo es la cuestión paradigmática, analizada, entre otros, por Kuhn (2004) en su obra *La estructura de las revoluciones científicas.*

Una de esas reflexiones fundamentales gira en torno a las dos posiciones epistemológicas representadas por las categorías «explicar» y «comprender», existiendo una variedad de autores relevantes como, por ejemplo, el filósofo y antropólogo francés Paul Ricoeur, quien, sin alinearse con la perspectiva socioclínica, ofrece algunos elementos de alto interés para la misma, que expondré en 3.4.

La epistemología se convierte en un polo fundamental para el paradigma hermenéutico y para cualquier perspectiva científica involucrada en la generación de conocimiento a partir del sujeto y la subjetividad, como la socioclínica. Es necesario observar atentamente el desarrollo de la generación de conocimientos, en un ámbito altamente complejo como son el ser y la condición humana. Por los mismos motivos, es crucial examinar cuidadosamente la posición del investigador ante la búsqueda del conocimiento que ocupa su actividad científica, incluyendo de manera singular un ejercicio de autoobservación e introspección reflexiva. Con relación a esto, es importante tener en cuenta lo dicho por Pesce (2022a, p. 106) cuando afirma: «En el campo clínico, dicha actividad reflexiva implica tomar por objeto la subjetividad del investigador mismo».

En los apartados que siguen profundizaré en algunos antecedentes conceptuales como preparación para profundizar en la epistemología de la SC.

3.1 Explicar y comprender en Von Wright

Incluyo esta mención al trabajo de Von Wright (1979) como una introducción didáctica. Según Von Wright hay dos dimensiones en la ciencia a resaltar: la teórica, orientada más a la elaboración de hipótesis y teorías[49] para predecir y explicar la realidad; y la descriptiva, que persigue el descubrimiento de los hechos singulares y la comprensión de la realidad. Ellas, a su vez, se corresponden con dos formas de construir el conocimiento científico, tema central de la epistemología.

Las CN están más orientadas a enunciar leyes causales que buscan generalizar. Son más teóricas, y Von Wright las asocia con la tradición *galileana*. Las CHS están más orientadas a profundizar en la comprensión individualizada. Son más descriptivas, y Von Wright las asocia con la tradición *aristotélica*. Cabe matizar que cada una, en su terreno, tiene vocación de operar cambios y mejorar las cosas, aunque actúan en contextos distintos.

La primera es el tipo de explicación causal mecanicista, como la ley de gravedad universal de Newton. La segunda es el tipo de explicación comprensiva e interpretativa, como el que realiza Gaulejac (2015) sobre el fenómeno de la vergüenza.

Siguiendo a Von Wright (1979), el primer ejemplo se correspondería con una epistemología *galileana*, más mecanicista, con referencia en lo nomotético[50], que se aplicaría con éxito al caso del movimiento de los planetas, donde es más pertinente la explicación causal. En sociología, Paul Lazarsfeld es un ejemplo de la perspectiva epistemológica objetivista (Márquez, 2013). La tipología *galileana* busca enunciar leyes de amplio alcance y soluciones pragmáticas, a menudo instrumentales.

El segundo se asociaría con una epistemología *aristotélica*, más interpretativista y hermenéutica, con referencia en lo idiográfico. Esta epistemología pone el énfasis en comprender los casos particulares en sus contextos. Aplicada al estudio de la vergüenza, que es una emoción esencialmente social, es más pertinente la comprensión empática que la explicación causal.

---

[49] Una teoría es un conjunto coherente de conceptos, hipótesis y proposiciones interrelacionadas que explican, interpretan y predicen fenómenos de la realidad, y es el resultado de procesos científicos. Es reconocida y validada por una parte de la comunidad científica en función de su capacidad para ofrecer una explicación comprensiva, coherente y predictiva de ciertos aspectos de la realidad. Para ser validada, debe ser susceptible de ser sometida a prueba y potencialmente refutada.

[50] Nomotético: centrado en el enunciado de leyes de validez universal o principios generales.

La tipología *galileana* prioriza la explicación y predicción de fenómenos. Aspira a generalizar. Se asocia con el paradigma positivista y con autores como Comte y Stuart Mill. Se centra más en buscar los medios que en analizar los fines. Sus características pueden listarse así:

> Monismo metodológico: unidad del método científico.

> Proponen como canon ideal las ciencias naturales exactas, como la física-matemática.

> La explicación científica es causal, mecanicista.

> Los casos individuales quedan dentro de las leyes generales hipotéticas de la naturaleza.

> La naturaleza humana es un caso particular dentro de esas leyes.

> Los casos particulares o son acientíficos o son reducibles a explicaciones causales.

> Enuncia resultados con indicadores cuantitativos.

La tipología *aristotélica* es más finalista, toma en consideración las intenciones y los propósitos. Las explicaciones que enuncia son teleológicas, dirigidas a comprender los propósitos que motivan la acción social; son más conceptuales e interpretativas. Prioriza la comprensión empática. Se inscribe en el paradigma hermenéutico. Está asociada con la comprensión, la interpretación y la producción de sentido, así como con autores ya citados como Dilthey, Weber y Simmel. Sus características pueden listarse así:

> Rechazan el positivismo, su monismo y canon ideal.

> Importancia de la acción e interacción social y su interpretación.

> El sujeto da un sentido subjetivo a la acción.

> Individualismo metodológico, hermenéutica, constructivismo, interaccionismo simbólico.

> No buscan generalizar, sino comprender las peculiaridades individuales y únicas del objeto de estudio.

> Busca comprender en un sentido moral, históricosocial y psicosocial al requerir una resonancia con los otros e interpretar una intencionalidad.

> Comprender (*verstehen*) para Simmel requiere una empatía o recreación en la mente del estudioso, de la atmósfera espiritual, pensamientos, sentimientos, emociones y motivos de sus objetos de estudio.

> El resultado es el proceso de comprensión.

Esta introducción complementa el apartado *Explicar y comprender en Ricoeur* y facilita la identificación de algunas dimensiones de la epistemología en las que profundizaremos en los siguientes apartados.

3.2 Dos sociologías, dos sujetos

A continuación, presento algunos elementos que han despertado importantes reflexiones en las CHS, en particular en la sociología, que nos permitirán comprender mejor algunas características de la epistemología.

Es fundamental analizar los paradigmas positivista y hermenéutico como tipos ideales para comprender dos perspectivas diferentes en la ciencia, presentes en cualquier disciplina, lo que permite extraer aprendizajes significativos a partir de su relación dialéctica. Nos encontramos así con dos miradas sociológicas que tienen su reflejo en distintos contextos. Uno de esos contextos es la representación del sujeto. Otro es el que desarrollo junto a mis colegas de la Universidad Complutense de Madrid, José Luis Álvaro y Alicia Garrido, al reflexionar sobre la sociología aplicada y la teórica, lo cual tiene importantes repercusiones epistemológicas:

A pesar de ser un debate antiguo, las dinámicas académicas de la sociología siguen cuestionando la plena validez e importancia de una sociología aplicada, permaneciendo las dificultades de articulación entre sociología teórica y aplicada... lo que hace necesario un ejercicio de reflexividad en el diseño de la formación de los sociólogos y en la construcción del oficio de sociólogo (...) confiamos haber mostrado razones sólidas del interés, la pertinencia y la viabilidad de desarrollar, en la carrera, una sociología más integrada en sus dimensiones teórica y aplicada. Estamos seguros de que esta disciplina estará más preparada para liderar la tarea de describir, comprender y ayudar a mejorar las sociedades contemporáneas, a través del fortalecimiento de un diálogo crítico, la permeabilidad de sus distintas visiones, paradigmas y metodologías, y su apertura a otras disciplinas, sin miedo a superar las barreras artificiales del conocimiento y su aplicación (Yzaguirre *et al.*, 2023, pp. 112-113).

La separación entre teoría y aplicación tiene efectos en la manera en que se enseña la sociología en la universidad. La ausencia de una sociología aplicada a los problemas concretos de la gente cercena la dimensión interventiva. Esto se encuentra relacionado con diferentes visiones epistemológicas de las dos dimensiones de la sociología aludidas cuando enfrentan al sujeto y su experiencia vivencial de la realidad, donde la sociología aplicada está obligada a descender al plano fenomenológico y aproximarse lo más posible a la subjetividad, lo cual no es así para la sociología teórica. En conexión con esto, uno de los ejes de la discusión es hasta qué punto la sociología tiene la capacidad y la legitimidad para estudiar y transformar vivencias y realidades particulares que, necesariamente, requieren una inmersión en el campo aplicado.

Un segundo eje se refiere a dos categorías –la estructura (o sistema) y la acción–, que forman la antesala de la sociología comprensiva de Weber, basada en la teoría de la acción social.

En conexión con lo anterior, para Dawe (1988) existen dos visiones de la sociología que denomina «el dualismo básico de la experiencia social moderna» alrededor de las parejas «colectivismo e individualismo metodológico, perspectivas holista y atomista, conservadora y emancipadora» (*ibidem*, p. 416), que expresan las tensiones entre los dos tipos y permiten observar la existencia de una ruptura epistemológica que configura dos sujetos muy diferentes.

Así, podemos construir dos tipos ideales: el primero sería el paradigma nomotético o *galileano*, y el segundo, el paradigma ideográfico o *aristotélico*. Los términos *galileano* y *aristotélico* los tomo de Von Wright (1979).

El galileano es más determinista y conservador, combina el positivismo con la preponderancia de lo teórico y estructural, y se asocia con la sociedad de consumo. Este paradigma se orienta al estudio de las estructuras coercitivas que condicionan la existencia y el comportamiento del sujeto, haciéndolo parecer más pasivo. Este enfoque concede gran relevancia al proceso de socialización, que imprime en los sujetos los valores y creencias dominantes del sistema, modelando sus identidades para orientarlas a desempeñar una función social y roles al servicio de esa función. En este contexto, el sujeto está subordinado al sistema, donde la acción social es subsidiaria de la estructura social, que se presenta como una maquinaria abstracta, similar a un sistema complejo. Para ilustrar qué es un sistema complejo, a continuación, señalo sus características para Morin: «en un sentido toda realidad conocida, desde el átomo hasta la galaxia, pasando por la molécula, la célula, el organismo y la sociedad, puede ser concebida como sistema, es decir, como asociación combinatoria de elementos diferentes» (Morin, 2005, p. 41).

El aristotélico reúne al paradigma hermenéutico con la aplicación y la acción. Lo asocio con el tipo idiográfico. Este paradigma deja más libertad e iniciativa a un sujeto de acción intencionada, atribuyéndole mayor capacidad para emanciparse. Tiene una visión interpretativista hermenéutica.

Aunque más adelante veremos que Ricoeur propone una armonización entre ambos paradigmas, el aristotélico aparece como antagonista. Considera al sistema no como el motor, sino como la consecuencia de la interacción social y de la iniciativa –la acción– de los sujetos que interpretan y construyen su propia realidad a partir de la producción de sentido y significado en su vida, lo cual, junto con su potencial personal y otros elementos, configura la realidad. El objeto de estudio en esta segunda visión es el ser humano y su acción, que se distingue de las cosas –que son el objeto de estudio materialista de las CN– en que es capaz de construir sentidos y realidades subjetivas y alcanzar la autonomía de la estructura. De esta segunda visión cabe señalar que:

> ...se desprende la concepción de la sociedad no como ente suprahumano, que se genera y se mantiene a sí mismo, sino como un mundo social fruto del quehacer de los hombres, un sistema social conceptualizado como el producto emergente de la acción e interacción social de sus miembros (Dawe, 1988, p. 424).

Dawe aclara que para esta segunda visión no se niega la acción coercitiva, pero no proviene de la sociedad como ente suprahumano, sino de manera más próxima y directa de las acciones concretas del hombre, los actores sociales y las estructuras de dominación que ellos promueven. Desde nuestro punto de vista, la propuesta de Dawe tiene la virtud de ubicar la responsabilidad y efectividad social en los individuos, con nombres y apellidos, y sus acciones de dominación, en lugar de referirse a entes abstractos dotados de influencia inevitable.

Dawe (1988) asigna un carácter moral a cada una de estas dos visiones que estamos revisando. La visión desde la estructura y el sistema es más pesimista respecto al hombre, quien, además de verse sometido, resulta incapaz de guiarse adecuadamente, por lo que deba ser guiado y someterse a un ente superior a él. Durkheim, preocupado por el orden social, atribuye a la sociedad el estatus de un ser colectivo con autonomía propia, es decir, algo único e irreductible a sus componentes, que es más que la suma de sus partes y tiene existencia propia: «la vida social... procede del ser colectivo que es, por sí mismo, una naturaleza *sui generis*» (Durkheim, 2001, p. 179). Esta afirmación se complementa con esta otra: «nuestro método es objetivo. Está dominado completamente por la idea de que los hechos sociales son cosas y deben ser tratados como tales» (Durkheim, 2001, p. 202). Según Durkheim, la sociedad, así como los hechos sociales, se asemejan a los objetos de estudio de las CN, y la sociología les puede aplicar su misma epistemología y metodología. La cuestión del orden social queda ligada al funcionamiento de la sociedad como un sistema semejante a los que encontramos en la naturaleza, como el cuerpo humano, cuyo objetivo es «estar en orden». Para ello, cada órgano cumple la función prevista por el cuerpo, conformándose así la visión del organicismo social. Así, se sitúa el nivel de conciencia en un ente abstracto, de funcionamiento incierto, anestesiando la conciencia individual, que debe aceptar el estado de las cosas.

En contraste, tenemos la visión *aristotélica*. En lugar de considerar que la estructura abstracta domina e imposibilita a los individuos sin su intervención directa, sostiene que son los individuos quienes la dominan, concediéndoles suficiente iniciativa como para dirigirla y transformarla, dándoles mayor autonomía.

De manera resumida, podemos decir que estas dos sociologías configuran dos sujetos bien diferentes: uno más inducido y condicionado por un sistema rector, que se limita a ocupar una función en el mismo para contribuir al equilibrio general; y otro más autónomo, que afronta y construye su mundo partiendo de la búsqueda del sentido de su existencia. Esta diferente configuración tiene enormes consecuencias sobre todo el proceso de comprender e intervenir; por eso es tan importante la epistemología.

En adelante, haré una introducción a la cuestión del sujeto, que es central en la epistemología de las Ciencias Humanas y Sociales (CHS) y que es una de las bases del paradigma hermenéutico y de la perspectiva socioclínica.

3.2.1 La cuestión del sujeto

Durkheim, como representante de una sociología positivista y galileana, defiende un sujeto subordinado a su función social bajo un ente social director. En su esfuerzo por enfocar la sociología en el estudio de los hechos sociales como cosas, desliga a los hechos de los sujetos: «debemos considerar los fenómenos sociales en sí mismos, desprendidos de los sujetos conscientes que se los representan» (Durkheim, 2001, p. 68). Sin embargo, enseguida, aclara que, si bien en el primer acercamiento hay que estudiar los fenómenos sociales como cosas exteriores al sujeto, podría ser que con el avance de la ciencia se reconozca que están más ligados de lo que inicialmente se consideró: «Si esta externalidad es solo aparente, la ilusión se desvanecerá a medida que la ciencia avance y, por decirlo así, veremos que lo de fuera se vuelve hacia adentro» (Durkheim, 2001, p. 69). Parece que Durkheim comprendía que el sujeto individual tenía una mayor importancia de la que predicaba, pero que, en el estado de desarrollo de la sociología de aquel momento, no era posible ir más allá. En su estudio de la vida religiosa, sitúa al indígena como miembro de una fratria que imprime en él el carácter del clan, que representa la esencia de su ser, aunque es una esencia colectiva. Para Durkheim, la persona es un ser con relativa autonomía, pero está decisivamente influenciada por su medio. De este modo, ve a la religión como una fuerza anónima e impersonal en la que el sujeto juega un papel más bien pasivo:

> Ninguno la posee por entero y todos participan en ella. Ella es totalmente independiente de los sujetos particulares en los que se encarna, que los precede y les sobrevive. Los individuos mueren; las generaciones pasan y se suceden; pero esta fuerza permanece siempre actual, viva e idéntica a sí misma (Durkheim, 1982, p. 178).

En contraste, otras perspectivas consideran al sujeto como una categoría sustantiva y compleja, aunque el paradigma dominante en las ciencias lo dejó de lado:

> El término sujeto es uno de los términos más difíciles, más malentendidos que pueda haber. ¿Por qué? Porque en la visión tradicional de la ciencia en la cual todo es determinista, no hay sujeto, no hay conciencia, no hay autonomía (Morin, 2005, p. 96).

Aunque es capaz de autonomía, el sujeto requiere una atención particular, pues es vulnerable y está en construcción. Por ello, en ocasiones es pertinente desarrollar estrategias de acompañamiento que faciliten la consolidación de su autonomía. Edgar Morin considera que «Ser sujeto es ponerse en el centro de su propio mundo, ocupar el lugar del «yo»» (Morin, 2005, p. 97). Solo uno mismo puede decir «yo» por sí mismo; nadie puede sustituirlo ahí. El sujeto conlleva la individualidad, que es irreductible, pero para ser sujeto uno mismo debe tener autonomía, al tiempo que adquiere cultura, ideologías y creencias. Esto lo hace dependiente, ya que para ser autónomo necesita integrarse en sociedad y tener en cuenta que dependo de los sentidos y del cuerpo. Una de las grandezas del sujeto es su capacidad para sobreponerse a sus condicionantes.

Bajo el título de «El regreso del sujeto» Jesús Ibáñez (1991) presentó diversas reflexiones para construir una nueva metodología para la investigación social, la cual: «va a estar estructurada por dos líneas-eje: por una parte, se propone una investigación de segundo orden; por otra parte, se propone la integración del sujeto en el proceso de investigación como sujeto-en-proceso» (*ibidem*, p. 11).

En el plano epistemológico, Ibáñez sitúa al sujeto no en la periferia, sino en el centro: «soy un dispositivo de reflexividad que el universo se pone en su centro» (Ibáñez, 1991, p. 90). Esa reflexividad se sustancia en lo que Ibáñez llama «investigación de segundo orden» que es una investigación de la investigación del objeto: «Pasamos de la investigación de los sistemas observados a la investigación de los sistemas observadores» (*ibidem*, p. 11).

Michel Foucault, por su parte, tiene un pensamiento particular en lo relativo al sujeto, relacionándolo con la posibilidad de acceso a la verdad como reflexión epistemológica. Según Foucault (1994), la filosofía se pregunta qué es lo verdadero, y también qué permite la existencia de lo verdadero y cómo logra el sujeto acceder a lo verdadero. Con relación a lo anterior, la espiritualidad se define como la búsqueda práctica y la experimentación que el sujeto acomete en la transformación necesaria sobre sí mismo para tener acceso a la verdad. Foucault identifica la espiritualidad con las prácticas que transforman la existencia del sujeto para acceder a la verdad. Por tanto, el sujeto no recibe la verdad por derecho; para recibirla, tiene que transformarse en algo distinto. El acceso a la verdad afecta al ser mismo del sujeto. Y cuando la percibe, la verdad lo ilumina, tranquilizando su espíritu. De esta manera «existe en la verdad, en el acceso a la verdad, algo que perfecciona al sujeto, que perfecciona el ser mismo del sujeto o lo transfigura» (Foucault, 1994, p. 39). Desde la antigüedad, la pregunta «¿cómo tener acceso a la verdad?... [está acompañada por esta otra] ¿qué transformaciones son necesarias en el propio ser del sujeto para tener acceso a la verdad?» (*ibidem*, p. 40).

Sin embargo, con la llegada de Descartes, el conocimiento se convirtió en la única vía de acceso a la verdad, sin que sea condición necesaria la modificación del sujeto. Y dado que el conocimiento se puede alcanzar mediante procedimientos extrínsecos al ser del sujeto, en la modernidad alcanzar la verdad deja de ser algo intrínseco al sujeto, vaciándolo como canal directo con la verdad. De esta manera, Foucault concluye que en la modernidad:

> ...la verdad ya no puede salvar al sujeto. El saber se acumula en un proceso social objetivo. El sujeto actúa sobre la verdad, pero la verdad ha dejado de actuar sobre el sujeto... No se trata de un conflicto entre la espiritualidad y la ciencia, sino entre la espiritualidad y la fe/teología (Foucault, 1994, p. 41).

Lo anterior aleja al sujeto de la experiencia íntima de la verdad, ya que esta pasa a pertenecer al mundo exterior del conocimiento; la experiencia del sujeto queda desvinculada intrínsecamente de la verdad. Se separa al sujeto de la verdad, que queda exterior a él, impidiéndole experimentarla y, por tanto, no lo transforma.

Esto permite ver cómo en las sociedades modernas la (des)información, las *fake news* y el cuarto poder –ejercido sin descanso por grandes medios de comunicación concentrados en pocas manos– son las nuevas formas de alienación del sujeto, que se ve arrastrado por el caudaloso río de la desinformación, donde se diluye aún más la posibilidad de acceder a la verdad. Ni ella está en el exterior, ni lo que hay en el exterior está exento de ideologías manipuladoras. Consumimos información mediática y, sobre ella, basamos muchas de nuestras decisiones. El acceso a la verdad está cerrado, afectando a los grandes supuestos de la modernidad, como la democracia, que, exenta de verdad, queda a merced de la acumulación de poder.

Desde el enfoque de género, autoras como Judith Butler (2007) se acercan a esta cuestión en particular con un enfoque interesante, hablando de un sujeto performativo. Butler lo ejemplifica con el «sujeto masculino» de carácter fálico y el «sujeto femenino», el «sujeto feminista» y «las mujeres como el sujeto del feminismo», y afirma que:

> El problema del «sujeto» es fundamental para la política, y concretamente para la política feminista, porque los sujetos jurídicos siempre se construyen mediante ciertas prácticas excluyentes que, una vez determinada la estructura jurídica de la política, no «se perciben» (*ibidem*, p. 47).

Lo interesante en Butler es que pone en evidencia que la sociedad y sus estructuras jurídicas, habitualmente constituidas desde lo masculino, establecen y definen categorías como la masculinidad y la feminidad a través de la reiteración. Estas estructuras elaboran categorías alrededor de la mujer y del feminismo, imponiendo la utilización de sus regulaciones y nomenclaturas para poder reformular los sujetos, en particular el sujeto del feminismo. Es decir, algunas dimensiones del sujeto, en este caso el género, se construyen por medio de discursos, normas y prácticas sociales repetitivas, sancionadas por los efectos de la dominación masculina en las principales esferas sociales.

Butler considera al sujeto como algo abierto y en construcción, partiendo de la acción, del hacer, en un proceso performativo en el cual la acción precede la emergencia del sujeto. Según ella «necesitamos serlo [sujeto] para poder vivir, para ser viables (legibles) culturalmente» (Moreno, 2017, p. 309). La idea de Butler es que devenimos sujetos tomando como punto de partida un hacer necesario, repitiendo las normas sociales que moldean al sujeto.

Existe una amplia literatura contemporánea sobre la cuestión del sujeto; aquí solo he presentado algunos ejemplos a modo de introducción.

Desde la SC la cuestión del sujeto ha merecido mucha atención, como veremos en los próximos apartados. Cabe citar el estudio de las influencias entre lo psíquico y lo social, abordado en Gaulejac (2009), así como la postulación y problematización de la hipótesis «el individuo es el producto de una historia de la que intenta convertirse en sujeto» (Gaulejac, 2019, p. 45). Esta hipótesis se plantea como un movimiento dialéctico entre lo que somos y aquello en lo que nos convertimos, en conexión con la idea de que el individuo no solo es producto de la historia, sino que también la produce, adquiriendo historicidad al intervenir sobre su propia historia.

3.2.1.1 Consideraciones narrativas del sujeto

Dada su relevancia, me gustaría exponer otros elementos de interés sobre la cuestión del sujeto, pero más allá de las discusiones científicas y epistemológicas quisiera compartir imágenes narrativas. Por ejemplo, me llama la atención que cuando profundizamos en la cuestión del sujeto se evidencien las distopías de una sociedad que lo enferma. Me impactó la fuerza narrativa del sujeto luchando denodadamente por apropiarse de su identidad cuando asistí en Madrid a la obra de teatro «seuls» de Wajdi Mouawad. Evito los ejemplos internacionales de la guerra, actualmente focalizados en Ucrania y Palestina como escenarios lejanos donde se juegan conflictos territoriales geoestratégicos... Prefiero presentar ejemplos más próximos a los estudiantes y profesores. El primer ejemplo se basa en el álbum *The Wall* de la banda británica *Pink Floyd*:

> Una película de Alan Parker de 1980, *The Wall*, mostraba la disolución del sujeto moderno de una forma extrema e impactante (…) Un muchacho que desarrolla toda una serie de complejos en su relación con los demás por la presión de una escuela opresiva que convierte a los muchachos en carne picada para moldearlos de forma normalizada; una canción que clama *We don't need no education, hey teacher, leave the kids alone*, contra esa institución. Un joven que es incapaz de mantener una relación afectiva y que se va viendo cada vez más asediado por un muro que él mismo ha construido. La salida es la locura, inducida por las drogas y la desesperación. Pero, si todo quedara ahí, sería un simple delirio. Las imágenes, construidas a partir de dibujos de cómic, muestran muros de indiferencia y aislamiento construidos con marcas comerciales, muestran niños tamizados que se convierten en figuras paramilitares, una vorágine que equipara la locura del protagonista con la locura de la sociedad y, al final, un protagonista que se rompe como imagen de la sociedad que ya se ha resquebrajado (Fernández Quintero, 2015, p. 155).

El muro se convierte en una metáfora del sujeto encerrado por dinámicas sociales que, de manera invisible, lo secan y retuercen. Un sujeto «sujetado» que no logra ser él mismo, expropiado de quién es y de su historia personal, sometido a una educación bancaria disciplinaria (Freire, Foucault).

El otro ejemplo que quisiera traer a colación son los suicidios en el ámbito universitario, fenómeno que reclamó mi atención durante la escritura del libro debido a los casos ocurridos en la universidad donde trabajo. Debido a su complejidad y a la extensión que adquirió, he pasado este ejemplo al apartado 5.3 «Suicidios en la universidad y expropiación».

Estos y otros ejemplos muestran la fragilidad del sujeto real, que contrasta con un mundo consumista que idolatra al individuo hedonista y exitoso artificial, así como al hiperdesarrollo tecnológico y productivo, cuyas últimas expresiones son los viajes a Marte y el asombroso desarrollo de la inteligencia artificial. Un sujeto que es tan frágil como nuestra conciencia ante los problemas sociales ajenos, problemas que no hacemos nuestros. Estos contrastes nos llevan, de manera inevitable, a la coexistencia del *homo sapiens* y el *homo demens*, tan bien expuesta por Morin. La cita es larga, pero vale la pena:

> A partir de entonces, aparece el semblante del hombre oculto bajo el emoliente y tranquilizador concepto de sapiens. Se trata de un ser con una afectividad intensa e inestable, que sonríe, ríe y llora, ansioso y angustiado, un ser egoísta, ebrio, estático, violento, furioso, amoroso, un ser invadido por la imaginación, un ser que conoce la existencia de la muerte y que no puede creer en ella, un ser que segrega la magia y el mito, un ser poseído por los espíritus y por los dioses, un ser que se alimenta de ilusiones y de quimeras, un ser subjetivo cuyas relaciones con el mundo objetivo son siempre inciertas, un ser expuesto al error, al yerro, un ser [sic] *úbrico* que genera desorden. Y puesto que llamamos locura a la conjunción de la ilusión, la desmesura, la inestabilidad, la incertidumbre entre lo real y lo imaginario, la confusión entre lo objetivo y lo subjetivo, el error y el desorden, nos sentimos compelidos a ver al *homo sapiens* como *homo demens* (Morin, 1974, p. 131).

> No podemos seguir imputando desórdenes y errores a las insuficiencias ingenuas ni a las incompetencias de la humanidad primitiva, reducidas en el orden y la verdad civilizadores. El proceso hasta hoy es inverso. Ya no es posible oponer sustancial y abstractamente razón y locura. Por el contrario, debemos superponer sobre el rostro serio, trabajador y aplicado de *homo sapiens*, el semblante, a la vez otro e idéntico, de *homo demens*, El hombre es loco-cuerdo. La verdad humana trae consigo el error. El orden humano implica el desorden (*ibidem,* p. 133).

Morin ilustra magistralmente la paradoja de un ser humano dotado de dos caras inseparables y contradictorias. Con errores y un desorden permanente, cuya aceptación nos permite comprender la necesidad del sujeto de transformarse, posiblemente mediante un acompañamiento. Somos seres sociales multidependientes, sujetados no solo por la estructura y por el sistema, sino también por lo que han hecho de nosotros y por los otros. Por lo tanto, no como respuesta a algo extraordinario, sino como una necesidad intrínseca, reconocemos nuestra interdependencia. Nos encontramos ante una «desviación normal» del sujeto, lo que implica una paradoja: una no-desviación tratada como desviación que, al mismo tiempo, se invisibiliza como no-desviación. Por ello, el sujeto debe afrontarse a sí mismo y a los demás si quiere escapar de esta especie de autonegación.

3.2.2 Sujeto y apropiación

Considero que el pensamiento del filósofo y académico José Ortega y Gasset es un antecedente clave para la mirada socioclínica sobre el sujeto. Ortega fue discípulo de W. Dilthey, a quien dedicamos un espacio al hablar del paradigma hermenéutico, e influyó en uno de mis maestros, José Ramón Torregrosa. Ortega subrayó que la esencia de lo humano no reside en la realidad material, sino en su vivencia, su experiencia y su circunstancia: «el hombre no tiene naturaleza, sino que tiene... historia. O, lo que es igual: lo que la naturaleza es a las cosas, es la historia –como *res gestae*[51]– al hombre» (Ortega y Gasset, 1941, p. 51). Las experiencias, las acciones y las vivencias del sujeto, pasadas y presentes, lo constituyen: somos la historia de nuestros antepasados. Caballero (2018), alineado con Ortega, destaca que para entender al hombre es necesario recurrir a su historia y biografía, puesto que la realidad radical del hombre es la vida humana y «es a la propia dinámica de la realidad a la que debe subordinarse el pensamiento del observador» (Caballero, 2018, p. 143).

Para Ortega, la sustancia del sujeto radica en lo que le acontece, en sus vivencias y en su drama, los cuales cobran sentido a través de la interpretación y la reflexión, y así se convierten en su narración: «Como la vida es un drama que acontece y el «sujeto» a quien le

---

[51] Como «acciones llevadas a cabo».

acontece no es una «cosa» aparte y antes de su drama, sino que es función de él, quiere decirse que la «sustancia» sería su argumento» (Ortega y Gasset, 1941, p. 41). De ahí la importancia de que el sujeto se apropie de su historia y se transforme; es decir, que construya historicidad, una categoría abordada en el subapartado de la sociología fenomenológica. La historicidad es nuestra capacidad para integrar nuestra historia, articulando lo que ha pasado con lo que puede pasar, lo que nos permite transformar nuestra relación con el mundo y constituirnos en un «sí mismo».

Todo lo anterior confirma la importancia que la SC otorga a trabajar lo más cerca de la historia de vida del sujeto para comprenderlo. Por ello, desarrolla metodologías de intervención socioclínicas que trabajen desde la vivencia, la biografía y la implicación. Por esta razón, cuando se trata del comportamiento y del ser humano, hay que priorizar que la investigación parta de la realidad fenomenológica para luego encontrar las teorías y disciplinas, y no al revés, evitando así una ciencia y un saber colonizadores.

Para introducir la mirada propiamente socioclínica sobre el sujeto, me baso en Gaulejac (2009), quien en su libro *Qui est «Je»* profundiza en esta cuestión central. En sus conclusiones, recoge elementos muy representativos:

> L'homme ne trouve pas sa liberté en «échappant» à sa condition, mais en l'acceptant pour mieux la dépasser, afin de se construire à partir d'elle. Le sujet est avant tout assujetti, et c'est dans cet assujettissement même qu'il trouve les éléments qui vont lui permettre de se construire en sujet (…) Le «devenir sujet» est à la fois une chance et un fardeau, une conquête et un moyen de se socialiser, une aventure humaine et une réponse d'adaptation à la société, un moyen d'affirmer une singularité et la contribution attendue de chacun pour produire la société[52] (*ibidem*, pp. 195, 196).

---

[52] El hombre no encuentra su libertad «escapando» de su condición, sino aceptándola para superarla mejor, para construirse a partir de ella. El sujeto es, ante todo, un ser sujetado, y es en esta misma sujeción donde encuentra los elementos que le permitirán construirse como sujeto (…) «Convertirse en sujeto» es a la vez una oportunidad y una carga, una conquista y un medio de socialización, una aventura humana y una respuesta de adaptación a la sociedad, un medio de afirmar una singularidad y la contribución que se espera de cada persona para producir la sociedad.

Lo interesante es que Gaulejac sitúa una de las esencias del sujeto en la lucha que libra con las contradicciones y constricciones que lo rodean. Acepta el mundo con ellas y pone en esa lucha tanto el proceso de subjetivación del propio sujeto como su interconexión con el mundo que le oprime, abocándole a establecer una mediación que, al mismo tiempo que le permite sobrellevar el mundo, le conforma como sujeto en su camino biográfico de emancipación, encontrándose en medio de una realidad social compleja que lo amarra. Esta realidad no es tan limitante como para impedirle un rango de libertad, gracias al cual adquiere protagonismo en la construcción de su vida, de tal manera que es, al mismo tiempo, producido y productor de su historia, de la que trata de apropiarse para convertirse en su principal protagonista. En ese movimiento, toma conciencia de su condición de amarrado (sujetado); en medio del deseo que lo lleva hacia el otro y a su propio deseo, se revela como objeto y sujeto de deseo. En la acción, se desenvuelve a partir de la construcción de la sociedad y de su propia historia, que lo construyen y que él construye. Es un movimiento con más incertidumbre que control, en el que el sujeto trata de ser protagonista de su destino y dar sentido a su existencia:

> L'individu va chercher à se donner un sens, à se fixer une orientation, à tenter de donner une cohérence à son existence parce qu'il est pluriel et multidéterminé, et parce que l'ensemble de ces déterminismes le poussent dans tous les sens[53] (Gaulejac, 2009, p. 196) (...) Et si le retour du sujet était l'idéologie de l'hypermodernité?... c'est le sujet lui-même qui prend la place de Dieu comme créateur de son existence, comme producteur de la société, comme entrepreneur de sa vie, comme révélation de son «moi intime»... Il semble donc que le sujet soit le dernier recours face au désenchantement du monde... le sujet vient remplir le «vide social» et la crise du sens: chacun est invité à produire le sens de sa vie[54] (ibidem, p. 198).

---

[53] El individuo buscará darse un significado, establecer una orientación, tratará de dar coherencia a su existencia porque ella es plural y multideterminada, y porque todas esas determinaciones lo empujan en todas direcciones.

[54] ¿Y si el regreso del sujeto fuera la ideología de la hipermodernidad?... es el propio sujeto que toma el lugar de Dios como creador de su existencia, como productor de la sociedad, como emprendedor de su vida, como revelación de su «yo íntimo»... Parece, por tanto, que el sujeto es el último recurso ante el desencantamiento del mundo... el sujeto viene a llenar el «vacío social» y la crisis de sentido: cada uno está invitado a producir el sentido de su vida.

De esta manera, en su máxima expresión, el regreso del sujeto ocuparía un lugar privilegiado en la hipermodernidad, devolviendo al hombre su esencia para llenar el vacío social y remontar la crisis de sentido, desde la apropiación de su existencia.

3.3 Epistemología en Max Weber

Para Weber (1964), la sociología debe ocuparse del estudio de la acción social. Se refiere a la acción como a una conducta humana que porta un sentido subjetivo para el sujeto de dicha acción. Este sentido subjetivo puede producirse de manera histórica o ser algo construido, de manera que la acción sea comprensible. La comprensión (*verstehen*), por su parte, puede tener un carácter racional y entenderse intelectualmente de manera diáfana y exhaustiva, inmediata y unívoca. También puede tener un carácter endopático, de afección interior, de tipo afectivo, estando en conexión con las emociones y los sentimientos. Si los procesos no portan sentido, resultan incomprensibles. Queda claro que el sentido que el sujeto social da a la acción es una categoría central en la sociología de Weber.

Para navegar entre los elementos expuestos, se requiere de la epistemología como vehículo. Una de las preguntas que podemos formular es: ¿dónde queremos ir y cómo podemos navegar para llegar allí? La primera consideración es enunciar, de alguna manera, aunque sea vaga ¿qué estamos buscando? Para ello, en la etapa temprana del viaje investigativo, las investigaciones de corte cualitativista dejan abierto el problema de estudio, ya que este se va orientando según se avanza en el camino y se incrementa la comprensión del espacio investigado. El descubrimiento a partir de la experiencia, y otros elementos, guía la investigación. En ocasiones, al intentar comprender espacios y fenómenos sociales sobre el terreno, nos encontramos con etiquetas reduccionistas que imponen una lógica instrumental, bloqueando la comprensión sensible de los fenómenos.

La producción de nuevo conocimiento está llena de preguntas, cuya formulación orienta y condiciona cómo nos aproximamos e interpretamos los problemas: ¿cuál es el problema?, ¿qué conozco de él y por qué?, ¿qué prejuicios tengo?, ¿cómo puedo aproximarme más para comprenderlo en profundidad?, ¿cuáles son las herramientas, instrumentos y significados más adecuados para lograr un conocimiento sobre él? Para aproximarnos a cualquier problema, cambio, fracaso, opresión o sufrimiento que experimentan las personas, debemos profundizar en nuestra propia relación con estos problemas. Nuestros procesos hermenéuticos, como personas que igualmente soportamos problemas, constituyen una fuente fundamental para la comprensión del comportamiento humano.

Ante la diversidad de rutas y alternativas para navegar en búsqueda del conocimiento, el paradigma hermenéutico libera una serie de estrategias que permiten considerar planteamientos distintos a los tradicionales. Por ejemplo, en lugar de partir obligatoriamente de una teoría que predefina lo que debemos observar de manera precisa, es posible realizar inicialmente una variedad de observaciones exploratorias que nos ayuden a identificar, definir y construir, cuál es el problema a observar, para luego acumular casos en busca de patrones y teorizar.

A continuación, me apoyaré en Freund (1988) para analizar otros elementos importantes de la epistemología sociológica y su aplicación por parte de Max Weber, quien, a diferencia de Comte y Durkheim, antes de desarrollar su metodología realizó estudios de campo relevantes que coadyuvaron a la elaboración de su enfoque comprensivo de la sociología. Este enfoque pone énfasis en la acción social y en el desarrollo de herramientas metodológicas adecuadas. Respecto a la importante cuestión de las metodologías, para Weber, un método no es ni más ni menos legítimo que otro, sino solo una técnica adecuada que se pone al servicio de la investigación:

> ...no tenía superstición alguna en torno del método; opinaba que un buen método es el que demuestra ser fértil y eficaz en el plano del trabajo concreto. Ninguno hay, entonces, más legítimo que los otros, porque la elección de tal o cual está determinada por las posibilidades de trabajar en cierto tema. Y siendo el método no más que una técnica de estudio, no caben los dogmatismos ni las ortodoxias (Freund, 1988, p. 196).

Freund destaca que Weber afianzó el método interpretativo en sociología y trabajó en la distinción entre explicar (erklären) y comprender (verstehen), aunque estos elementos ya habían sido introducidos por Droysen en historia y Dilthey en las ciencias del espíritu. A diferencia de los objetos inertes estudiados por las CN, las CHS estudian el comportamiento humano y las relaciones sociales, que son dinámicas y cambiantes, pero que tienen una cualidad exclusiva: la producción de sentido, alrededor de la acción del individuo. Esta acción se relaciona con el contexto institucional y el normativo donde se lleva a cabo. La acción cuenta con una meta, unos valores y unos ideales que la motivan; se trata de una combinación de sentidos tanto individuales como colectivos que, para Weber, están subjetivamente dirigidos. Esto conecta con su concepto de acción social, que es un comportamiento dirigido por un sentido subjetivo, es decir, toda acción tiene adherido un sentido (Weber, 1964). En esta característica del objeto de estudio de las CHS, centrada en el sentido, podemos señalar una de las diferencias capitales entre las CN y las CHS, así como sus epistemologías y metodologías diferenciadas:

> ...para aprehender fenómenos sociales hace falta un esfuerzo adicional, porque es indispensable entender sus motivos, es decir, las razones que llevaron a los hombres a actuar y las metas que persiguen. Toda acción tiene un fin (bueno o malo) que la explicación no aclara. Según Weber, para elucidar el sentido de una acción el mejor método es el de la comprensión (*verstehen*) (Freund, 1988, p. 198).

La explicación causal es más aplicada por las CN a su objeto de estudio. Debido a la mayor variabilidad del objeto de estudio de las CHS –entre otras cosas, por la presencia de la voluntad, las motivaciones y las interpretaciones–, además de la explicación, es necesario adicionar la comprensión.

Hanique (2022) pone de relieve que la perspectiva comprensiva, atribuida a Dilthey y a Weber, asumió el reto de analizar científicamente el sentido de la conducta humana, tomando distancia de los presupuestos positivistas. Esta perspectiva incorpora la biografía y la historia social como producto y proceso. Weber propuso otorgarles un rigor científico mediante procedimientos y metodologías adecuadas, como el ya mencionado tipo ideal, que convierte al sujeto en abstracto, para investigarlo más allá de los casos particulares y del sesgo del investigador. Más adelante, examinaremos los aportes de la SC a la sociología comprensiva.

Como ejemplo aplicado, Anthony Giddens pone de relieve que, para describir la vida social con precisión, antes se requiere comprender «...el significado que las personas conceden a su conducta. Por ejemplo, describir una muerte como suicidio supone saber qué es lo que la persona en cuestión pretendía (Giddens, 2014, p. 60). Es evidente que el suicidio implica la intención de autodestruirse. Al saber que una persona se quitó la vida intencionalmente, nos sentimos obligados a comprender qué le llevó a tomar esa trágica decisión y a buscar sentido a su acto, tanto a nivel micro, meso como macro. Ante fenómenos como el suicidio, los científicos asumimos de manera nítida nuestro papel como buscadores de sentido en la acción social.

Otro aporte metodológico de Weber es el pluralismo causal. En contraste con la causalidad mecánica –representada por el efecto cinético que una bola de billar (causa) imprime a la que golpea (efecto)– en la acción humana ambos componentes, causa y efecto, pueden intercambiarse. Alcanzado un fin, éste puede convertirse en una nueva causa. A su vez, un medio eficaz puede convertirse en causa de una nueva actividad.

Las Ciencias Naturales (CN), en general, estudian un objeto que carece de sentido y puede ser analizado mediante explicaciones causales que parten de fenómenos que los anteceden. A esa epistemología le asignamos de manera más propia la capacidad explicativa. Sin embargo, la acción humana es un proceso más complejo que el acontecer mecánico y está constituida por algo más que fenómenos antecedentes.

Según Weber, la acción humana cobra una orientación a partir del sentido que le otorgan los individuos protagonistas. Este sentido debe interpretarse ya que no responde a una ley universal, sino a un entramado de elementos que incluyen una gran variedad de condicionantes y significados, presentes en el proceso de interpretación que lleva a un individuo a representarse la realidad y proponerse uno u otro comportamiento. Sin embargo, Weber no daba tanta importancia a las vivencias y, en esta cuestión, marcaba su distanciamiento de Simmel, quien ponía énfasis en la vivencia y en la base psicológica de la comprensión: para comprender a Julio César, no es necesario ser Julio César.

Weber muestra que la manera de llegar a conocer el sentido de la acción es a través de la comprensión, el *verstehen*. Por tanto, la propuesta de una sociología comprensiva por parte de este autor necesita ir más allá de un tipo de conocimiento explicativo de la conducta humana. Las particularidades del comportamiento humano requieren la introducción de nuevas dimensiones, como el sentido y la interpretación, para comprender por qué, cómo y para qué se produce. Como puede apreciarse, este método no es experimental ni demostrativo, presentando algunas debilidades que el propio Weber identificó, como la incertidumbre a la hora de proporcionar pruebas. Sus hallazgos no pueden generalizarse y necesitan ser reforzados de distintas maneras, como la acumulación de casos para ir ganando fuerza gradualmente, la realización de comprobaciones cruzadas, alcanzar la saturación, y hacer referencia a fines y valores, entre otros.

Weber no descartaba la combinación de métodos, lo que nos abre a la combinación de paradigmas:

> El mayor equívoco ha consistido en atribuir a Weber la idea de que explicación y comprensión son métodos absolutamente autónomos y aun opuestos: él no se cansó de repetir que son complementarios y que pueden ser utilizados en forma sucesiva y hasta simultánea (Freund, 1988, p. 199).

Las propuestas de Weber a la epistemología responden a un contexto de fuertes debates a finales del siglo XIX sobre la posición que debía ocupar la ciencia: qué era y qué no era ciencia, qué ciencias serían admitidas y cuáles cuestionadas. En estos debates, las Ciencias Humanas y Sociales (CHS) se encontraban en la mira, en contraposición al puesto dominante de las Ciencias Naturales (CN). En este contexto, Weber identifica y admite la existencia de dos métodos, con sus diferencias. Uno es el método «generalizante», que se preocupa por el enunciado de leyes, y el otro es el método «individualizante», más preocupado por las dimensiones particulares y cualitativas de los fenómenos analizados. El propósito de Weber no era dividir la ciencia, sino estimular la colaboración en función de las necesidades de la investigación, lo que guarda coherencia con su enfoque multidisciplinar y plural: «Según Weber, puede haber tantas ciencias como específicos puntos de vista existan en el examen de un problema» (Freund, 1986, p. 40).

Esta herramienta metodológica se denomina «pluralismo causal». Weber descarta una causalidad como razón suficiente y no ve límites nítidamente identificables en el origen de un efecto, que podría estar muy distanciado en el tiempo. Tampoco observa una causalidad rigurosa en las CHS ni acepta que un fenómeno social tenga una única causa antecedente, como pretendía el «monismo causal» en su época. Weber sostenía que cualquier suceso tiene una pluralidad de causas, lo que dificulta identificar la importancia de cada una de ellas. En lugar de verla como un impedimento, Weber consideraba que esa pluralidad facilita que el investigador aplique su discernimiento de manera más flexible para asociar fenómenos con sus diversas causas. Otra herramienta metodológica de Weber es la «posibilidad objetiva», que permite revisar la importancia de una posible causa para un fenómeno social. Para realizar la revisión, nos situamos en el supuesto de que tal causa no existió y, a continuación, nos preguntemos si, al desaparecer la supuesta causa, desaparecería el fenómeno.

A continuación, pondré un ejemplo con fines pedagógicos. Imaginemos como hipótesis de trabajo que diversas denuncias e investigaciones judiciales vinculan a un influyente político, que tuvo responsabilidades de gobierno, con una desviación de la política antiterrorista del país hacia lo que podría ser considerado un genocidio. Existen diversos indicios, testimonios y pruebas, además del establecimiento de recompensas para las Fuerzas de Seguridad del Estado como recompensa por causar bajas entre los terroristas, produciéndose desviaciones que presentaban a miles de civiles como bajas del exitoso avance de la lucha antiterrorista, lo cual permitía el cobro de las recompensas mencionadas y la concesión de méritos y reconocimientos. Existen miembros de las Fuerzas de Seguridad del Estado que han sido encontrados culpables, y se ha identificado un alto número de víctimas de este «terrorismo de Estado». Sin embargo, permanece una fuerte polémica porque ciertos sectores señalan que aún no se ha llegado a enjuiciar a los máximos responsables. La discusión gira en torno a la supuesta «conexión causal» que liga al influyente político con este terrorismo de Estado, simbolizada por una pregunta grafiteada en cientos de paredes: *¿quién dio la orden?* Si aplicamos la «posibilidad objetiva» suponiendo que no hubiese existido el influyente político en cuestión y, por tanto, ningún rastro de su influencia política ni de gobierno, lo que incluye sus promesas electorales, sus políticas y arengas, además de todas sus acciones. Por tanto, nos preguntamos: sin la presencia de este político, ¿habría ocurrido algo similar? ¿Lo decisivo fueron las circunstancias del país, o lo fue el político?

De vuelta a Weber, Freund (1988, p. 202) sintetiza así la esencia de su epistemología: «para desentrañar las relaciones causales reales, construimos otras irreales». Otra herramienta metodológica propuesta por Weber, en estrecha relación con esa afirmación, es «el tipo ideal», que es una representación mental que engrandece algunos elementos de la realidad. Otra es «la referencia a los valores». Para elaborar un tipo ideal hay que seleccionar algunos elementos de la realidad; en cuanto a cómo elegirlos, no hay un criterio objetivo según Weber. Sin embargo, el investigador debe llevar a cabo un proceso que denominó «referencia a los valores». En dicho proceso, se admite la presencia de la subjetividad en el investigador, así como la inexistencia de un sistema universal de valores. Por lo tanto, el investigador debe hacer una mención explícita de los valores considerados para seleccionar los elementos de la realidad en los que va a profundizar, permitiendo justificar y comprender la construcción de un tipo ideal.

Por ello, la referencia a valores cobra una gran relevancia en Weber: «La tesis general de toda su epistemología procede de que la investigación sociológica solo es válida dentro de los límites de la referencia a los valores escogidos en cada momento por un autor» (Freund, 1988, p. 204).

Tras todo lo expuesto, podemos constatar que sería un reduccionismo inadecuado afirmar que la metodología de Weber es meramente un «individualismo metodológico». Como hemos visto, este autor da mucha importancia al desarrollo de distintas estrategias metodológicas y a su combinación, incluyendo las de cualquier otra ciencia según lo requiera cada investigación. Weber siempre busca el mayor rigor para estudiar el objeto de estudio más complejo que ha enfrentado la ciencia: el propio ser humano. La magnitud de la tarea requiere que otros autores continúen la labor. En este sentido, me llaman la atención los aportes de Paul Ricoeur, basados en la fenomenología, y especialmente en la hermenéutica y la tradición de interpretación de los textos sagrados. Ricoeur realiza una minuciosa profundización en dos de las categorías fundamentales estudiadas por Weber: «sentido» e «interpretación». Ricoeur logra establecer una conexión particular entre los textos y la vida, que nos ayudará a avanzar en esa tarea y profundizar en la epistemología de las CHS.

3.4 Epistemología en Paul Ricoeur[55]

El filósofo y antropólogo francés Paul Ricoeur cultivó la fenomenología y profundizó en la hermenéutica dentro de su extensa trayectoria intelectual. En su obra, aborda numerosas temáticas y dimensiones, contribuyendo al enriquecimiento y consolidación del paradigma hermenéutico y de conceptos fundamentales como la comprensión y la interpretación.

Me he interesado en Ricoeur por dos razones. La primera, dar continuidad al estudio de la epistemología en las CHS y del trabajo emprendido por Weber en este campo, singularmente alrededor de la categoría «sentido». Creo que Weber nos puso a los sociólogos

---

[55] Una versión anterior de este estudio sobre Paul Ricoeur fue publicada anteriormente (Yzaguirre, 2023).

clínicos la tarea de lograr una mayor comprensión de cómo se produce el sentido de la acción en el sujeto social. Y para esa gran tarea, Ricoeur, no siendo sociólogo ni propiamente de la escuela weberiana, es un autor muy interesante y prolífico que ofrece valiosas herramientas conceptuales.

La segunda razón es que los aportes de este autor tienen un alto interés para la conformación de la perspectiva socioclínica, como se desprende de lo dicho por diversos autores próximos a la SC como Bouilloud (2022) y Herreros: «Para el clínico, tener una preocupación por el otro pasa por la consideración del otro, como otro sí mismo» (Herreros, 2022, p. 118), en alusión a una de las principales obras de Ricoeur.

A continuación, me referiré brevemente a distintos temas abordados por Ricoeur para reflejar su importancia para el paradigma hermenéutico, para la perspectiva socioclínica, para la SC y también para la sociología.

Como veremos, Ricoeur profundiza en los términos «explicar» y «comprender», y se pregunta si cabe hablar de continuidad o discontinuidad epistemológica entre las ciencias naturales y las del hombre. En sus propuestas, podemos identificar una senda que califico de «intermedia», que de manera muy resumida interpreta la comprensión y la explicación como dos momentos relativos pertenecientes al mismo y complejo proceso de la interpretación (Ricoeur, 2002).

En su influyente obra *Sí mismo como otro* (Ricoeur, 2006), el autor analiza la naturaleza de la identidad personal, así como la constitución del yo a través de la autohistoria y la narrativa. Una de las temáticas que aborda es cómo comprender el lenguaje circunscrito a ciertos contextos, reflexionando sobre el sujeto hablante cuando está en contradicción y se encuentra fuera de lugar, o sobre su capacidad para referirse a «sí mismo» en cuanto «otro».

Asimismo, sus investigaciones desde la hermenéutica facilitan la comprensión pertinente de qué es lo que hay que comprender y el trabajo que tiene que realizar el sujeto para comprender más allá de su propio mundo (Ricoeur, 2001). Por otra parte, exalta la importancia del lenguaje y su competencia en la movilización de las emociones (retórica) y en la creación de otros mundos (poética) que corren paralelos a los procesos de interpretación, situando con ello al lenguaje y a la interpretación en el pórtico de acceso al sentido de lo humano (Ricoeur, 2003).

Otro ejemplo que muestra la variedad de temáticas que aborda es su reflexión sobre la utilización del lenguaje político, donde subraya la diferencia fundamental entre poder y dominación, a menudo olvidada por las pseudo-democracias (Ricoeur, 2006).

Ricoeur, además de representar un giro hermenéutico e interpretativo de las CHS, responde al «encargo» de Max Weber de seguir desarrollando la sociología comprensiva y profundizando en la teoría de la acción social y el sentido de la acción. Sus reflexiones alrededor de las categorías «explicar» y «comprender» son igualmente aplicables a la epistemología de la perspectiva socioclínica.

3.4.1 Explicar y comprender en Ricoeur

Ricoeur publicó su trabajo «Explicar y Comprender» en el libro *Del texto a la acción* (Ricoeur, 2002, pp. 149-168), que forma parte de sus trabajos sobre la interconexión entre el texto y la acción. En esta obra se recopilan textos que forman parte de sus investigaciones hermenéuticas dedicadas a profundizar en las interpretaciones, buscando «la reinscripción progresiva de la teoría del texto en la teoría de la acción» Ricoeur (2002, p. 12). En su trabajo, Ricoeur se esfuerza en mostrar la proximidad epistemológica entre el decir y el texto, y el comportamiento y la acción:

> los discursos son ellos mismos acciones... el vínculo mimético –en el sentido más activo del término– entre el acto de decir, y de leer, y el actuar real nunca se rompe del todo... [llegando a contemplar] ...la acción significativa considerada como un texto (Ricoeur, 2002, p. 12).

Según Ricoeur, las categorías «Explicar y Comprender» no pertenecen a espacios epistemológicos incompatibles ni son dos formas irreductibles de ser, ya que eso supondría que «en las cosas mismas el orden de los signos y de las instituciones es irreductible al de los hechos sometidos a leyes» (Ricoeur, 2002, p. 149). De aceptarse esa incompatibilidad, habría que poner a la filosofía a justificar «la discontinuidad epistemológica entre ciencias naturales y ciencias del hombre en la diferencia última entre el modo de ser de la naturaleza y el modo de ser del espíritu» (*ibidem*, p. 149).

Aun considerando que no existe un quiebre epistemológico entre las CN y las CHS, nuestro autor es consciente de la intensa discusión existente entre ambos campos científicos, sintetizada en los términos «explicar» y «comprender». En un extremo de estas tesis, se sostendría el quiebre y, junto a él, la puesta en duda del carácter científico de la sociología, como tuvo que combatir Durkheim en su época. En el otro extremo, se admitiría la existencia de algún tipo de continuidad, incluso de integración, entre las posturas del comprender y del explicar. Esta es la posición a la que va a contribuir positivamente Ricoeur.

El problema se puede enunciar de la siguiente manera: vinculo la categoría «comprender» con ciertas demandas de la especificidad singular de las CHS y su carácter idiográfico orientado al estudio de lo particular, que llegan hasta el punto de considerar este carácter incompatible, o irreductible, al positivismo. Por otra parte, asocio la categoría «explicar» a posiciones que defienden una falta de diferenciación precisa entre las CHS y las CN, y a la idea de que, para ser considerada una verdadera ciencia, toda disciplina debe aceptar necesariamente el encuadre nomotético-deductivo del positivismo.

La articulación del análisis de Ricoeur en esta discusión cobra mucho interés gracias al rigor con el que afronta la problematización de las dos categorías expuestas. Este autor desarrolla su análisis a partir de la aproximación a las teorías de la historia, el texto y la acción, permitiéndole una reformulación dialéctica entre comprender y explicar. Así, logra ir más allá del dualismo metodológico y establece las bases de una conciliación epistemológica. Para ello, no se apoyará en un modelo naturalista, sino en una aproximación muy original que denomina «dialéctica sutil»: «una dialéctica más sutil. Por dialéctica entiendo la consideración según la cual explicar y comprender no constituirían los polos de una relación de exclusión, sino los momentos relativos de un proceso complejo que se puede llamar interpretación» (Ricoeur, 2002, p. 150).

Este giro hacia la interpretación es remarcable porque toma la esencia de la sociología comprensiva de Weber y su eje central de buscar el sentido de la acción, al tiempo que subraya la complejidad de la subjetividad. Lo formula como un paraguas que acoge las dos categorías en discusión, eludiendo los planteamientos disciplinares excluyentes, para darles una cobertura común que fortalece una mirada multiparadigmática compatible en las ciencias.

Interpretar es una categoría muy interesante. Siguiendo el diccionario de la RAE (2022), el término proviene del latín *interpretāri* y en su primera acepción significa «explicar o declarar el sentido de algo, principalmente el de un texto». La segunda acepción significa «traducir de una lengua a otra, especialmente de manera oral». La tercera se refiere a la «explicación de acciones, dichos o sucesos que pueden ser entendidos de diferentes modos». Otras acepciones incluyen significados como la «expresión personal de la realidad», la «representación teatral», la «ejecución musical», la «determinación del significado y alcance de las normas jurídicas»[56]. Su etimología se conforma por un prefijo «inter» (entre) y un radical «pret» (comprar, vender) que se refiere a la intercesión en una compra-venta. Con base en lo anterior, enuncio que interpretar es ejercer una mediación que facilite tanto la explicación como la comprensión del sentido y valor de un texto (oral o escrito), una acción, la realidad, una norma o una obra de arte.

Asimismo, tengamos presente que el proceso de interpretar incorpora, junto al registro epistemológico, uno ontológico. En el epistemológico, una vez reconocida la implicación mutua entre explicar y comprender: «se debe encontrar entre las ciencias naturales y las ciencias humanas tanto una continuidad como una discontinuidad, tanto un parentesco como una especificidad metodológicos» (Ricoeur, 2002, p. 150). En lo relativo al registro ontológico, cuando reconocemos la implicación mutua «ya no es posible que se correspondan un dualismo óntico con un dualismo metodológico» (*ibidem*, p. 150). Con este aporte, Ricoeur logra una mediación exitosa entre dos epistemologías en conflicto, representadas por las categorías

---

[56] https://dle.rae.es/interpretar?m=form

comprender y explicar. Se apoya en la interpretación como herramienta hermenéutica que podemos aplicar al estudio de distintos objetos de la realidad, sean inertes o humanos, impulsados desde las CN o desde las CHS. Esto permite trazar entre ellas, al mismo tiempo, una continuidad y una diferenciación en función de sus singularidades, desarticulando la polarización dual.

Por otro lado, se le concede un estatuto principal a la categoría «interpretación», que ya ocupaba un lugar importante en el paradigma hermenéutico, el cual se ve reforzado con una mejor integración en las CN. Con su propuesta epistemológica de la interpretación, que más que intermedia veo como mediadora, Ricoeur articula la distinta presencia que tienen el explicar y el comprender en el positivismo, donde el explicar se hace más valioso y necesario, y en el hermenéutico, donde es el comprender el que se hace más valioso y necesario.

Aunque el planteamiento expuesto pudiera parecer un detrimento de la oposición que plantea Dilthey frente al positivismo, Ricoeur considera que sí logra el planteamiento más trascendente de Dilthey respecto a las dos categorías analizadas: «conferir a la comprensión una respetabilidad científica igual a la de la explicación» (Ricoeur, 2002, p. 150). Además, tiene la virtud de esquivar la ruptura que separaba de manera «neurotizante» en lo vivencial, y conceptualmente incongruente en lo intelectual, las CN de las CHS, facilitando la cooperación de las perspectivas cualitativa y cuantitativa, que en algunas ocasiones son presentadas como equívocamente incompatibles y, en otras, como excesivamente próximas. Gracias a Ricoeur, las contemplamos a ambas como propuestas científicas sólidas y coherentes, cada una en su terreno; se respeta su idiosincrasia al tiempo que se desarma su incompatibilidad, clarificando la importancia de la pluralidad científica.

Expuesto lo anterior, Ricoeur delimita la categoría comprender, advirtiendo que no necesariamente debemos identificarla con la capacidad de apreciar la vivencia psíquica de un tercero, pero que sí debe activarse cuando aspiramos a desentrañar los signos que sustentan el verdadero saber, en particular en lo que se refiere a la comprensión de los signos de la escritura que permite su objetivación.

Ilustra dos extremos: si, en un extremo, desligamos la explicación de toda comprensión, con una mirada mecanicista, veremos el texto como un sistema mecánico cuyo funcionamiento es interno y no necesita verse complementado por las intenciones de su autor o por cómo se lleva a cabo su asimilación, ya que serían un lastre psicologizante innecesario. En el otro extremo, podría haber una concentración hermenéutica excesiva en la particularidad del vínculo entre el alma del lector y la del autor, y en ese caso se consideraría que están estableciendo un diálogo verdadero, pero se dejaría de lado la sustantividad del texto. Así, se evidencian dos polos que se excluirían mutuamente: en uno, se reconocería al texto como lo verdaderamente sustantivo y objetivo, dejando de lado toda traza de intersubjetividad; en el otro, se inclinaría hacia la singularidad subjetiva entre el autor del texto y el lector. Estos dos posicionamientos polarizan los dos paradigmas en discusión.

Pondré un ejemplo aplicado: una central nuclear es uno de los productos tecnológicos más complejos desarrollados por el ingenio humano, cuyo funcionamiento es fruto de la combinación de las ciencias duras (matemáticas, física, ingeniería...) y las ciencias del espíritu, alrededor del factor humano y la interacción, ya que es una compleja cadena humana la que maneja la central. El gravísimo accidente de la central nuclear de Chernóbil suscitó múltiples análisis de sus causas que, a grandes trazos, evidenciaron la existencia de errores de diseño, de ingeniería, tecnológicos, y, además, muchos errores humanos, incluyendo administrativos, operacionales y políticos. Lo que llama la atención es que fue la combinación concatenada de numerosos errores técnicos y humanos lo que provocó la tragedia. Si aplicáramos este ejemplo a la discusión sobre los dos paradigmas científicos que vengo debatiendo, ¿cuál de ellos tendría más responsabilidad en los errores? Si los paradigmas fueran *dioses*, haciendo un guiño a la mitología griega, ¿cuál de los dos dioses sería más poderoso, más infalible? ¿Cuál sería el negligente que cargaría con la culpa? Se puede argumentar que el dios cualitativo en realidad es un semidiós, y que el único verdadero, por su eficacia, es el dios cuantitativo, y que cuando se elige su precisión es perfecto, solo falla cuando el semidiós cualitativo interviene para arruinarlo todo. Pero si no consideramos al cualitativo como un dios equivalente al cuantitativo, entonces recreamos ontológicamente un mundo técnico perfecto, utópico, al que no pertenece el ser humano, un Olimpo de los dioses sin humanos. Recordemos que los dioses del Olimpo están llenos de defectos y que la realidad es compleja y contradictoria, requiriendo la combinación de varios paradigmas.

Debemos reconocer tanto la importancia de la ontología, la condición del «ser», como de la epistemología, la condición del «conocer»; y también de la metodología, que nos señala cómo alcanzar el conocimiento. Si el verdadero conocimiento es el mundo «perfecto» de las ciencias duras, y el conocimiento sobre su «servidor» –el ser humano– es secundario, ¿no nos estamos limitando a una realidad ontológica de puro saber «exacto» sin hombres? ¿Cuál es el ser de la realidad que queremos someter a la ciencia? ¿Cuál es el papel del hombre en esa realidad? Sugiero a los estudiantes que se hagan este tipo de preguntas antes de dar por cerrado el debate sobre los paradigmas y las categorías aquí discutidas.

Con este ejemplo he tratado de plantear una dicotomía similar a la de la explicación y la comprensión del texto, en cuanto en un extremo solo vemos el lenguaje como un sistema técnico perfectible y objetivable, y en el otro, la subjetividad humana y la comprensión mediadas por la interpretación.

Tomemos el caso de una conversación o un diálogo empático entre un emisor y un receptor, por ejemplo, en una tertulia literaria, en la que, más allá de lo que se dice, concurren otros elementos del contexto, como el momento histórico en que se produce la conversación, el espacio donde tiene lugar, los participantes y el motivo que los reunió. En este caso, podemos considerar que la dimensión del explicar y la del comprender están muy próximas, puesto que tenemos una gran riqueza de información gracias al contexto, hay mucha proximidad verbal y no verbal entre emisor y receptor...

En su análisis, Ricoeur ilustra las importantes diferencias que imprimen los distintos contextos de comunicación. Imaginemos, en un extremo, una conversación empática entre dos viejos amigos que comparten un sinfín de recuerdos, códigos y contextos que permiten una perfecta complementariedad entre el explicar y el comprender, entre los códigos y la estructura del lenguaje, la expresividad y el sentido del relato, de tal manera que los componentes del explicar y el comprender se aproximan al máximo, representando un acto de comunicación muy completo. En el otro extremo, se encuentra la lectura solitaria de un texto sobre un tema de otra época que no nos es familiar, sin posibilidad de diálogo con el autor ni un contexto en común con él. En tal situación, nos faltan elementos que confirmen la adecuada comprensión y, por ello, acudimos con mayor necesidad a otros signos, como los de la explicación, la estructura del lenguaje o los códigos narrativos, para complementar y enriquecer la lectura. La lectura no es solo una escucha simple; necesita nutrirse y completarse con todos los elementos que aporta la explicación, además de los que estén disponibles de la comprensión, para producir toda la riqueza del discurso en el receptor: «esta inscripción en códigos de discurso hace no solo posible sino también necesaria la mediación de la comprensión por la explicación, cuya ejecución más destacable la constituye el análisis estructural del relato» (Ricoeur, 2002, p. 154).

Lo expuesto es un ejemplo de cómo la comprensión se puede apoyar en la explicación. De igual forma, la explicación se apoya en la comprensión. Un relato trasciende los códigos combinados dentro de un sistema, permitiendo moverse del sistema al hecho discursivo y viceversa:

> de la lengua hacia el habla, o más bien hacia el discurso, ese trayecto que Gadamer llama *Anwendung*... La actividad de análisis aparece entonces como un simple segmento sobre un arco interpretativo que va de la comprensión ingenua a la comprensión experta a través de la explicación (Ricoeur, 2002, p. 154).

Recapitulando, mientras que el enfoque estructuralista se centra exclusivamente en el discurso y en sus signos narrativos (explicación), evitando entrar en la psicología del narrador o del receptor y omitiendo una mirada sociológica e históricosocial, el enfoque comprensivo no solo ve una lista de palabras o un sistema lingüístico-mecánico, sino que observa una rica urdimbre «por la cual se constituye una comunidad de cultura y mediante la cual esta comunidad se interpreta a sí misma por vía narrativa» (Ricoeur, 2002, p. 155).

Ricoeur reconoce la tradición a través de la cual se configura una narración como una acción que da paso al relato en el mundo. Dicho de otra manera: tomando distancia del pensamiento de Dilthey, que da prioridad a la vida psicológica del autor del texto, Ricoeur dirige el foco hacia el mundo que representa el relato y lo actualiza, trayéndolo al presente en su interacción dinámica y viva con el lector. De esta manera, el relato entra en diálogo con el mundo de la acción, que lo vivifica. El entramado y la interpretación que forman el análisis estructuralista del sistema que soporta las frases del relato, junto con la adherencia de sentido por parte del receptor en contacto con el texto, constituyen un micro mundo de significados con el que el relato nos propone reconstruir, imaginar y participar en el devenir de la acción real: «Al sujeto se le pide que se comprenda ante el texto en la medida en que éste no está cerrado sobre sí mismo, sino abierto al mundo que redescribe y rehace» (Ricoeur, 2002, p. 156). De esta manera, la vida, en cierta manera, funciona como un texto que, al ser leído por mí, cobra vida gracias al entramado de sentido que emerge del encuentro entre el texto y mi imaginación, la cual es, a su vez, interpretación de mi propia vivencia y recuerdo. Así, mi expectativa, en colaboración con mi percepción e interpretación, se ve potenciada al tener el texto como catalizador que me moviliza hacia la producción de sentido. Es un proceso revelador.

Ahora bien, también debemos considerar la categoría de «causa». Ricoeur la adopta según la propuesta de Hume, quien afirma que un antecedente y su consecuente deben ser independientes. La gasolina es independiente del cilindro. Podemos hablar de la gasolina como un derivado del petróleo sin mencionar al cilindro y su movimiento; de la misma manera que podemos hablar del cilindro y del coche al que pone en movimiento, sin mencionar la gasolina. Sin embargo, al manejar las categorías «intención» y «acción», así como «motivo» y «proyecto», la relación es diferente, ya que están ligadas entre sí de otro modo. Para comprender un proyecto, es necesario conocer qué lo motiva. Cuando proyecto o inicio una acción, como un viaje, lo hago con una intención que queda ligada al viaje. Es posible hacer una lista instrumental y mecánica de mi viaje: horarios, medios de transporte, paradas... Si soy un representante de ventas que ha hecho ese recorrido cientos de veces, el sentido se va perdiendo y se vuelve mecánico. En otros casos, mi viaje entraña una gran significación. Cuando preparo uno de mis viajes desde Colombia, donde vivo y trabajo, a España, mi tierra de origen y la de mi familia, un universo de sentimientos y emociones se entremezcla con mis objetivos y tareas a lograr. Esos viajes se construyen como un relato inseparable de los motivos e intenciones donde cada antecedente y su consecuente se interrelacionan no solo como causa y efecto, sino como una densa «sopa de sentido». La anécdota es que me subo a un avión en Barranquilla y en unas horas estaré en Madrid, para unos días después estar de vuelta en Barranquilla. La anécdota incluye el keroseno del avión, la diferencia de temperatura y humedad de cada ciudad, o el resultado de las últimas elecciones políticas en cada país. Cuando me muevo entre estas ciudades, no solo mi cuerpo y mi agenda, sino todo en mí se moviliza: mi universo afectivo y profesional, mis preocupaciones y expectativas personales, mis roles como padre, hijo, hermano y académico. Las razones por las que emigré a Colombia, junto con las que me mantienen en este hermoso país, se mezclan con las razones, motivaciones y sentimientos por los que vuelvo cuando puedo a España. A la variedad de causas y efectos «independientes» en juego (kerosenomotor, congreso-vacaciones, café-regalo), que me llevan a afirmar «Fernando ha cogido el avión –**porque**– *viaja* a Barranquilla», se le suma un universo de significados y motivaciones que necesito que cobren sentido en mi relato biográfico. El viaje de vuelta del emigrante a su tierra es un hito en su biografía que revuelve todos los parámetros emocionales y racionales, haciendo imposible crear parejas de causas y efectos independientes. Los orígenes y finales de mis componentes biográficos están entrelazados, no puedo separarlos; son causas y efectos a la vez: «Fernando ha *regresado* a Madrid – **porque–** una parte importante de su vida está allí... está esperando el momento de volver a Colombia...»:

> Hay pues una implicación entre motivo y proyecto, que no entra en el esquema de la heterogeneidad lógica de la causa y el efecto. En consecuencia, en este juego de lenguaje, si empleo la misma palabra «porque»: «él ha hecho esto porque», es en otro sentido de «porque». En un caso, pregunto por una causa, en el otro por una razón (Ricoeur, 2002, p. 157).

Bouilloud (2022) señala que, para comprender una nueva situación, previamente tenemos que apoyarnos en una especie de proyecto o boceto que nos hacemos sobre lo que hay que entender. En mis palabras, ante lo nuevo, nos hacemos una representación, una imagen que nos ayuda a mejorar nuestra comprensión sobre la novedad, estableciendo un diálogo entre esa imagen y la vivencia en sí. Ese proyecto se basa en experiencias anteriores que nos permiten crearnos expectativas y en nuestros deseos, que nos ayudarán a encarar la nueva situación: «Desde el momento en que se perfila un primer sentido en el texto, el intérprete anticipa un sentido para la totalidad» (Gadamer, como se citó en Bouilloud, 2022, p. 314).

Ricoeur hace un recorrido minucioso por las argumentaciones y categorías que le permitirán construir sus tesis sobre la relación entre comprensión y explicación. Para ello, se apoyará en su estudio de tres teorías: la de la historia, la de la acción y la del texto, que le facultarán para dar rigor a sus propuestas en una triple confluencia teórica.

Para cerrar este apartado dedicado a la epistemología de Ricoeur, recojo algunas de sus conclusiones. Lo explicativo y lo comprensivo no son dos métodos; la dualidad y el monismo no son el camino. Las Ciencias Naturales (CN) y las Ciencias Humanas y Sociales (CHS) mantienen entre ellas continuidad y homogeneidad en lo que se refiere a lo explicativo. Al enfocarse en la comprensión, se le reconoce un estatus especial; su especificidad hace que estos dos campos científicos sean irremediablemente discontinuos.

Lo anterior me evoca dos ideas: las consecuencias de reconocer una ontología de sentido en el ser humano y la convivencia epistemológica pendulante que se produce en las CHS entre el comprender y el explicar, «una ida y venida» entre ellas, como muchas veces se suscita en SC, para lograr la integración entre la explicación y la comprensión: «...discontinuidad y continuidad se combinan entre las ciencias como la comprensión y la explicación en las ciencias» (Ricoeur, 2002, p. 168).

Es oportuno traer aquí las palabras de Jean-Philippe Bouilloud en sus reflexiones sobre P. Ricoeur, H.G. Gadamer y M. Heidegger:

> La comprensión siempre se hace en situación... toda comprensión implica un proyecto previo... La comprensión se despliega así como un proceso de diálogo entre ese proyecto y lo que el texto dice... El proyecto es un «pre-juicio», en el sentido de que resulta de una experiencia anterior que nos permite aprehender toda nueva situación de comprensión creando una expectativa. Sin experiencia anterior, soy como un niño que descubre una situación que no tiene sentido para él, o como un extranjero confrontado a un rito nuevo, y que no entiende (Bouilloud, 2022, p. 314).

Bouilloud (2022) visualiza la relevancia del comprender en la acción, vinculada a un proyecto y una expectativa que nos permiten planear nuestro comportamiento, tal como ocurre al indagar para aprehender un texto.

Para Bouilloud, la hermenéutica presenta tres problemáticas entrelazadas con la perspectiva socioclínica. La primera es la temporalidad, ya que la comprensión se produce a lo largo del tiempo, por ejemplo, en la «co-construcción» grupal que se despliega en los talleres socioclínicos o en el desarrollo del proceso de intervención socioclínica. La segunda es cognitiva y emana de la sinceridad producida por la intersección continuada entre el proyecto que previsualizo y la interacción con el otro (texto, situación...). En tercer lugar, encontramos el elemento emancipatorio, pues los procesos de comprensión, los esfuerzos y deseos que entrañan, pueden ser liberadores:

> ...la comprensión de una situación vivida con dificultad por uno o varios actores permite a menudo una superación de la situación, y esa comprensión explicitada puede incluso, en algunos casos, servir

de «reparación»... A través del deseo de entender que implica la interpretación y de la superación o la reparación que esta conlleva, la hermenéutica muestra la dimensión emancipatoria de la comprensión clínica (Bouilloud, 2022, p. 315).

Estas características señaladas por Bouilloud y ligadas con la hermenéutica pueden incluirse como elementos para la aproximación a la epistemología socioclínica, que desarrollamos más adelante.

Por otra parte, Ricoeur concede cierta trascendencia a la dimensión ontológica del comprender y el explicar:

Si la palabra comprensión tiene tal densidad es porque designa el polo no metodológico... y constituye al mismo tiempo el índice ya no metodológico sino propiamente de verdad de la relación ontológica de pertenencia de nuestro ser a los seres y al Ser... designa un momento en la teoría del método... y también la aprehensión, en otro nivel diferente del científico, de nuestra pertenencia al conjunto de lo que es (Ricoeur, 2002, p. 168).

En conclusión, vemos que la especificidad aceptada de la comprensión en las CHS marca una distancia con la explicación, lo metodológico y lo epistemológico, alcanzando al ser del hombre y su constitución en conexión con la historicidad y la experiencia humana, que adquieren una nueva dimensión de la mano de la hermenéutica de Ricoeur, y que son reclamadas desde la SC cuando se reclama el estudio de las relaciones entre el ser del hombre y el ser de la sociedad, como hace Vincent de Gaulejac en el prólogo de este libro.

Hasta aquí, he introducido, por un lado, las categorías «explicar» y «comprender». Por otro lado, he puesto de relieve ciertos antecedentes epistemológicos orientados a distinguir el análisis de los objetos inertes que estudia el naturalista del análisis de las interacciones y comportamientos humanos que estudia el sociólogo. Asimismo, he analizado los temas anteriores en relación a la epistemología en CHS y a la sociología comprensiva.

3.5 Epistemologías interrelacionadas

En este apartado, he resaltado las epistemologías del sur, así como la epistemología pragmatista estadounidense, para significar la existencia de otras reflexiones valiosas y complementarias alrededor de la epistemología que son próximas a la sociología clínica (SC), aunque no son las únicas.

3.5.1 Epistemología pragmatista estadounidense

Este breve subapartado responde a la idea de que la SC de los Estados Unidos, si bien parece no haber desarrollado una epistemología propia, muestra en su historia la influencia de la filosofía pragmatista, que está ligada a la tradición estadounidense del Interaccionismo Simbólico. Sin embargo, con base en lo expuesto en los apartados dedicados a la historia de la SC en EE. UU. y Quebec, y en la propuesta de Rhéaume –que veremos en el apartado 4.4– que habla de un «hiperpragmatismo» conectado con el contexto social, la historicidad y el saber de los participantes en un proceso de investigación, propongo como hipótesis que la SC participa de una epistemología pragmatista de influencia estadounidense. La historia de la sociología práctica y aplicada en los EE.UU. ligada a la epistemología pragmatista es un antecedente importante de la SC.

3.5.2 Epistemologías del sur

Las epistemologías del sur pueden interpretarse como una denuncia y un intento de superar las epistemologías dominantes. Tienen varios elementos en común con la SC, como la mirada crítica, el pluralismo epistemológico y la descolonización del conocimiento, que se puede ver como la aceptación plural de saberes. Podemos considerarlas epistemologías afines a la SC.

Sousa (2011) es uno de los principales exponentes de esta mirada, que tiene su génesis en la teoría crítica y se caracteriza por elementos como hacerse más visible en América Latina; confrontar tanto el capitalismo como con el colonialismo – que no tienen fin –; y por interesarse en la recuperación de la sabiduría ancestral y su relación con la *Pachamama*. Así conceptualiza la epistemología del Sur:

> Entiendo por epistemología del Sur el reclamo de nuevos procesos de producción y de valoración de conocimientos válidos, científicos y no científicos, y de nuevas relaciones entre diferentes tipos de co-

nocimiento, a partir de las prácticas de las clases y grupos sociales que han sufrido de manera sistemática las injustas desigualdades y las discriminaciones causadas por el capitalismo y por el colonialismo. El Sur global no es entonces un concepto geográfico, aun cuando la gran mayoría de estas poblaciones viven en países del hemisferio Sur. Es más bien una metáfora del sufrimiento humano causado por el capitalismo y el colonialismo a nivel global y de la resistencia para superarlo o minimizarlo. Es por eso un Sur anticapitalista, anticolonial y anti-imperialista. Es un Sur que existe también en el Norte global, en la forma de poblaciones excluidas, silenciadas y marginadas como son los inmigrantes sin papeles, los desempleados, las minorías étnicas o religiosas, las víctimas de sexismo, la homofobia y el racismo (Sousa, 2011, p. 35).

La epistemología del sur es una metáfora que no se refiere a lugares geográficos y, por ello, es aplicable tanto al norte como al sur. Se centra en las opresiones que se soportan en cualquier lugar del mundo, reconociendo una acumulación particular en muchos países del sur geográfico, pero subrayando su esencia en el capitalismo, el colonialismo y el imperialismo que, en mayor o menor medida, en diferentes momentos de la historia o en distintas modalidades, están presentes en cualquier lugar del planeta. Esas opresiones evocadas por Sousa nos remiten a los oprimidos, a los excluidos y a los perdedores reivindicados por Gaulejac *et al.* (1994).

En su propuesta, Sousa (2011) se centra en elementos orientados a la emancipación de los pueblos, como el análisis del deterioro –sin fin– del medio ambiente, y el análisis de las resistencias para superar el capitalismo –sin límites–:

> es tan difícil imaginar el fin del capitalismo cuanto es difícil imaginar que el capitalismo no tenga fin (*ibidem*, p. 21).
> es tan difícil imaginar el fin del colonialismo cuanto es difícil imaginar que el colonialismo no tenga fin (...) [estos son] Los dos desafíos a la imaginación política progresista del continente latinoamericano, el pos-capitalismo y el pos-colonialismo» (*ibidem,* p. 24).

Como señala Villasante (2015), ante el incremento de la importancia de los problemas ambientales y climáticos, los países latinoamericanos están jugando un papel especial, muchos de los cuales se han movilizado e incluso han provocado cambios de gobierno. Más

197

allá de los movimientos indígenas o de los problemas de la tierra, existen nuevas propuestas latinoamericanas: «Se trata de enfoques teórico-prácticos que llegan desde el sur, y que suponen desbordar a los viejos paradigmas del desarrollismo y el crecimiento despilfarrador» (*ibidem*, p. 289).

En ese orden de ideas, Villasante (2015) recuerda importantes aportes latinoamericanos a las ciencias sociales, entre los que se incluyen: la descolonización y la lucha por la independencia; la decolonialidad y la emancipación de las teorías impuestas por los países hegemónicos, denunciando la colonización intelectual; la teoría de la dependencia, que puso al descubierto las contradicciones de las teorías económicas vistas desde la hegemonía, como al hablar de dependencia entre la periferia y el centro; los movimientos populares de los «sin tierra», conectados con la teología de la liberación y el marxismo renovado; el torrente iniciado por Freire y sus afluentes de la educación popular; la IAP de Fals Borda; el esquema conceptual referencial y operativo (ECRO) de Pichon Rivière; la mirada crítica hacia el extractivismo como modelo de desarrollo; etc. (*ibidem*, p. 292). Hemos profundizado, en otra parte, en la relación de algunos de los autores citados y su compromiso político (Yzaguirre *et al.*, 2020).

Para Ferreira «La sociología clínica como epistemología del sur se propone la co-construcción de conocimiento en conjunto con los trabajadores...» (Ferreira, 2021, p. 257) y define las epistemologías del sur como «una barricada académica para enfrentar las lógicas neoliberales que pulsan dentro de los circuitos académicos» (*ibidem*, p. 266). Por su parte, Sandoval enlaza estas epistemologías del sur con la SC al afirmar que:

> El puente entre la sociología clínica y la epistemología del sur está genealógicamente articulado en la teoría crítica, la crítica a la racionalidad instrumental y al interés en el sujeto o, mejor aún, en la liberación del sufrimiento social y personal (Sandoval, 2021, p. 132).

Desde esa perspectiva, Sandoval caracteriza a la SC por ponerse a la escucha y comprender el sufrimiento, partiendo de su estructura histórico-social. En esa historia, el sujeto afronta contradicciones internas que hay que clarificar y que, afectando a otras dimensiones como la democracia y la socialización de los pueblos, involucran la búsqueda de la autonomía desde el trabajo grupal.

Expuestas distintas miradas epistemológicas en las CHS, cabe señalar que todas ellas pueden observarse desde el enfoque de la complejidad como una gran saturación de elementos condicionantes de la vida humana en conexión con el desarrollo de las bases de la SC.

Aunque existen numerosas cuestiones y retos de gran importancia, que se combinan mostrando la sofisticación en la que nos encontramos, es oportuno subrayar dónde se encuentra para la SC la mayor ruptura epistemológica con la corriente dominante. El mayor reto epistemológico, más que la problematización norte-sur o el medioambiente, aunque sean fundamentales, se orienta a cuestiones cruciales como el análisis dialéctico (Pagès *et al.,* 1979; Pagès, 2009; Aubert & Gaulejac, 2017, p. 283) y la clínica de la complejidad (Badache & Gaulejac, 2022, p. 20), así como las que se plantean en el estudio de la epistemología de la perspectiva socioclínica a la que dedicaremos el siguiente capítulo.

4. Epistemología en la perspectiva socioclínica

Tras haber recorrido distintos aspectos de la epistemología de las CHS, tenemos las bases para profundizar en la epistemología de la perspectiva socioclínica de la mano de algunos de sus investigadores más importantes.

4.1 Jacqueline Barus-Michel: epistemología relacional del sentido

En un documento no publicado, que sirvió como base para su ponencia en el encuentro internacional de SC de Madrid en 2013, organizado por el RC46, mi maestra, la profesora Jacqueline Barus-Michel, expone su visión de la epistemología de la sociología clínica y la psicosociología (Barus-Michel, 2013) que he denominado "epistemología relacional del sentido". Con ello quiero subrayar que, como vimos en su definición de SC en el segundo capítulo, Barus-Michel hace énfasis en los procesos por los cuales los sujetos dan sentido a su experiencia en situación social, resonando con el sentido de la acción social weberiano.

Para nuestra autora, el propio investigador es el primer objeto de la investigación, ya que esta lo introduce en un proceso de auto-comprensión –que puede ser tanto enriquecedor como incómodo– a través de la comprensión del otro. Esto, unido a que el investigador y aquello que investiga comparten la misma especie, configuran la importancia central que para Barus-Michel tienen la búsqueda de sentido, la implicación y la contratransferencia en la SC.

Su condición humana y su capacidad de pensar forman parte de la esencia del sujeto; ambas están atravesadas por el uso del lenguaje consigo mismo y con los demás. Por ello, Barus-Michel (2013) afirma que «Le sujet est alors le sujet de la parole, celui qui dit «je» (pense, ressens, subis, veux, fais…), porte-parole du Moi»[57].

Barus-Michel subraya la condición del sujeto como constructor de sentido, puesto que este se construye a si mismo elaborando significados que le permiten sostener la coherencia del mundo que lo rodea: «c'est à dire en construisant une cohérence entre ce qu'il veut, ce qu'il fait et ce qu'il est, histoire, désir, actes et intention»[58] (Barus-Michel, 2013). A su vez, el sentido y el significado que el sujeto se atribuye a sí mismo resultan del diálogo, el apoyo mutuo o el conflicto entre dos instancias: las representaciones sociales transmitidas o impuestas, como la cultura, y aquello que su propia personalidad y trayectoria biográfica le permiten componer de manera original.

Cuando el sujeto no consigue configurar un sentido para sí mismo y para el entorno donde vive –que para Barus-Michel viene experimentando una pérdida de significados y un incremento de la instrumentalización– surgen distintas expresiones de sufrimiento y síntomas como la depresión, las adicciones, la violencia, la delincuencia, el aislamiento y el suicidio. Aquí podemos identificar con claridad la demanda que moviliza el ejercicio y la práctica de la perspectiva socioclínica, que, problematizando la escucha, el análisis y la interpretación busca facilitar la restauración del significado y la reconstrucción del sentido para el sujeto social.

4.2 Jean-Philippe Bouilloud: epistemología de la recepción

Con este autor me gustaría profundizar en dos ámbitos de la SC. En primer lugar, y haciendo resonancia con uno de los apartados de la primera parte del libro, veremos la importancia que tiene la hermenéutica –expuesta en el primer capítulo– en la perspectiva socioclínica, que está estrechamente relacionada con su epistemología.

---

[57] El sujeto es entonces el sujeto de la palabra, el que dice "yo" (piensa, siente, sufre, quiere, hace...), portavoz del Sí mismo

[58] ...es decir construyendo coherencia entre lo que quiere, lo que hace y lo que es, historia, deseo, acciones e intención

En cuanto a este primer ámbito, Bouilloud subraya los procesos de comprensión del texto para la clínica que, en las intervenciones, los llega a manejar en distintos formatos «pues estamos frente a textos y relatos, a palabras dichas o transcritas que requieren siempre de un esfuerzo de comprensión» (Bouilloud, 2022, p. 313). En ese terreno, la hermenéutica es importante para entender la epistemología socioclínica, puesto que aquella defiende que el lenguaje es el portador del sentido y permite explorar las condiciones que acompañan la comprensión.

Como vimos en el apartado dedicado a Ricoeur, la hermenéutica postula que la comprensión de cualquier cosa requiere de la interpretación, y la interpretación, es decir, la manera en que otorgamos significados, está relacionada con la manera en cómo llegamos a conocer algo, que es una de las funciones de la epistemología; asimismo, la importancia que tiene la historicidad para la hermenéutica da cuenta de la importancia que posee el contexto sociohistórico para acceder al conocimiento.

Según Bouilloud, existe una estrecha relación entre el sentido, la comprensión y la interpretación:

> La comprensión apunta a un «entendimiento sobre el sentido» (Gadamer), ya sea en relación a un texto (escrito u oral, palabras) o a un acto social. Entender el mundo social es entonces insertarse dentro de un colectivo de sentido compartido. Entendemos así, junto a los demás, el mundo social en el que vivimos, y el investigador en ciencias sociales tratará de *entender* a su vez el sentido que ese mundo social tiene para sus actores, va a *interpretar* sus palabras o sus acciones, analizándolas para su trabajo de investigación. Hay entonces una fuerte relación entre comprensión e interpretación: «Entender siempre es interpretar; en consecuencia, la interpretación es la forma explícita de la comprensión» (Gadamer). Hay una continuidad, ya subrayada por Dilthey, entre la comprensión del mundo social por parte de los actores y la de ese mundo social por parte del investigador (Bouilloud, 2022, p. 314).

Por tanto, el sentido que doy a las cosas, las interpretaciones que hago del mundo, no son un hecho aislado o individualista, sino que por lo general son compartidos. Esto guarda relación con la sociología del conocimiento y la idea de Mannheim de que nuestras ideas no son propias, sino que provienen de nuestro grupo de referencia, dentro de la teoría de la determinación social del conocimiento; así como una obra de arte es propia de un momento histórico, una idea es fruto de similares condicionantes históricos (Mannheim, 1987). Esto me permite afirmar que nuestra forma de entender e interpretar la realidad no es únicamente nuestra, está ligada igualmente a mi grupo de referencia.

Como segundo ámbito, expondré el estudio de este autor sobre los aspectos epistemológicos de la SC (Bouilloud, 1997). Bouilloud considera a la SC la actividad central de la sociología, aunque reconoce que ha soportado mucha incomprensión debida, en gran medida, a la dimensión aplicada del enfoque socioclínico:

> An epistemological analysis of clinical sociology generates all the problems that traditional philosophy of sciences faces when it tries to analyse sociology because clinical sociology can be considered as the «core activity» of the whole discipline. This tradition is a tradition of distrust and misunderstanding, largely due to the practical dimension of the clinical approach[59] (*ibidem*, pp. 205, 206).

Bouilloud confirma aquí lo visto en otra parte de este libro sobre las barreras que soporta la sociología aplicada, cuestión en la que profundizamos en otra parte (Yzaguirre *et al.*, 2023).

Bouilloud señala que cuando observamos la epistemología tradicional orientada desde las CN, constatamos la falta de categorías para acceder adecuadamente a la perspectiva socioclínica, que es una sociología orientada al mundo de la vida, a la que se vincula de manera especial puesto que el objeto de estudio al que se dirige somos nosotros mismos, nuestra actualidad y nuestras expectativas. Muy diferente a la epistemología dominante en las CN, que se orienta a producir un saber científico explicativo interesado en las causas y en la medición cuantitativa de los fenómenos, con el objetivo de dar por buenos los conceptos elaborados desde la ciencia.

---

[59] Un análisis epistemológico de la sociología clínica genera todos los problemas que la tradicional filosofía de las ciencias enfrenta cuando intenta analizar la sociología, porque la sociología clínica puede considerarse como la «actividad central» de toda la disciplina. Esta tradición es una tradición de desconfianza y malentendidos, en gran medida debido a la dimensión práctica del enfoque clínico.

Bouilloud subraya que en las CHS la relación con ese saber es distinto, lo explicativo y lo cuantitativo no son lo más sustantivo. La perspectiva socioclínica, como han reflexionado diversos autores, estudia desde la proximidad el mundo social, así como los problemas y las experiencias que allí concurren:

> The purpose of clinical sociology is not to present only a theoretical interpretation of society, but to explore the social world through experiences and problems by coming in close contact with them. This is the clinical dimension, as it has been discussed in the work of Foucault... Revault d'Allonnes... De Gaulejac and Roy... Houle... Ramognino... and Rhéaume...[60] (Bouilloud, 1997, p. 210).

Este autor propone complementar, con la «epistemología de la recepción», la tradicional «epistemología de la producción» impulsada desde las CN; esta última corresponde a una ciencia enfocada sobre sí misma que se interroga por ¿qué es la ciencia? Con la epistemología de la recepción, giramos hacia una ciencia para nosotros, que se pregunta desde la fenomenología ¿qué es lo que entendemos nosotros por ciencia? o, de manera similar, ¿qué supone la sociología para nosotros? Tomando como referentes a la Escuela de Constanza y a Jauss, la epistemología de la recepción resulta más apropiada para la SC, puesto que dirige su mirada hacia las relaciones hermenéuticas entre sociedad y ciencia (Bouilloud, 1997, p. 211).

Bouilloud muestra cómo las teorías y las herramientas de la epistemología moderna, según han sido expuestas por autores como Popper, Kuhn, Feyerabend o Latour, si bien son adecuadas para analizar las Ciencias Naturales (CN), no lo son para las Ciencias Humanas y Sociales (CHS). Para ejemplificarlo gráficamente, menciona la historia del borracho al que se le caen las llaves por la noche en una zona oscura, y tras una breve e infructuosa búsqueda tanteando en la oscuridad, al ver una farola decide cambiar de lugar para acercarse a la luz con la esperanza de encontrarlas allí, pero, lógicamente, allí no están las llaves. Bouilloud argumenta por qué la

---

[60] El objetivo de la sociología clínica no es presentar únicamente una interpretación teórica de la sociedad, sino explorar el mundo social a través de experiencias y problemas, entrando en contacto con ellos. Esta es la dimensión clínica, como se ha discutido en la obra de Foucault... Revault d'Allonnes... De Gaulejac y Roy... Houle... Ramognino... y Rhéaume...

epistemología clásica, que está orientada a la producción de conocimiento, no da respuesta a una ciencia como la sociología, pues porque busca en un lugar oscuro, y analiza de qué manera la epistemología de la recepción puede devolverle la luz.

Uno de los elementos que se pueden resaltar es el concepto de falsabilidad de Karl Popper, como uno de los criterios para validar una ciencia. La falsabilidad es adecuada en las ciencias físicas donde se puede proceder con métodos de experimentación como los que los ingenieros aplican para comprobar la resistencia de los materiales. Sin embargo, no se puede aplicar de igual manera al campo de las CHS: «it is easy to show that sociology does not produce theories about social life that can be falsified because sociology does not allow any experimentation[61]» (Bouilloud, 1997, p. 207). En efecto, la experimentación en sociología o en cualquier ciencia que estudie el comportamiento humano, no solo encontrará problemas éticos, sino que, además, se enfrentará, en primer lugar, a problemas metodológicos complejos para lograr la reproducción de idénticas condiciones en laboratorio que en la vida real y, en segundo lugar, se encontrará con que los «objetos» de estudio, es decir, las personas, no son ajenas a las investigaciones como sí lo son los materiales de un laboratorio, y reaccionan de diferente forma ante estímulos similares según las distintas interpretaciones que hacen. En CN los investigadores son «dueños» del proceso científico y de los conocimientos alcanzados, mientras que en CHS el objeto de investigación somos nosotros mismos y, por tanto, la perspectiva no es únicamente la «producción» de conocimiento, sino también su «recepción» por quienes participan, directa o indirectamente, en la investigación, los seres humanos: «As objects, we are at the same time *material of* and *partner* in the discourse. Here lies an important difference between social sciences and what we called the natural sciences[62]» (*ibidem,* p. 209).

Entonces, de la pregunta positivista y explicativa ¿qué es la ciencia? pasamos a la pregunta sociológica ¿qué es la sociología para

---

61 Es fácil mostrar que la sociología no produce teorías sobre la vida social que puedan ser refutadas porque la sociología no permite ninguna experimentación
62 Como objetos, somos al mismo tiempo la materia y el socio del discurso. Aquí radica una diferencia importante entre las ciencias sociales y lo que llamamos ciencias naturales.

nosotros, para los individuos y para los sociólogos? Es decir, la nuestra es una ciencia que se pregunta desde el nosotros de los que experimentamos la sociedad de manera cotidiana.

La epistemología de la producción propia de las CN tiene una especial fijación con la validación de conceptos científicos y con las condiciones de producción de la ciencia, a las que interroga sobre su cientificidad, para luego establecer las normas adecuadas de cómo hacer ciencia y las teorías sobre metodología científica. Una de sus preocupaciones principales es la precisión mecánica de los experimentos realizados en el laboratorio. Sin embargo, existen diferencias decisivas entre las CHS y las CN, como la falta de conciencia de los objetos de estudio de las CN, y la impredecibilidad y la historicidad de las personas que son mucho más complejas que meros sistemas fisiológicos, pues tenemos voluntad, capacidad de elegir y deseos:

> ...there is a fundamental *unconsciousness* of the objects of those disciplines: when biologists study human beings, they study them as objects, things that are unrelated to us, because they view people simply as *physiological systems*... In social sciences, people are *unpredictable* and *historical*, because of our consciousness of time, in which the social life takes place, and in which lies our possibility to decide, to choose or to refuse, and then to escape from a total pre-dictability. This means that we belong to the *lifeworld* as persons, with our wills and desires, and not as mere physiological systems[63] (Bouilloud, 1997, p. 209).

Bouilloud resalta que la sociología se enfoca en las expectativas de la sociedad del momento presente, siendo estas centrales en nuestro contexto y planteando preguntas y problemas que nos afectan directamente. Para ilustrarlo, pone como ejemplo la importancia de los problemas sociopolíticos que soportaba Francia a principios del siglo XIX para la construcción de la sociología de Comte, o de cómo la

---

63 ...hay una inconsciencia fundamental de los objetos de esas disciplinas: cuando los biólogos estudian a los seres humanos, los estudian como objetos, cosas que no están relacionadas con nosotros, porque ven a las personas simplemente como sistemas fisiológicos... En las ciencias sociales, las personas son impredecibles e históricos, debido a nuestra conciencia del tiempo, en el que se desarrolla la vida social, y en el que reside nuestra posibilidad de decidir, elegir o rechazar, y luego escapar de una previsibilidad total. Esto significa que pertenecemos al mundo de la vida como personas, con nuestras voluntades y deseos, y no como meros sistemas fisiológicos.

Escuela de Chicago de los años 1920 se orientó a los problemas que planteaba la fuerte inmigración a esa ciudad de los EE. UU. En el caso de la SC, ella estudia nuestras experiencias en sociedad, siendo por ello una sociología del mundo de la vida: «a sociology of *life-world*... The purpose of clinical sociology is not to present only a theoretical interpretation of society, but to explore the social world through experiences and problems by coming in close contact with them[64]» (Bouilloud, 1997, p. 210).

Para finalizar, resumiré algunos de los principios de una epistemología de la recepción para Bouilloud. No es una epistemología normativa, sino que trata de mostrar la relación entre la ciencia y la sociedad, siendo las mismas personas a la vez objeto de investigación, participantes, investigadoras y receptoras de sus procesos. Existe una relación hermenéutica entre sociología y sociedad, no pretendiéndose una evidencia general, sino respondiendo a las expectativas que plantean las experiencias previas y los problemas sociales sin resolver, por lo que el valor de los conceptos sociológicos está en función de su adecuación a esas expectativas, y no a su superioridad en el registro racional, político o investigativo. Por otra parte, no la sustituye, sino que es un complemento de la epistemología de la producción, y debe tener en cuenta la perspectiva histórica de las CHS.

4.3 Vincent de Gaulejac: epistemología de la historicidad cercana al sujeto

Para Gaulejac, una de las características más importantes de la SC es que utiliza «el procedimiento clínico para aprehender los fenómenos sociales... Se trata de trabajar lo más cerca posible de la vivencia de los actores» (Gaulejac, 2022a, p. 19). Este autor subraya dos elementos de la denominación «sociología clínica» que actúa como una metáfora conceptual. En primer lugar, la condición de cercanía al sujeto desde una disciplina, la sociología, que ha sido «frenada» a trabajar con proximidad a las personas y sus vivencias,

---

[64] ...una sociología del mundo de la vida... El propósito de la sociología clínica no es presentar solo una interpretación teórica de la sociedad, sino explorar el mundo social a través de experiencias y problemas al entrar en estrecho contacto con ellos.

emociones y problemas; como si el sujeto fuera un territorio colonizado para el que solo unas pocas disciplinas tuvieran justificado, y legalizado, el acceso; en particular la medicina y la psicología. En segundo lugar, la idea de que el acompañamiento socioclínico aspira a facilitar algún tipo de estrategia de sanación o superación.

Gaulejac (2022c) presenta la dimensión epistemológica de la SC alrededor de la intervención, lo que es especialmente oportuno habida cuenta que esta es una perspectiva eminentemente aplicada. La epistemología de la intervención socioclínica toma distancia frente a ciertas corrientes que son mayoritarias en el mundo de la intervención social, en particular aquellas que se utilizan desde las consultoras de *management*, que toman sus fundamentos en los enfoques de gestión e ingeniería aplicados a las organizaciones, los cuales se apoyan «en los paradigmas objetivistas, funcionalistas, utilitaristas y positivistas» (*ibidem*, p. 251).

Según Gaulejac (2022c), algunas de las características de esta epistemología son que trabaja desde la subjetividad, dando más importancia al proceso de intervención que a los resultados cuantificables, considerando que el proceso mismo es parte de los resultados y que dicho proceso se dirige a la comprensión; es el soporte desde el cual se diseñan las técnicas y métodos de intervención socioclínicas; no pretende una validación experimental y más bien preconiza la co-construcción de conocimientos a partir de la dinámica grupal de quienes soportan los problemas, para cuyo abordaje se articulan espacios de indagación desde los que estimular cambios en la historicidad.

La SC no privilegia la verificación experimental y, ante los procesos de acción que se dicen «urgentes» que pueden invisibilizar los problemas de fondo, promueve la articulación de un tiempo *tranquilo* que permita explorar la historicidad y la producción de sentido para abordar una atenta comprensión de las distintas causas que hay detrás de los problemas. La epistemología socioclínica se identifica con el universo del comprender más que con el del explicar, para ello hace protagonistas a los que sufren en un proceso vivencial en el que facilitador y participantes construyen, juntos, un nuevo saber que posibilite acercarse a sus problemas, empatizar con los otros y sus vivencias, entender mejor qué pasa e identificar estrategias para el cambio. La SC pone en primer plano la posición del sujeto que siente y a la intervención como el acompañamiento en un proceso emancipatorio de transformación, que en sí es un resultado sustantivo en contraste con los resultados instrumentales y los indicadores cuantitativos (Gaulejac & Yzaguirre, 2018).

La he llamado «una epistemología de la historicidad cercana al sujeto» porque según Gaulejac (2022c, p. 254): «El individuo es historia», y analizar su historia permite que se comprendan los conflictos presentes y, desde ahí, edificar el futuro. La persona es el resultado de una historia y una trayectoria en diacronía, en un contexto concreto. Para el caso de un trabajador que lleva años en una organización, la persona es resultado de su historia en ese contexto. En el estudio de los conflictos organizacionales, entre esas dos dimensiones, la diacrónica y la sincrónica, se producen tensiones que dejan una huella y se incorporan a la historia de la persona. Entonces, esta mirada biográfica cercana al sujeto y a los conflictos que soporta, que supone el estudio de qué elementos de los conflictos emanan de las distintas historias que se dan cita, constituyen la epistemología de la historicidad que nos llevará a implantar métodos y técnicas de intervención que permitan indagar en esa dirección:

> La sociología clínica propone apoyarse en el procedimiento clínico para aprehender los fenómenos sociales, lo que constituye una modalidad particular de hacer investigación e intervención. Se trata de trabajar lo más cerca posible de la vivencia de los actores, tanto en la construcción de los objetos de investigación como en los métodos (…) La famosa regla del método sociológico –«tratar los hechos sociales como cosas» (Durkheim)–, lleva a unos cuantos a producir una representación sin alma, sin sentimiento, sin afectos y sin pasión, remitiendo la dimensión psíquica al estudio de los comportamientos individuales. Como si la preocupación por la «objetividad» debiera pagarse con la eliminación de todo lo que exprese la parte emocional, afectiva y subjetiva de lo humano (Gaulejac, 2022a, p. 19).

Reconocer la relevancia de la subjetividad está en otros autores:

El sueño positivista de una perfecta inocencia epistemológica en-
mascara, en efecto, el hecho de que la diferencia no es entre la ciencia que efectúa una construcción y la que no lo hace, sino entre la
que lo hace sin saberlo y la que, sabiéndolo, se esfuerza por conocer
y dominar... (Bourdieu, 2013, p. 528).

Todo lo anterior se encuentra conectado con la historia de las CHS,
con las distintas miradas epistemológicas y las reflexiones que diversos pensadores han realizado alrededor de ideas como la importancia
de una mirada clínica, que es una mirada multidisciplinar sobre la
subjetividad y la historicidad de un sujeto que participa activamente
en el proceso de investigación y que puede empoderare y ser protagonista de su destino, lo que representa una necesaria apertura de la
epistemología de las CHS (Gaulejac & Yzaguirre, 2018).

Es una rara ocasión el poder trabajar, con una mirada clínica, los
registros que se interconectan con una epistemología subjetiva, con
guiños ontológicos. La investigación «Desatando nudos sociopsico-
lógicos: cuando el pasado actúa en nosotros» de Gaulejac (2020), en
la que se manejan metodologías y dinámicas grupales socioclínicas,
nos permite asomarnos a esa mirada. En el apartado titulado llama-
tivamente «La clínica es una forma de ser», nuestro autor introduce
el perfil del sociólogo clínico:

> Le sociologue clinicien construit sa pratique dans un va-et-vient per-
> manent entre une posture de chercheur qui produit de la connaissance
> et une pratique de terrain au plus près du vécu des personnes qu'il ac-
> compagne. Il cherche à dépasser une répartition courante consistant à
> laisser la subjectivité au clinicien et la théorisation au sociologue... Le
> projet de la sociologie clinique s'inscrit dans une perspective dialec-
> tique qui consiste à montrer le bénéfice pour la sociologie de s'intéresser
> à la subjectivité et pour le clinicien de prendre en compte les conditions
> sociales qui favorisent ou limitent sa pratique[65] (*ibidem,* p. 74).

---

[65] El sociólogo clínico construye su práctica en un constante ir y venir entre una posición
de investigador que produce conocimiento y una práctica de campo lo más cercana posible a las vivencias de las personas a las que acompaña. Busca ir más allá de la distribu-
ción habitual de dejar la subjetividad al clínico y la teorización al sociólogo... El proyecto
de la sociología clínica se inscribe en una perspectiva dialéctica que consiste en mostrar el
beneficio de interesarse por la subjetividad para la sociología, y para el clínico tener en
cuenta las condiciones sociales que favorecen o limitan su práctica.

Parafraseando a Gaulejac, el sociólogo clínico es ante todo un facilitador que trabaja sobre el terreno, con la particularidad de que su trabajo tiene dos dimensiones. Una, se corresponde con el investigador, formado en las CHS, que se ocupa de generar nuevo conocimiento; la otra, se refiere a su trabajo, fundamental, de aplicación y práctica de campo muy próximo a las personas que acompaña. El sociólogo clínico va y viene entre estas dos dimensiones, intentando ir más allá del doble registro para integrar, de manera dialéctica, la subjetividad en la mirada del sociólogo, y el contexto social en la mirada del clínico. Esa integración ofrece un marco de trabajo para la realización del trabajo clínico que, desde mi punto de vista, alimenta una epistemología subjetiva que permite un desdoblamiento dialéctico y una integración de dos posturas que en ocasiones llegan a ser antagónicas. La sociología busca sobre todo el reconocimiento científico, mientras que la clínica trata de confirmar que produce resultados positivos: «La sociologie cherche avant tout une reconnaissance «scientifique» alors que la clinique cherche les preuves de sa validité dans ses effets pour les personnes et les collectifs concernés par la pratique» (Gaulejac, 2020, p. 74).

Por ello, al introducir la perspectiva socioclínica en la sociología, estamos desplazando la forma tradicional de ser sociólogo, al mismo tiempo que al introducir la mirada sociológica en el terreno clínico cambiamos la forma tradicional de ser clínico. Estamos, por tanto, ante una epistemología subjetiva que transforma no solo la forma de investigar y de acompañar, sino también al propio investigador-facilitador.

Además de lo expuesto, cabe señalar que esta epistemología incluye más elementos. En primer lugar, la práctica de un «análisis dialéctico» (Pagès, 2009; Aubert & Gaulejac, 2017, p. 283), entre cuyas características mencionaré solo algunas: la empresa es un hecho social; el pluralismo causal; la mediación de contradicciones; la causalidad dialéctica, que enlaza con el pensamiento complejo de Morin... Elementos que estaban presentes en trabajos anteriores recogidos en Pagès *et al* (1979). En segundo lugar, la cuestión de las influencias recíprocas entre lo psíquico y lo social, abordado en Gaulejac (2009). En tercer y último lugar, la cuestión de la exclusión de los explotados en el capitalismo, los colonizados en los regímenes colonialistas, los negros y los discriminados en los regímenes racistas y supremacistas, las mujeres que enfrentan la opresión patriarcal y, en general, las poblaciones excluidas, dominadas y humilladas, con independencia de las fuentes de esta violencia, y la comprensión de las fuentes objetivas y subjetivas de estos procesos de dominación, descalificación y humillación (Gaulejac *et al.*, 1994).

4.4 Jacques Rhéaume: epistemología dialógica y plural

Jacques Rhéaume (2022b), al hablar de la dimensión sociológica y clínica del «empoderamiento» (*puissance d'agir, empowerment*) señala como contexto de origen las movilizaciones colectivas en EE. UU. en los años 1960-1970 y los trabajos de Paulo Freire de 1980 como *La educación como práctica de la libertad* y *Pedagogía del oprimido* (Freire, 2005), y allí pone de relieve la paradoja entre el objetivo de desarrollar una autonomía para la acción como característica propia del empoderamiento, y la intervención de los investigadores o formadores que podría cuestionar dicha autonomía. La respuesta que ofrece a esta paradoja viene de la mano de Freire: mediante el reconocimiento de, en primer lugar, el saber del otro y, en segundo lugar, el establecimiento de unas relaciones igualitarias entre investigadores y participantes. Por tanto, unas de las claves del enfoque y la intervención socioclínicas está en establecer un espacio dialógico entre investigador y participante, considerando y reconociendo adecuadamente a este último, basado en una *epistemología dialógica y pluralista*: «Las relaciones entre investigadores y participantes implican también en este caso una dimensión epistemológica de intercambio de saberes, de diálogo en el sentido de Paulo Freire, una epistemología pluralista» (Rhéaume, 2022b, p. 230).

Rhéaume (2022a) describe la especificidad de la epistemología socioclínica mediante la metáfora de una «epistemología pluralista» subrayando la relevancia del diálogo entre las diferentes formas de conocimiento, y reconociendo desde la mirada de la SC los problemas existentes en «la relación entre el saber (teórico y disciplinar) y la práctica (la acción)» (*ibidem,* p. 255). Otros autores han señalado también que en su trayectoria disciplinar, la sociología tiene dificultades para ser fiel a su pluralidad de paradigmas, perspectivas y enfoques, en particular a su doble vocación de teorizar y de aplicar, de tal manera que al interior de la academia aún no ha logrado institucionalizar la sociología aplicada por completo, perdiendo con ello la oportunidad de reforzarse como disciplina y de alimentar la vocación de muchos estudiantes que quieren orientarse al servicio hacia los demás en el trabajo de campo, que es una de las prioridades de la SC (Yzaguirre *et al.,* 2023).

La perspectiva socioclínica, junto a otras como la «investigación-acción» o la postura «clínica», se cuestiona la preeminencia del saber científico sobre el popular. Reivindica la existencia y legitimidad de una diversidad de saberes, promoviendo el diálogo entre ellos junto con «una reflexión crítica sobre los fundamentos epistemológicos de los distintos tipos de saberes» (Rhéaume, 2022a, p. 255) como el «saber de la experiencia» –referido a la vida social–, el «saber científico», el «saber hacer especializado» (el «know how» inglés, el «savoir faire» francés) aplicado al mundo profesional, el «saber estético»... Y reconoce más saberes, como el que me rodea cuando estoy terminando este libro en la Sierra Nevada de Santa Marta (Colombia) donde se habla del «saber ancestral» que es cercano a un «saber espiritual» sobre el cual Rhéaume señala que: «es uno de los más antiguos, entremezclado con el saber de la experiencia. Se encuentra en el origen de las preguntas sobre el sentido de la vida» (*ibidem,* p. 255).

En cuanto al saber científico, éste se ha incorporado en último lugar en un recorrido que inicia en los siglos XVII y XIX con Bacon y Bernard respectivamente, incorporando el método experimental como paradigma predominante, desde lo cual se ramificó en múltiples disciplinas:

> ...desde la lógica hasta las matemáticas, pasando por las ciencias duras o «naturales» (física, química, biología) y sus híbridos, luego por las ciencias conocidas como blandas o del espíritu (Wilhelm Dilthey) (psicología, sociología, antropología) y muchos campos especializados de aplicación (ciencias de la educación, de la gestión, de la medicina y prácticas profesionales conexas) (Rhéaume, 2022a, p. 256).

Cada una de estas disciplinas tiene sus propios matices epistemológicos, sus propios recursos y luchas por ocupar un espacio académico o investigativo en la comunidad científica. En ese terreno, y en lo referente al desarrollo del saber, hay distintas vías que pueden complementarse. Una es la pragmática, que ante los problemas se centra en la resolución y los resultados, lo que permite hablar de una «epistemología pluralista». Otra es la simbólica que, en este libro, representan los conceptos de «sentido» –identificado con Weber– y el de «interpretación» –con Ricoeur–.

En cuanto a la postura clínica, para este autor la particularidad es que:

> actúa en un espacio dialógico de intercambio de saberes... Y lo que está en juego desde el punto de vista epistemológico y ético es entonces combatir la jerarquización de los saberes, propiciando una visión pluralista de los saberes de referencia y una puesta en relación entre ellos (Rhéaume, 2022a, p. 257).

Al hablar de la epistemología socioclínica, asumimos el reto de la intervención, del acompañamiento, puesto que la acción dirigida al cambio para mejorar los problemas es una de sus bases más importantes, que va más allá de la recogida de información, del diagnóstico y de la investigación descriptiva.

Lo anterior hay que ponerlo en relación con la propuesta, el diseño y la realización de intervenciones orientadas a promover cambios ante los problemas y el sufrimiento humano, en muy distintos ámbitos como la educación y los múltiples conflictos que la rodean, el sufrimiento laboral, el proyecto de vida y la vocación profesional, la discriminación a minorías, la justicia restaurativa y sus procesos de cambio, el suicidio, la vejez, el medio carcelario, el desempleo, el maltrato infanto-juvenil, la discapacidad, la politización del sufrimiento, la historicidad de las violencias (Araújo & Yzaguirre, 2021).

Para recapitular el pensamiento de Jacques Rhéaume, recojo la reseña de uno de sus artículos sobre la epistemología socioclínica:

> Jacques Rhéaume plaide pour une épistémologie pluraliste débouchant sur l'échange entre ces différents savoirs dans la recherche comme dans l'intervention. Il définit l'approche clinique à partir d'un cadre hyperpragmatique caractérisé par un rapport entre une offre et

une demande, un contrat, un dispositif démocratique qui favorise la confrontation entre ces différents types de savoirs, une implication éthique d'émancipation et une responsabilité partagée quant aux résultats. Dans ce cadre, l'échange des savoirs est dans son principe même une forme d'action émancipatrice[66] (Gaulejac *et al.*, 2007, p. 29).

En resumen, Rhéaume defiende una epistemología pluralista y dialógica entre los distintos saberes que se producen en la investigación e intervención en las CHS, en las que lo fundamental es la interacción entre los individuos, postulando un hiperpragmatismo desde el que define la perspectiva socioclínica dentro de una dialéctica y una confrontación democrática entre saberes cuyo intercambio puede tener efectos emancipadores.

Este hiperpragmatismo, como lo expone Rhéaume (2007), se sitúa equidistante entre el realismo positivista y el racionalismo, y toma distancia de un constructivismo romántico que se apoye únicamente en la subjetividad, desconectada del contexto concreto, o en la inmediatez, sin las dimensiones históricas. La combinación del hiperpragmatismo con el intercambio de saberes abre a otras formas de saber como el espiritual y el artístico, no solo desde el punto de vista de la comprensión, sino también de la acción, ya que pueden movilizar de manera muy importante a los participantes de una intervención socioclínica puesto que permiten involucrar sus motivaciones y valores.

El autor subraya que las CHS tienen como fundamento comprender lo que los sujetos hacen y dicen sobre sus vivencias, lo que debe ser complementado con la interacción con los investigadores, con una interpretación abierta que incluye participantes e investigadores y con los complementos que sean adecuados, incluido el recurso a teorías, diagnósticos y mediciones. Este enfoque hiperpragmático para la producción de saberes, postula que el investigador y el profesional reconozcan también el saber de los participantes en el pro-

---

[66] Jacques Rhéaume aboga por una epistemología pluralista que conduzca al intercambio entre estos diferentes saberes en la investigación y la intervención. Define la perspectiva clínica desde un marco hiperpragmático caracterizado por una relación entre oferta y demanda, un contrato, un modelo democrático que promueve la confrontación entre estos diferentes tipos de conocimiento, una implicación ética de emancipación y responsabilidad compartida respecto de los resultados. En este contexto, el intercambio de conocimientos es, en su principio mismo, una forma de acción emancipadora.

ceso de elaboración de significados para comprender mejor su situación y elaborar estrategias para pasar a la acción. Sin embargo, para llevar a cabo métodos y técnicas de intervención socioclínicas, aplicando distintos dispositivos metodológicos, hay que tener en cuenta algunas condiciones, como son: «un rapport d'offre et de demande; un contrat; un dispositif démocratique d'échange de savoirs; une implication éthique d'émancipation; une responsabilité partagée des résultats[67]» (Rhéaume, 2007, p. 78).

Estas condiciones que el autor luego desarrolla en su investigación sirven como materiales guía para el diseño y la realización de intervenciones socioclínicas.

---

[67] ...una relación de oferta y demanda; un contrato; un sistema democrático para el intercambio de conocimientos; una implicación ética de la emancipación; una responsabilidad compartida de los resultados.

5. Epistemología de la expropiación

A continuación, presento tres ámbitos que considero que están dentro de lo que denomino procesos de «expropiación del sujeto». Los dos primeros, centrados en la salud y las organizaciones, tienen un tratamiento más teórico, mientras que el tercer caso, que reflexiona sobre suicidios ocurridos en los campus de las universidades colombianas en 2023 y 2024.

5.1 Salud expropiada

Dentro del campo de la salud, he estudiado el complejo proceso de prescripción de medicamentos como un proceso psicosociológico que revela el funcionamiento de las sociedades modernas, las cuales están sometidas a fuertes derivas instrumentales y contradicciones a nivel micro, meso y macro, cuyos signos se pueden reconocer en el incremento de la medicalización de la sociedad y de las enfermedades de la opulencia (Yzaguirre, 2014a).

Considerada como un tipo ideal, el paradigma dominante en salud es la medicina alopática, de enfoque positivista, centrada en la aplicación de medicamentos para combatir los síntomas. Su concepción del individuo se asemeja a la de un ingenio mecánico, como un automóvil, que se puede reparar por piezas separadas cuando fallan. En el otro lado, tendríamos las medicinas alternativas, holísticas, el autocuidado y la medicina preventiva centrada en los buenos hábitos en lugar de en los medicamentos.

Aun cuando hay que reconocer los avances de la medicina alopática y la importancia de los avances tecnológicos, su focalización en los medicamentos de la poderosa industria farmacéutica y la escalada de la medicalización, la hacen compatible con el desgastante ritmo de vida que muchas personas llevan: trabajando hasta el agotamiento, sometidos al estrés y a las adicciones con las que intentan compensarlo, gastando su salario en satisfacer deseos consumistas, muchos de los cuales afectan negativamente su salud. Esa combinación produce enfermedades y puede llevar a la muerte. En este contexto, llegamos a poner nuestros problemas de salud en manos de los productos de la industria farmacéutica, cuya cuestionada invención de enfermedades y promoción del consumo de medicamentos nos lleva a renunciar a nuestra capacidad de autocuidado y prevención, en favor de la medicina alopática neoliberal que fomenta un autocuidado entendido como automedicación y consumo, limitándose a menudo a proporcionar medicamentos para mantenernos en ese círculo insano de medicalización, hasta que el cuerpo aguante (Yzaguirre, 2014a).

En contraste, la medicina holística y la promoción del autocuidado están comprometidas con un verdadero cuidado de la salud. Consideran todas las dimensiones del sujeto, incluyendo su contexto laboral, familiar y cultural, acompañando al enfermo en el cambio a hábitos más saludables y en la búsqueda de estrategias naturales para conservar la salud. Es una mirada integral que se interesa por los nexos existentes entre la salud y la historicidad del hombre, por lo que da importancia a la cultura de las comunidades, sus remedios tradicionales y su saber ancestral. Las palabras del sociólogo clínico italiano Gianluca Piscitelli son especialmente relevantes al reclamar del sociólogo clínico, en sintonía con lo anterior, un mayor compromiso con el sufrimiento: «El sociólogo clínico no tiene más remedio que enfrentarse y confrontar a los que están afligidos y sufren, en busca de una respuesta a la pregunta: ¿qué espacio, qué perspectivas existen para la acción social?» (Piscitelli, 2022b, p. 282).

A este respecto, me gustaría mencionar la interesante experiencia vivida en la Maestría en Salud Familiar y Comunitaria de la Universidad del Magdalena (Colombia) con una treintena de profesionales de la salud que ejercen la medicina en la región de la Guajira. Con base en la sincera preocupación del grupo por los graves problemas de salud que allí se soportan, los acompañé en un proceso de confluencia creativa en la búsqueda de ideas realizables, que arrojaron el diseño de cinco anteproyectos de intervención en salud. Comenzaron por la identificación de carencias concretas de las comunidades indígenas, junto con las capacidades y posibilidades de intervención de los profesionales mismos. De esta manera, los proyectos se enfocaron a propuestas realistas para atender los siguientes problemas: acceso deficiente severo de acceso al agua potable y las enfermedades que esto conlleva, educación en salud en áreas básicas (seguridad alimentaria, saneamiento básico, hábitos saludables), falta de autogestión y dificultades de acceso a los servicios de salud, etc. Para dinamizar al grupo, utilizamos narrativas y dinámicas alrededor de los problemas y las dificultades para resolverlos, escenas de teatro foro, así como las propias vivencias de los profesionales sobre el terreno. Se culminaron cinco anteproyectos que combinaban dimensiones como la humanización de la atención sanitaria, procesos educativos para la población y los profesionales de la salud, cultura para el uso adecuado del agua, mediación intercultural en temas como la lengua, el manejo de alimentos y la salud ancestral...

Resulta pertinente una reflexión crítica. Los valiosos recursos naturales de la Guajira, entre ellos la minería y el gas, contrastan con la falta de recursos esenciales como el agua, los altos niveles de pobreza y los graves problemas de salud de la población. La pujante economía extractivista de la región coexiste con unas comunidades indígenas duramente afectadas por la pobreza y la alta mortalidad infantil. En ocasiones, esta población es expropiada de sus territorios cuando los intereses de la voraz economía extractivista chocan con los asentamientos humanos, como en el caso de la mega mina de carbón El Cerrejón. Acompañando la expropiación territorial primaria, se produce una expropiación cultural e histórica, de segundo grado, que puede derivar en una de tercer grado que reduce la existencia a una mera supervivencia que aniquila el sentido de la vida.

Ivan Illich (1975), en su obra *Némesis médica: la expropiación de la salud*, nos ofrece otra mirada crítica en el campo de la salud, denunciando que el verdadero cuidado de la salud requiere el estudio de las causas estructurales de las enfermedades, pero que es dejado a un lado frente al proceso de medicalización y la dependencia productivista al que nos somete el sistema capitalista, el cual, si bien defiende el emprendimiento y la iniciativa personal, al mismo tiempo convierte en dependientes del consumismo, de los diagnósticos y los medicamentos a muchas personas, en detrimento del autocuidado y la autonomía personal frente a la enfermedad. Cuando un sistema sanitario –pilar del Estado del bienestar– no desarrolla una verdadera promoción de la prevención y los hábitos saludables, incluyendo la revisión de las dimensiones estructurales, como reclama Illich, y basa mayoritariamente la salud en la prescripción de medicamentos y pruebas diagnósticas, no solo nos hace más dependientes de la medicalización, sino que atrofia nuestra capacidad de enfrentar la enfermedad, expropiando nuestra salud, que queda en manos del sistema. Esta expropiación tiene una dimensión primaria, explícita, al perder el empoderamiento sobre nuestra salud y nuestro cuerpo; una dimensión secundaria, tácita, que altera las dimensiones culturales e ideológicas, e incluso una dimensión terciaria, ontológica, que afecta el vínculo con la existencia.

La salud revierte especial interés para la SC. Nos permite introducir la cuestión del cuerpo que está estrechamente ligada al sujeto. En su obra *The Imperative of Health: Public Health and the Regulated Body*, Lupton (1995) analiza cómo el sistema de salud moldea los cuerpos de los individuos. Las campañas de salud pública y las intervenciones médicas no solo se enfocan en el tratamiento y la prevención de enfermedades, también ejercen un control significativo sobre los cuerpos de las personas. Este control ha sido particularmente evidente durante los dos años de la pandemia de Covid-19 y las fuertes restricciones a la movilidad, impactando las políticas públicas de salud directamente en la vida cotidiana y la autonomía de las personas.

Una idea complementaria a la anterior la expresa Gianluca Piscitelli, quien manifiesta que las vivencias de los individuos «se sedimentan en los cuerpos y determinan su estado de bienestar y salud» (Piscitelli, 2022b, p. 270). Estas vivencias están atravesadas por la subjetividad de la experiencia particular, que nos expone a prácticas más saludables o más tóxicas, y por la objetividad de las estructuras sociales que determinan la calidad de vida de una persona y su riesgo de contraer enfermedades, en función, por ejemplo, del poder adquisitivo y la posición social. Lo interesante es visualizar que lo anterior tiene una expresión particular en cada cuerpo, en el que confluyen la estructura, el sistema de salud, las interacciones sociales, la experiencia vital individual, la subjetividad y el mundo del trabajo.

En conexión con lo anterior, al igual que Bourdieu habla del «modo de apropiación de los bienes culturales» (Bourdieu, 2000b, p. 76) considerando a estos como portadores de unas relaciones sociales de clase, también podemos hablar del modo de apropiación de la salud cuyo cuidado también es portador de unas relaciones de clase, representadas por los diferentes sistemas de salud, públicos y privados, que *enclasan* a la población. Bourdieu nos recuerda que en la sociedad de consumo la apropiación de bienes está estratificada, lo que alude a fenómenos sociales vinculados con los distintos niveles y procesos de expropiación. La salud constituye un bien de alto interés y particular relevancia. Es fundamental, para nuestra conceptualización de la epistemología de la apropiación, que el sujeto tome conciencia de los condicionantes en los procesos de apropiación, sean estos de clase, género, ideología, cultura, historia o, incluso, de búsqueda del sentido de la vida.

5.2 Expropiación en las organizaciones

Lo dicho anteriormente para la salud guarda algunos paralelismos con el campo de las organizaciones, dentro del cual las instituciones de educación superior, en particular las universidades son un caso de especial interés.

En las últimas décadas, la lucha por la supervivencia de las organizaciones y el afán por controlar su funcionamiento han impulsado el desarrollo de múltiples modelos de gestión del conocimiento y enfoques de *management*, orientados a la creación de herramientas como los indicadores y las normas de mejoramiento. Aunque estos se presentan como procesos para optimizar la calidad en diversas dimensiones de la organización, en última instancia están dirigidos a maximizar sus resultados. Esto envuelve a las organizaciones ontológicamente en finalidades instrumentales, despojándolas de su sentido social y generando contradicciones que repercuten en sus trabajadores (Yzaguirre, 2015).

Dentro de estas dinámicas, los sistemas de acreditación y los certificados de calidad otorgados por los Ministerios de Educación, se presentan como un aval de que las universidades cumplen con los estándares esperados y, por tanto, como garantía de que actúan correctamente. Este reconocimiento puede ser percibido como una promesa de éxito para los estudiantes privilegiados que logran ingresar en las universidades acreditadas. Una muestra de ello es que, por ejemplo, en los últimos siete años, en la Universidad del Atlántico, solo un 12,5%[68] de los inscritos logró matricularse.

Al ponerse el foco en la acreditación, así como en la producción científica, ambas supervisadas por rigurosos sistemas de evaluación y remuneradas de una u otra manera, se dejan en un segundo plano las acciones efectivas para prevenir el desconcertante y persistente malestar estudiantil, el cual además afecta negativamente la deserción.

Por otra parte, si la universidad está acreditada, se puede asumir que, desde su perspectiva, ha hecho todo lo posible y cumple con lo que se espera de ella, y, por lo tanto, se genera la impresión de que el estudiante que no alcanza el éxito carga con la responsabilidad de su fracaso en solitario. Esto transmite un mensaje desalentador al alto porcentaje de estudiantes de una carrera que no consiguen graduarse: «Higher education dropout rates in Colombia are the second highest in Latin-America. Almost 50% of students who start an undergraduate program in Colombia drop out[69]» (Arias et al, 2023, p. 612). Como hemos visto en el apartado 2.2.5.2 dedicado a la deserción, estas cifras son más elevadas en la UA.

Los que desertan, ¿en qué posición quedan?, ¿por qué no se graduaron? El discurso tecnócrata y *managerial* resalta la importancia de la acreditación que se supone que garantiza la alta calidad de

---

[68] Porcentaje elaborado a partir de dos Boletines (UA, 2022, p. 26; UA, 2023, p. 24).
[69] Las tasas de abandono de la educación superior en Colombia son las segundas más altas de América Latina. Casi el 50% de los estudiantes que inician una carrera de pregrado en Colombia abandonan.

una organización, mientras que se producen unas elevadas cifras de deserción que dejan importantes interrogantes sin respuesta.

La acreditación y la excelencia van de la mano. Uno de los signos distintivos de la excelencia académica es el número de investigaciones realizadas y el número de artículos publicados por los miembros de una universidad, como distintivos del avance científico. Sin embargo, como mostré en mi tesis de doctorado, la validez científica de algunas investigaciones y artículos de alto impacto es cuestionable, tal y como denunciaron en una editorial conjunta trece importantes revistas de la salud (Yzaguirre, 2014a, p. 99), que es uno de los ámbitos científicos más rigurosos. Los sistemas *manageriales* de medición de la calidad se centran en algunos aspectos de la organización, mientras se ignoran o minimizan otros importantes, expropiando la verdad del funcionamiento y valores de las organizaciones, que en el caso de las universidades prometen al estudiante que será parte de la excelencia en el centro de la producción científica, provocando falsas expectativas propias de la epistemología de la expropiación mediada por el cientificismo:

> En cuanto al cientificismo... debemos señalar que para Horkheimer el positivismo científico es la consagración teórica de la razón instrumental, desprovista de un sentido de los fines perseguidos. Lo característico de este positivismo no es su metodología, sino su *idolización* como único criterio de verdad y de cientificidad (Yzaguirre, 2014, p. 217).

La exaltación de la acreditación y la excelencia pueden provocar otras consecuencias indeseables.

Algunas universidades fuerzan los objetivos del pregrado pretendiendo que, además de graduados, arroje productos investigativos. Esto ocurre a través de los trabajos fin de grado que, en lugar de representar un ejercicio final de carrera como expresión de los conocimientos adquiridos, la creatividad y la madurez del estudiante, se exigen de nivel investigativo y se convierten en un verdadero *calvario* para algunos estudiantes y profesores, produciéndose múltiples contradicciones y retrasos en el último paso a la graduación[70] que

---

[70] En mi Facultad, participan cinco profesores en la orientación, elaboración y evaluación

contribuyen a la baja o nula tasa de graduación en el periodo que oficialmente dura la carrera. Este problema no es de ahora ni de unas pocas universidades; ya lo detectó Ortega y Gasset en España, como pone de relieve Caballero (2018) al señalar que, dentro de su análisis sobre la misión de la universidad, una de las advertencias del filósofo como profesor universitario fue: «Se evitará, en consecuencia, que el estudiante medio pierda parte de su tiempo en fingir que va a ser un científico» (Caballero, 2018, p. 137), lo que no quita que Ortega otorgara máxima importancia a la investigación científica para aquellos estudiantes que eligieran ese camino. En mi práctica docente en la UA, he postulado en numerosas ocasiones que se evite ese fingimiento, porque, además de ser una pérdida de tiempo en el sentido mencionado por Ortega, representa un gran retraso en la graduación como vimos en el apartado 2.2.5.2 dedicado a la deserción, y produce un desgaste y un sufrimiento innecesarios en los estudiantes que no se orientan al exigente campo de la investigación académica. Lo anterior también produce desgaste y sufrimiento en los profesores, que nos vemos forzados a representar el papel de directores y evaluadores del proceso[70].

A continuación, pondré un ejemplo del discurso *managerial* en las organizaciones amparado por el marco legal. En junio de 2024, los profesores de la UA recibimos en nuestros correos electrónicos una campaña denominada «Yo Tomo el Control» con el siguiente mensaje:

> La campaña liderada por la Oficina de Control Interno busca promover las prácticas de autocontrol mediante la aplicación de mecanismos que contribuyan a desarrollar capacidades para evaluar las actividades laborales, hacer correctivos y dar cumplimiento a las

---

del trabajo fin de grado, siendo el tutor el único de ellos que no evalúa. De esta manera, al final de su carrera el estudiante debe enfrentarse a un exigente y contradictorio trabajo con carácter de investigación, sujeto a cinco criterios epistemológicos e investigativos distintos. En bastantes ocasiones, el estudiante debe elaborar más de un trabajo de grado para obtener la aprobación de unos y otros evaluadores. Esta es una de las razones tradicionales que explican el elevado número de estudiantes que ven retrasada su graduación uno o más años, como se desprende del cuadro del apartado 2.2.5.2 dedicado a la deserción, aunque recientemente se implementó una nueva modalidad de grado que exime a los estudiantes de la exigencia investigativa a cambio de pagar elevadas sumas de dinero para realizar un diplomado de graduación.

metas bajo el enfoque de gestión por resultados... pautas generales sobre la forma en la que los servidores públicos... pueden aplicar técnicas de autoevaluación... en procura del mejoramiento continuo de la Universidad... esta campaña, que más allá de cumplir con un marco legal, busca fomentar en la comunidad el sentido de pertenencia que debemos tener por nuestra Universidad[71].

En esta campaña, llaman la atención categorías como «prácticas de autocontrol», «autoevaluación», «gestión por resultados», «mejoramiento continuo», «marco legal» y «sentido de pertenencia». El comunicado invita a los docentes a desarrollar su sentido de pertenencia e identificación con la institución a través del autocontrol, los resultados y la evaluación. Es un ejemplo del lenguaje ideológico *managerial* (Vandevelde-Rougale, 2017) que comentaremos unas páginas más adelante. Las supuestas bases del sentido de pertenencia a la organización se entrelazan aquí con las herramientas del poder *managerial*, identificándose los instrumentos de gestión con el alma de la institución, lo que es más significativo teniendo en cuenta que en muchos países se denomina a la universidad *alma mater*. En este caso, el *alma mater* se convierte en una tecnócrata orientada al control y los resultados en lugar de ejercer de madre nutricia y cuidadora de la dimensión psicosocial.

En el mundo empresarial muchas organizaciones están orientadas al máximo beneficio económico, y a priorizar resultados instrumentales bajo las banderas de la calidad total y la excelencia que enarbola el poder *managerial* (Aubert & Gaulejac, 2017, p. 102; Gaulejac, 2022d, p. 344), y sus estrategias de «excelencia», que consideran los recursos humanos como un recurso más de la organización cuyo funcionamiento hay que optimizar en términos de productividad, sin tener muy en cuenta los desgastes que soportan, los cuales, en ocasiones, se traducen en malestares psicosociales como el estrés, problemas de conciliación de la vida personal y laboral, incertidumbre laboral (*job insecurity*), depresión, incluso suicidios.

---

[71] https://www.uniatlantico.edu.co/uniatlantico-lanza-la-campana-yo-tomo-el-control/ Consultada en agosto de 2024

Como hemos visto en el ejemplo anterior «Yo Tomo el Control», el uso del lenguaje reviste una especial importancia. Agnès Vandevelde-Rougale (2017) habla de la *neolengua* del *management* «..inspiré par le *newspeak* [enunciado en la obra *1984* de George Orwell] pour désigner un système verbal d'expression de la pensée issu du discours managérial. Il s'impose aux individus dans les organisations de travail»[72] (*ibidem*, p. 196). En su obra, la socioantropóloga y socióloga clínica Vandevelde-Rougale desentraña rigurosamente cómo la jerga empresarial, deliberadamente ambigua, permite naturalizar la violencia ejercida en las organizaciones, restringiendo la posibilidad de que el trabajador exprese el sufrimiento al que está sometido en su entorno laboral. Es otra de las dimensiones de la ideología *managerial*: el desarrollo de un lenguaje propio que se impone a los individuos, legitimando el poder del *management* en las organizaciones y expropiándolos de un marco expresivo propio.

En muchas ocasiones, el recurso humano se considera importante únicamente porque resulta necesario para lograr buenos resultados económicos, pero por ello hay que aprovechar bien todas sus posibilidades, movilizándolo adecuadamente. Para ello, algunas organizaciones utilizan juegos de seducción, de movilización psíquica, de adhesión e identificación con la misión de la empresa, para luego, en muchas ocasiones, convertirse en una falsa expectativa y una pérdida de las bases que dan sentido a la actividad profesional, cuando no a toda la vida de la persona que se entrega con devoción, fe y en exclusiva al trabajo. Pero muchos trabajadores no logran adaptarse al «sistema de excelencia» de la organización, que termina, de una u otra manera, identificando a los «excelentes» y separándolos de aquellos que, no siendo excelentes, son ¿normales? Cuando las organizaciones reúnen ese conjunto de características las inscribo en un tipo ideal que denomino «organizaciones sin sentido» (Yzaguirre, 2015), porque sus finalidades son puramente instrumentales y producen pérdidas de sentido en sus trabajadores y

---

[72] ...inspirado por el «newspeak» (Orwell, 1996) para designar un sistema verbal de expresión del pensamiento que nació del discurso del management. Se impone a los individuos dentro de las organizaciones de trabajo.

directivos. La expropiación primaria que la organización ejerce mediante su capacidad de contratar o despedir, convierte al trabajador asalariado en un mero recurso al servicio de los resultados. Cuando lo excluye, la expropiación secundaria lo despoja de la cultura y la historia que lo retenía como sujeto integrado socialmente a través del ejercicio pleno de un empleo. Finalmente, la expropiación terciaria lo hará caer en los peores efectos de los riesgos psicosociales, provocando su desconexión no solo con su trabajo, sino también con su propósito de vida, lo que en ocasiones puede situarlo al borde del suicidio, dado que el trabajo representaba uno de sus principales apoyos y parte esencial de su condición de sujeto:

> ...ciudadanía y empleo se equiparan, y el no acceso al empleo conlleva la expulsión del círculo social... diríamos que [el empleo] dota al sujeto de estatus de persona. La persona... se define en la interacción significativa en un medio social, por tanto, precisa situar al sujeto en un contexto social que permita su interacción y transformación. No disponer de empleo, no acceder a la condición de ciudadano, marca la delimitación entre la inclusión y la exclusión social, y con ello las posibilidades de interacción significativa en un contexto determinado. El empleo asalariado en la concepción liberal se convierte, de este modo, en la propia definición de sujeto (Llosa & Agulló, 2023).

Si en la cita anterior sustituimos «empleo» por «formación universitaria», obtenemos una noción preliminar aplicable al siguiente apartado, que aborda los suicidios en el ámbito universitario.

Retomando el tipo ideal anteriormente expuesto, en el otro extremo podemos enunciar un tipo ideal de organización desde la mirada socioclínica, asociado con la búsqueda de una comprensión más profunda de los problemas, su origen, su trayectoria y su relación con las contradicciones y conflictos que le son propios a la organización, a su modo de producción y de socialización, y a su relación con el entorno. Desde ahí, se contemplan las condiciones de producción de sentido, así como los procesos de obstaculización y destrucción de sentido. En estas organizaciones se va más allá de los síntomas procurando identificar la psico y socio génesis de los problemas. Las organizaciones de este tipo, aunque consideran importante obtener beneficios económicos y optimizar recursos, priorizan la humanización de los procesos. Ven a los trabajadores y directivos como parte de un ecosistema cuyos resultados van más allá de los indicadores numéricos. Se entiende que el beneficio es fruto, entre otras cosas, de la creatividad y participación de los trabajadores en la construcción de la organización, junto con su esfuerzo y desgaste, los cuales deben ser reconocidos, así como los riesgos psicosociales involucrados, para implementar una prevención activa. A este tipo de organizaciones, que facilitan que los trabajadores se apropien de su trabajo y le encuentren verdadero sentido, las he denominado «organizaciones con sentido» (Yzaguirre, 2022).

Llamo organizaciones con sentido a aquellas entidades, públicas y privadas, que consideran el sistema psíquico organizacional como una parte fundamental de su actividad y contemplan el talento humano y su creatividad como una fuente de riqueza permanente. Las organizaciones con sentido aceptan los retos de la competencia y el esfuerzo para afrontarlos, sin obsesión ni pedestales de seducción para el éxito, tratando de dejar una huella en la comunidad y en los trabajadores. «Adoptar el enfoque del sentido, es adoptar el enfoque del sujeto, de la persona» (Yzaguirre, 2015).

5.3 Suicidios en la universidad y expropiación

Este apartado no estaba contemplado en el plan inicial del libro; fue tomando forma conforme observaba y me veía afectado por los suicidios ocurridos en 2023 y 2024 en la universidad donde soy profesor. En lugar de seguir con mi plan original, decidí aceptarlo como un reto sobrevenido, coherente con mi labor como sociólogo clínico en contacto con la realidad más próxima. Aclaro que no soy experto en suicidio; es la primera ocasión en que publico extensamente sobre el tema. Quiero compartir mi esfuerzo por comprender este complejo fenómeno utilizando las herramientas limitadas de las que dispongo, y aprovecho la elaboración del libro para integrar mi experiencia y mi análisis socioclínico de algunos casos, aunque soy consciente de que me falta más trabajo sobre el terreno. Es un tema sumamente sensible y complejo, aún insuficientemente conocido en todas sus dimensiones y rodeado de tabúes. Lo abordo con el mayor respeto hacia las personas directa e indirectamente afectadas, y a las instituciones involucradas, respondiendo a mi necesidad como investigador de plantear algunas reflexiones como hipótesis de trabajo en construcción. Me desafío a mí mismo como sociólogo clínico y profesor en una universidad pública afectada por los suicidios de sus estudiantes, durante la elaboración de este libro.

Mi aproximación a este problema comenzó mientras escribía en los últimos meses de mi año sabático y ocurrió una tragedia en mi universidad que me impactó. El fallecimiento en circunstancias trágicas, con claros indicios de suicidio, de la estudiante Brilly del Carmen Martínez Obando, de 27 años, ocurrido el 21 de noviembre de 2023[73], quien se arrojó de uno de los edificios del campus principal de la universidad tras realizar un examen. No es el primer miembro de la comunidad uniatlanticense que protagonizaba una tragedia similar en el campus de la UA. En marzo de 2018, impartí dos talleres socioclínicos de acompañamiento al duelo a estudiantes y profesores cercanos al profesor Teófilo Ernesto Castro Triana, quien se suicidó el 15 de febrero de 2016[74] en el campus de la universidad.

Tres meses después del fallecimiento de Brilly, el 20 de febrero de 2024[75], me encontraba cerca del lugar elegido por Adamaris Verdugo Almagro para suicidarse, frente a su Facultad de Ciencias Económicas (UA), donde estudiaba Contaduría Pública. Durante aproximadamente cuatro horas, como otras muchas personas allí congregadas, permanecí en los alrededores del suceso, apoyando a los brigadistas de la UA y poniéndome a disposición de las directivas de la universidad. Aunque no conocía a la estudiante, este nuevo suceso, junto a otros ocurridos en un periodo cercano en cuatro uni-

---

[73] Noticia en *El Espectador*, el 22-11-2023, firmada por Redacción Colombia:
https://www.elespectador.com/colombia/mas-regiones/estudiante-murio-tras-caer-de-un-edificio-de-la-universidad-del-atlantico/
[74] Noticia en *El Heraldo*, el 16-02-2018, firmada por Kenji Doku:
https://www.elheraldo.co/judicial/docente-cae-de-un-quinto-piso-en-sede-de-uniatlantico-459614
[75] Noticia en *Semana*, el 22-09-2024, firmada por Redacción Semana:
https://www.semana.com/nacion/barranquilla/articulo/tragedia-en-barranquilla-estudiante-de-contaduria-murio-tras-caer-desde-un-cuarto-piso-de-la-universidad-del-atlantico/202446/

versidades colombianas –la Universidad de la Costa, la Pedagógica, la Javeriana y la de los Andes– y, en Madrid, en la Complutense[76], me impactaron profundamente.

Un suicidio siempre nos confronta por la intensidad de la tragedia que representa y por el sufrimiento multicausal que podemos suponer que existe detrás de la trayectoria biográfica de la persona afectada, especialmente en sus últimas semanas. El suicidio ocurre, presumiblemente, cuando se incrementa el conjunto de malestares emocionales, psicosociales, anímicos, existenciales y mentales que afectan a la persona a través de factores micro, meso y macro, alcanzando un grado crítico que impacta de manera más aguda en su salud mental en el período más cercano al suicidio. Todo ello produce en el sujeto una percepción de la realidad y de las opresiones experimentadas como una situación desesperada, sin salida, acompañada de una pérdida del sentido de la vida, ante lo cual el individuo decide renunciar a ella. En este punto, ubicamos el nivel terciario de la expropiación.

El suicidio, en general, es un fenómeno difícil de predecir, aunque la persona con ideación suicida puede mostrar signos visibles. Resulta fundamental profundizar en el fenómeno y considerar una variedad de medidas de prevención en distintos niveles que incluyan el individual, el grupal, el organizacional, el familiar y el social.

La elección del campus universitario como el lugar para suicidarse deja un mensaje imborrable en la comunidad académica, que nos interpela y nos obliga a dirigir la mirada hacia nuestro interior, cuestionando el papel de la academia, el de los docentes y administrativos, y el valor y significado de la comunidad universitaria. Existen casos cuyo origen parece estar más vinculado al desgaste producido por la vida universitaria, mientras que otros presentan antecedentes externos, o una combinación de ambos; por esta razón, no es posible hacer una generalización, es preciso estudiar cada caso. Además, en cada situación, el grado y tipo de responsabilidad insti-

---

[76] Noticia en *ABC Madrid*, el 1-03-2024, firmada por M.L.:
https://www.abc.es/espana/madrid/muere-alumna-universidad-complutense-madrid-precipitarse-edificio-20240301081416-t.html?ref=https%3A%2F%2Fwww.google.com%2F

tucional pueden ser muy variados. Además de la investigación judicial, es igualmente necesario hacer un análisis psicosocial para esclarecer qué ocurrió, así como los antecedentes y el contexto. En cualquier caso, y esto es importante, las universidades, dada su naturaleza misional, pueden promover entornos saludables, ofrecer apoyo comunitario, reforzar vínculos existenciales y proporcionar recursos para el bienestar mental con el fin de prevenir el fenómeno.

El día del fallecimiento de Brilly del Carmen, mientras me encontraba fuera del país, envié un mensaje de condolencias a mis estudiantes a través del chat del semillero SIPECS, solidarizándome con ellos y poniéndome a su disposición. Al día siguiente, organicé un espacio virtual voluntario, para quienes quisieran hablar y desahogarse por lo ocurrido. Algunos estudiantes se conectaron. Durante tres horas, se produjo una dinámica respetuosa y sensible; se creó un espacio de escucha y co-construcción. Al finalizar, mandé a todo el grupo un mensaje de cierre, tratando de compartir una síntesis de lo vivido, que transcribo con la aclaración de que fue un mensaje espontáneo[77].

Tras el fallecimiento de Adamaris, la universidad decretó un «día de reflexión por la vida», durante el cual los profesores pudimos reunirnos en el salón de clase con los alumnos que desearan asistir. Como resultado de esa jornada, recopilé numerosos testimonios que puse en conocimiento de la universidad registrando una petición (sistema colombiano de peticiones PQR) en la que compartía lo ex-

---

[77] Hace pocos minutos hemos apagado el espacio de encuentro. Han sido varias horas que dieron ocasión para expresarse y para escuchar, y escucharse, para intercambiar, ante la durísima noticia del suicidio de Brilly del Carmen en el campus de la U. Gracias a quienes pudieron pasarse por su tiempo, por su esfuerzo, su autenticidad, sus sentimientos y sus pensamientos; por su enorme respeto y humanidad ante la tragedia y el sufrimiento de un miembro de nuestra comunidad académica, que hoy ha sido honrada como ser humano, como existencia. Podría haber sido cualquiera de nosotros. Compartir puede ser doloroso, pero compartir es humano; comprender puede ser doloroso, pero comprender es lo que da sentido al ser humano cuya vida se sostiene en una existencia biográfica. Nuestro encuentro reconoce la existencia de Brilly y la de todos los miembros de la UA que estuvieron presentes. Compartimos para comprender y lo hacemos juntos, lo hacemos vinculados. El semillero SIPECS fiel a su espíritu, es un espacio para compartir y comprender la condición humana. Mientras uno de ustedes siga activo, tomen conciencia de que siempre habrá un espacio para compartir y comprender: que ese espacio se abra cada día en nuestros corazones. Descansa en Paz Brilly.

presado por algunos estudiantes y solicitaba la «prevención del malestar estudiantil universitario»[78]. Los testimonios reflejan las inquietudes e interrogantes que los estudiantes se plantearon tras la tragedia de su compañera, así como algunos de sus propios malestares. Estos requieren de una atención sostenida al malestar estudiantil. El 8-03-2024, organizamos un encuentro virtual con Marcelo Balboa, miembro del Nodo Sur de la Red Internacional de Sociología Clínica (RISC), titulado: ¿Cómo prevenir el malestar estudiantil universitario desde la SC? A partir de este encuentro, estamos desarrollando la hipótesis de la «mochila llena de problemas» que los jóvenes cargan silenciosamente y su relación con el aumento de los suicidios en las universidades, como expondremos más adelante en este mismo apartado. Durante el primer semestre de 2024, estudiantes del semillero SIPECS iniciaron varias microinvestigaciones sobre el malestar estudiantil, las cuales fueron presentadas en dos convocatorias: REDISIA y CONES. En el segundo semestre del mismo año, algunos estudiantes del semillero se han dedicado a diseñar un proyecto piloto dirigido a la prevención del malestar estudiantil y el suicidio, el cual contará con el apoyo de Marcelo Balboa y mi colaboración como investigador principal, además del asesoramiento de la RISC a través de su presidente Vincent de Gaulejac y del Nodo Sur latinoamericano. Está previsto que este proyecto se presente a la Universidad del Atlántico, que en sus últimas asambleas con los estudiantes ha invitado a la comunidad uniatlanticense a presentar iniciativas para afrontar la ola de suicidios.

Otro caso de repercusión nacional fue el de Catalina Gutiérrez Zuluaga, médica que se encontraba finalizando su formación como residente en el programa de cirugía de la Pontificia Universidad Javeriana de Bogotá. El 17 de julio de 2024, Catalina se quitó la vida dejando una pequeña nota que decía:

---

[78] Derecho de Petición dirigido a las comunidades académicas de Colombia conmocionadas por el fallecimiento de estudiantes en sus campus solicitando prevención del malestar estudiantil universitario: Radicado N°. 20242050023782 de 08-03-2024.

A todos los residentes, gracias. De cada uno me llevo muchas enseñanzas. Siempre los llevaré en mi corazón. Ustedes pueden, ánimo[79].

Las circunstancias y la indignación que rodean este caso en particular, junto con el carácter privado y de alto prestigio de la universidad, han supuesto una conmoción en Colombia, rompiendo las barreras habituales de baja visibilidad social y el distanciamiento institucional frente al fondo del problema. Diversos medios de comunicación informaron que, a raíz del suicidio de la estudiante, se produjeron diversas denuncias relacionadas con el maltrato[80] y el abuso en esa y otras universidades de Colombia:

> Fue un año y medio en el cual me encontré un ambiente hostil, un ambiente que confundía exigencia con maltrato, un ambiente en el cual las microagresiones se volvieron algo del día a día... Hay una gran cuestión de cultura del maltrato, dentro de nosotros. Esto es generación tras generación, la que lo ha vivido y la que lo ha replicado también (doctora María Rey, quien desertó de la formación)[81].
>
> La residencia está llena de muchos episodios de maltrato, de acoso laboral, de una exigencia que realmente deja de ser exigencia (doctor Andrés Gómez)[81].
>
> El gremio se excusa en la excelencia de formar a los mejores profesionales (doctora Karen Benavides)[82].
>
> ...la estructura de la formación, fundamentada en el poder del conocimiento, a menudo facilita el maltrato (Federación Médica Colombiana)... las conductas de abuso y maltrato «se han venido perpetuando por décadas» en las facultades de Medicina, que aún

---

[79] Noticia en W-Radio, el 21-07-2024, firmada por Colprensa:
https://www.wradio.com.co/2024/07/22/universidad-javeriana-revisara-y-tomara-medidas-tras-la-muerte-de-medica-residente/
[80] Noticia en W-Radio, el 20-07-2024, firmada por Camila Sarmiento:
https://www.wradio.com.co/2024/07/20/el-suicidio-de-una-medica-residente-revela-presuntos-casos-de-maltrato/
[81] Noticia en W-Radio, el 22-07-2024, firmada por Camila Sarmiento:
https://www.wradio.com.co/2024/07/22/caso-catalina-gutierrez-denuncias-de-maltrato-en-residencia-de-cirugia-de-la-u-javeriana/
[82] Noticia en France24, el 25-07-2024, firmada por Andrés Triviño V.:
https://www.france24.com/es/am%C3%A9rica-latina/20240725-colombia-el-suicidio-que-gener%C3%B3-una-explosi%C3%B3n-de-testimonios-sobre-abuso-a-m%C3%A9dicos-y-estudiantes-de-medicina

no han tomado los correctivos necesarios (Asociación Médica Sindical)[83].

Un mes después del fallecimiento de Catalina, el suicidio golpeó de nuevo a mi universidad el 22 de agosto de 2024. El estudiante de idiomas de la Universidad del Atlántico, Julián David Cantillo Pineda, de 18 años, murió en la clínica tras lanzarse de uno de los edificios de la universidad. Era el tercer suicidio en la UA desde noviembre de 2023. Julián alcanzó a enviar unos mensajes dando indicaciones, pensando en sus padres y mostrando gestos de dignidad, a pesar de las limitaciones identitarias y sociabilidad que transmiten: «...mi estúpida vida no debería ser tan importante... Hoy traté de vestirme y arreglarme lo mejor posible... no quiero que mi mamá se entere primero...». La Universidad del Atlántico envió una circular por correo electrónico decretando que «mañana sea dedicado a la reflexión sobre el valor de la vida, la importancia de la comunidad y lo valiosos que somos...», reiterando el compromiso de la universidad con la salud mental.

Tras lo sucedido, la UA instaló mallas protectoras en el exterior de los edificios del campus como medida de prevención ante posibles caídas y suicidios. Esta intervención, muy visible y simbólica, fue recibida con polémica. Sin embargo, menos de un mes después del suicidio de Julián, el 19 de septiembre de 2024, un estudiante, cuyo nombre no ha sido revelado, supuestamente se arrojó desde lo alto de uno de los edificios de la Universidad del Atlántico. El incidente ocurrió por la tarde, mientras daba una clase virtual de la asignatura «Enfoque socioclínico e intervención psicosociológica» debido al cierre de las principales arterias de Barranquilla por protestas sociales. Interrumpimos la clase e improvisamos un círculo de palabra para comentar la tragedia con respeto y permitir que quienes quisieran compartieran sus sentimientos y pensamientos. El espacio se extendió por una hora, finalizando treinta minutos después del ho-

---

[83] Noticia en *El País América*, el 27-07-2024, firmada por Juan Pablo Vásquez:
https://elpais.com/america-colombia/2024-07-28/no-se-puede-permitir-la-continuidad-de-los-abusos-y-malos-tratos-llueven-cuestionamientos-al-modelo-de-educacion-medica-en-colombia.html

rario planificado. El estudiante fue internado en el hospital en estado crítico.

Aunque el fallecimiento de Julián y este último intento de suicidio recibieron cierta repercusión mediática, esta fue significativamente menor en comparación con el caso de Catalina, que no solo mereció un cubrimiento extraordinario, sino también diversas declaraciones institucionales, incluidas las del presidente del Gobierno, Gustavo Petro. Llama la atención que, siendo el tercer caso en unos meses, y en contraste con las reacciones de los Ministerios y la Universidad Javeriana ante un solo suicidio, las reacciones de la UA y de las instituciones en este caso no han tenido casi repercusión. Los medios de comunicación apenas informan de una investigación que va a realizar la universidad alrededor de dos mensajes que mandó Julián antes de suicidarse.

Un día después del fallecimiento de Julián, la prensa[84], que venía reactivando la problemática del suicidio tras la muerte de Catalina, reveló un dato *tremendo* sobre el suicidio de Johan Sebastián Castellanos Romero, de veinte años, estudiante de medicina de la prestigiosa Universidad de los Andes, una institución privada, que había ocurrido el 9 de septiembre de 2023. No hemos encontrado documentado su caso en internet en 2023, pero resurgió a raíz de lo ocurrido con Catalina. Sebastián, un buen estudiante que obtuvo la mejor calificación de su ciudad en el bachillerato y una de las mayores puntuaciones en el proceso de admisión a la Universidad de los Andes, quien accedió a facilidades de financiación para la costosa carrera de medicina, fue víctima de acoso, presuntamente relacionado con sus bajos recursos económicos. Fruto de una investigación, un año después de su muerte se supo que había realizado una búsqueda en su ordenador preguntando si la deuda contraída con el ICETEX[85] para financiar sus estudios sería condonada en caso de

---

[84] Noticia en *Semana*, el 23-08-2024, firmada por Redacción:
https://www.semana.com/nacion/justicia/articulo/escalofriante-si-uno-muere-se-condona-la-deuda-con-el-icetex-la-ultima-consulta-en-internet-del-joven-de-los-andes-que-se-quito-la-vida-hay-nuevas-pruebas-en-el-proceso/202400/
[85] El ICETEX es el Instituto Colombiano de Crédito Educativo y Estudios Técnicos en el Exterior. Es una entidad del gobierno colombiano que concede préstamos con interés a los estudiantes para el acceso a la educación superior.

muerte. Es posible que la búsqueda haya ofrecido una respuesta positiva a la consulta y sea una de las motivaciones del suicidio, el cual también tuvo una dimensión psicosocial:

> Su mamá y compañeros han advertido que académicamente no estaba rindiendo por la presión social en Los Andes... Oliva Romero, madre de Castellanos, le contó a SEMANA que su hijo pensó en cambiar de universidad por el bullying que sufrió... La estudiante reconfirmó que la profesora Cañón le manifestó a Sebastián que «es muy fácil acabar con usted», después de que lo corchó con una serie de preguntas... la joven que brindó su testimonio en este caso alertó que «hay estudiantes con depresión, ansiedad y hasta pensamientos suicidas, y la universidad se lo toma como normal, porque la carrera es pesada... Felipe Alzate, abogado de la familia, indicó que «fue la crónica de una muerte anunciada. Hemos podido evidenciar que él buscó ayuda en múltiples ocasiones, que terceros e instituciones conocían de la situación e hicieron muy poco. La lamentable decisión que tomó fue el resultado de varios factores: perder la beca, el rechazo de compañeros y profesores, y los actos de discriminación por sus diferencias socioeconómicas»[86].

Otro elemento para considerar en el caso de Sebastián es que son bien conocidas las importantes dificultades que se experimentan en los procesos de cambio de clase (Bourdieu, 2000b). Relacionados con lo anterior, tampoco son desconocidos los problemas de integración que han experimentado estudiantes brillantes de clase media-baja y baja en Colombia, como Sebastián, al ingresar como «becados» a universidades de élite como la Universidad de los Andes gracias a sus buenos resultados académicos. Algunos de ellos, en lugar de «ganarse la lotería», vivieron su peor pesadilla, terminando «como un desertor por ingresar a un programa que no lo apasionaba y con una deuda de 38 millones» (Bacca, 2021, p. 9). Por ello, en este caso, sin un análisis más profundo, no se pueden clasificar como estrictamente económicas las motivaciones de Sebastián, que presumiblemente tuvieron un importante componente psicosocial. Sin embargo,

---

[86] Noticia en *Semana*, el 23-08-2024, firmada por Redacción:
https://www.semana.com/nacion/justicia/articulo/escalofriante-si-uno-muere-se-condona-la-deuda-con-el-icetex-la-ultima-consulta-en-internet-del-joven-de-los-andes-que-se-quito-la-vida-hay-nuevas-pruebas-en-el-proceso/202400/

al igual que en el caso citado, a pesar de ser becados, el abandono de la universidad los confrontaría a una deuda millonaria.

Jesús Daniel Quiroz Rambao, estudiante de 18 años de la Universidad de la Costa, se suicidó el 27 de febrero de 2024 al caer de un edificio de la universidad en Barranquilla, siete días después de la muerte de Adamaris, también en el Departamento del Atlántico. En un comunicado, la universidad señalaba: «Esta es la primera vez que se presenta un suceso como este en el campus universitario»[87]. Al parecer, su muerte pudo estar relacionada con una decepción amorosa. Si tras la correspondiente investigación se confirma lo anterior, este y otros casos cuyos contextos estén desconectados del desgaste académico y psicosocial por la vida universitaria quedarían más alejados de la hipótesis que hemos planteado para esta problemática. Sin embargo, no disponemos de más elementos de análisis, y no se puede descartar que los cambios psicosociales a los que se ve sometido un estudiante en los primeros semestres de su carrera hayan contribuido también a su crisis. En cualquier caso, como ya se ha mencionado, el esfuerzo preventivo de la universidad beneficiará a todos los estudiantes que enfrentan problemas que los desbordan, por lo que es crucial diseñar programas con la mayor amplitud posible.

El concejal Julián Sastoque, del Concejo de Bogotá, señaló en julio de 2024 que la Universidad Pedagógica Nacional reportó cuatro casos de suicidio en lo que iba de año, además de trece intentos de suicidio en 2023[88]. En marzo de 2024, el Ministerio de Educación[89] emitió un comunicado expresando su pesar por el fallecimiento de Carol Valentina González Vargas, Juan Camilo Campos Martínez y Santiago Ayala López, estudiantes de dicha universidad. Por su parte, la Universidad Pedagógica Nacional se declaró en «emergen-

---

[87] Noticia en Infobae, el 28-02-2024, firmada por Daniel Esteban Reyes Espinosa: https://www.infobae.com/colombia/2024/02/28/se-filtro-chat-de-presuntos-estudiantes-de-la-cuc-que-se-burlaron-del-suicidio-de-un-estudiante/
[88] https://concejodebogota.gov.co/alerta-por-salud-mental-de-estudiantes-de-universidades-publicas-en/cbogota/2024-07-11/124859.php
[89] https://www.mineducacion.gov.co/portal/salaprensa/Comunicados/419880: Ministerio - de-Educacion-Nacional-acompana-a-la-Universidad-Pedagogica-Nacional-por-el-fallecimiento-de-sus-estudiantes

cia de cuidado» con el objetivo de «reunir esfuerzos para atender de manera multidisciplinaria e intersectorial las situaciones de salud mental, convivencia y seguridad que aquejan a nuestra comunidad universitaria»[90], al tiempo que difundía una serie de medidas que planeaba implementar, entre las que es oportuno destacar la realización de círculos de palabra «para dialogar con sentido y abrir paso a las expresiones emocionales guiadas que permitan reflexionar sobre las situaciones de vida y el sentir de cada persona».

Dada su trascendencia, expondré algunas repercusiones y análisis suscitados a partir del suicidio de Catalina, los cuales pueden servirnos para justificar el nivel de detalle que debe aplicarse a todos los casos, confiriendo así una resignificación de las tragedias vividas por quienes se suicidaron.

En un comunicado publicado por Infobae[91], la Universidad Javeriana mostró las medidas que estaba tomando, que incluían varios encuentros del rector con los residentes y directivos de medicina, así como espacios de escucha con psicólogos y psiquiatras, tramitación de quejas, plan de mejoramiento, talleres sobre la relación profesor-estudiante y la revisión de carga horaria de residentes; sin embargo, en la misma noticia se señala que la universidad, por el momento, no iniciaría una investigación administrativa. Infobae informó que ante las denuncias el Ministerio de Educación inició un proceso de investigación a la Javeriana. También se añade el testimonio de una procuradora de la nación que circunscribe el suceso a un problema de «salud mental» que, se afirma, está afectando a «todos los programas de educación superior».

En la hoja de «información de interés» difundida por la Universidad Javeriana, puede observarse que uno de los discursos institucionales es que «la formación médica es retadora y desafiante y que en algunos casos implica mucho estrés y presión por las responsabi-

---

[90] https://www.upn.edu.co/wp-content/uploads/2024/03/Consejo-Academico-UPN-01-20marzo24.pdf

[91] Noticia en Infobae, el 30-07-2021, firmada por Daniella Mazo González: https://www.infobae.com/colombia/2024/07/31/tras-el-suicidio-de-la-estudiante-catalina-gutierrez-la-universidad-javeriana-se-comprometio-a-revisar-los-turnos-de-residentes/

lidades que conlleva»[92]. En contraste con esto, algunos profesionales que intentaron realizar la misma formación decidieron «abandonar el programa debido a un ambiente hostil que confundía la exigencia con el maltrato»[92].

En el discurso expuesto, podemos ver la expresión de la ideología *managerial* de la excelencia (Gaulejac, 2022d, p. 344), que naturaliza la necesidad de aceptar el estrés y la presión, el sobreesfuerzo y la sobreexigencia constantes, justificadas institucionalmente por lo que conlleva la formación médica y sus responsabilidades. Se exalta la capacidad del individuo para alcanzar resultados, y si no logra las metas a pesar de haber realizado un esfuerzo considerable, se le responsabiliza personalmente por no haber alcanzado la excelencia, lo que le afectará de manera profunda. Es decir, la formación médica, sinónimo de exigencia, demanda personas excelentes capaces de esforzarse intensamente y soportar una alta presión; no cualquier tipo de presión, sino una considerada legítima y orientada al máximo logro, especialmente en el caso de los cirujanos. Siguiendo la lógica de este discurso, paradójicamente, dicha presión no se percibe como un factor que afecte contundentemente a la salud mental de los estudiantes, sino que se interpreta como parte del entrenamiento necesario en el proceso formativo de esta profesión. Si se reconociera que impacta de forma devastadora a su salud mental, la organización tendría que asumir la responsabilidad. Al no asumir dicha responsabilidad, la institución simplemente concluye que el estudiante no es capaz de superar la exigente formación requerida. De este modo, el maltrato, el acoso, la discriminación, la incapacidad de cambiar el modelo pedagógico, la presión arbitraria y carente de sentido, y otros riesgos psicosociales presentes en el ámbito educativo, quedan ocultos tras el velo de la excelencia, la ideología de la meritocracia y la ideología *managerial*, potenciadas por la sociedad del rendimiento que nos convierte en nuestros propios explotadores:

---

[92] Noticia en W-Radio, el 22-07-2024, firmada por Camila Sarmiento: https://www.wradio.com.co/2024/07/22/caso-catalina-gutierrez-denuncias-de-maltrato-en-residencia-de-cirugia-de-la-u-javeriana/

El mito de Prometeo puede reinterpretarse considerándolo una escena del aparato psíquico del sujeto de rendimiento contemporáneo, que se violenta a sí mismo... el sujeto de rendimiento, que se cree en libertad, se halla tan encadenado como Prometeo... la relación de Prometeo y el águila es una relación consigo mismo, una relación de autoexplotación (Han, 2012, p. 9).

Al desarrollar sus tesis sobre la sociedad del cansancio y la sociedad del rendimiento, Byung-Chul Han en la obra consultada de 2012 ilustra la presión sobre el sujeto para hacer libremente y sin límites, lo que le lleva a forzarse a alcanzar una excelencia paradójica y patológica, pues los excelentes no son felices ni verdaderamente libres; son oprimidos por elección propia. Las circunstancias y procesos a los que los estudiantes están sometidos hoy son muy diferentes a los que conocieron sus padres. En la sociedad contemporánea, el sujeto acepta voluntariamente el juego del rendimiento y la autoexplotación, lo que «produce depresivos y fracasados... lo que enferma no es el exceso de responsabilidad e iniciativa, sino el imperativo del rendimiento» (Han, 2012, pp. 27, 29). Recordemos que, en su nota de despedida a sus compañeros, Catalina afirma «Ustedes pueden», reflejando su profundo agotamiento y la sensación de no haber logrado cumplir con el rendimiento que se esperaba de ella. Byung-Chul Han denuncia que la sociedad del rendimiento del siglo XXI es una sociedad al borde del abismo; podríamos decir al borde del suicidio:

El explotador es al mismo tiempo el explotado... Esta autorreferencialidad genera una libertad paradójica, que, a causa de las estructuras de obligación inmanentes a ella, se convierte en violencia. Las enfermedades psíquicas de la sociedad de rendimiento constituyen precisamente las manifestaciones patológicas de esta libertad paradójica (...) El exceso del aumento de rendimiento provoca el infarto del alma (Han, 2012, pp. 32, 72).

Esto nos permite comprender por qué se produce el deslizamiento de la exigencia hacia el maltrato, amparado en unos requerimientos profesionales y en la voluntariedad. Las lógicas instrumentales de búsqueda de la excelencia legitiman la consecución de objetivos a cualquier precio, incluida la explotación y la naturalización de un exceso de exigencia laboral en nombre de resultados excelentes, mientras se descarta la consideración de los riesgos psicosociales como antecedentes del deterioro de la salud mental.

En este contexto, el Ministerio de Salud de Colombia tomó medidas a través de la Circular 012 de 25 de julio de 2024[93], en la que se pretende proteger los derechos laborales de los residentes, limitando a sesenta y seis las horas de dedicación semanal y fijando un tope de doce horas consecutivas. A raíz del suicidio de Catalina, las instituciones decidieron tomar medidas para mejorar la situación de los residentes. Sería necesario conocer cuántas horas se trabajaban en la práctica antes de la Circular y cuál es el desgaste que ocasiona una dedicación de 66 horas semanales. Nos preguntamos si es coherente que una profesión tan exigente y tanta responsabilidad como la de cirujano, sea a la vez sobrecargada con jornadas semanales tan largas. Lo habitual es que esa combinación provoque agotamiento y estrés, pésimos compañeros para el ejercicio de la cirugía y la salud de los pacientes. Se produce una profunda contradicción al gestionar de manera tan irresponsable una profesión que conlleva tanta responsabilidad.

La trágica muerte de Catalina ha permitido sacar a la luz no solo los posibles problemas de salud mental en el colectivo de médicos residentes, sino también los riesgos psicosociales a los que están expuestos y las condiciones abusivas en la formación y el trabajo dentro del ámbito sanitario. Todo ello amerita una investigación sobre la cultura organizacional de la universidad y del trabajo de los residentes en centros de salud. Al mismo tiempo, la implementación urgente de las mejoras de las condiciones de trabajo permite constatar que, de alguna manera, desde la institucionalidad se reconoce que el trágico final de Catalina está relacionado con las condiciones de trabajo y las disfunciones psicosociales que tuvo que soportar. No obstante, parece que la tesis del maltrato ni siquiera se contempla como una de las posibles causas de los problemas de «salud

---

[93] Noticia en Infobae, el 24-07-2021, firmada por Daniella Mazo González: https://www.infobae.com/colombia/2024/07/31/tras-el-suicidio-de-la-estudiante-catalina-gutierrez-la-universidad-javeriana-se-comprometio-a-revisar-los-turnos-de-residentes/

mental» de la estudiante; sin embargo, al mismo tiempo se señala que estos problemas están afectando a muchos programas de educación superior. Por tanto, es necesario hacer la correspondiente investigación contemplando todas las hipótesis para aclarar lo sucedido y saber si estamos ante un problema de salud pública.

La editorial de El País del 13-09-2024, titulada «El suicidio y la sanidad pública»[94], sintetiza algunos de los elementos fundamentales del fenómeno, entre los cuales me gustaría subrayar que el suicidio es un serio problema de salud pública y que la estrategia de silenciarlo es errónea si se pretende realizar una prevención efectiva:

> Porque el suicidio es un grave problema de salud pública. Gran parte de estas muertes son evitables con una adecuada intervención. Hay que tener en cuenta que muchas de las personas que se quitan la vida no buscan tanto la muerte como acabar con un sufrimiento que les resulta insoportable. Estamos hablando de un fenómeno que no solo afecta a quienes se matan, sino que irradia dolor, culpa y trauma en muchas otras. Por cada suicidio consumado hay 20 tentativas, y cada muerte afecta directamente a una media de seis personas, según la OMS. La prevención debe por eso figurar entre los principales objetivos... El suicidio es un tabú, fruto de muchos años de estrategia social equivocada en la que operaba una especie de acuerdo tácito de no hablar de ello en los foros públicos con la creencia errónea de que hacerlo podía provocar un efecto imitación. Este silencio no solo ha impedido que la sociedad tomase antes conciencia del problema, sino también la aplicación de medidas preventivas eficaces. Y ha dejado en el abandono a las víctimas indirectas, quienes han sufrido una pérdida tan devastadora... Numerosos estudios muestran que está aumentado el malestar emocional, especialmente entre jóvenes y adolescentes[94].

Volviendo al caso de Catalina, vemos que se ha remarcado que para ejercer una profesión tan importante como la de cirujana, con tanta responsabilidad, es necesario lidiar con exigencias especiales para alcanzar el nivel de competencia requerido. De esta manera, se naturalizan el sobreesfuerzo y la sobreexigencia. Esto se cruza con el mensaje de que el suicidio es un problema de «salud mental», lo que

---

[94] Noticia en *El País*, 13-09-2024, firmada por Editorial:
https://elpais.com/opinion/2024-09-14/el-suicidio-y-la-sanidad-publica.html#?prm= copy_link

puede inducirnos a pensar que, para alcanzar la excelencia, es natural someterse a exigencias que, algunos afectados consideran maltrato. Sin embargo, si una estudiante se suicida, no se atribuye a dichas exigencias, sino a problemas de salud mental, poniendo en duda sus capacidades como profesional y desvinculando su suicidio del sufrimiento psicosocial experimentado, descartando cualquier responsabilidad por parte de las instituciones, ni la universidad, ni el Ministerio de Sanidad, ni el de Trabajo ni el de Educación, ni los directivos y profesores relacionados directamente con el caso. Entonces, me gustaría preguntar a las instituciones: ¿cuál es exactamente el problema?, ¿es un problema exclusivamente de salud mental?, ¿cuáles son sus causas, etiología, epidemiología, prevención?, ¿es únicamente achacable al individuo que lo padece o cabe reconocer el papel clave que juega el contexto social e institucional?

Si no se reconoce ninguna conexión entre el malestar experimentado por Catalina durante su residencia y lo que la llevó al suicidio, ¿se están tomando en serio las denuncias de maltrato y exigencias excesivas expresadas por exresidentes[95]?, ¿por qué el Ministerio de Salud limitó la jornada de trabajo a 66 semanales? Y, por otra parte, ¿cuántas horas se estaban exigiendo a los residentes hasta entonces? ¿Acaso la reacción del Ministerio y el plan de choque de la Universidad Javeriana no son, de alguna manera, el reconocimiento de que el problema que atravesó Catalina está relacionado con unas condiciones inadecuadas de trabajo que ahora se apresuran en mejorar?

En cuanto a los datos, la Radio Nacional de Colombia publicó este titular en octubre de 2023, un mes antes del primer suicidio ocurrido en el campus de la UA: «Suicidios en Colombia han aumentado un 15 % en 2023: Procuraduría»[96]. En adición a lo anterior, el mismo medio de comunicación publicó lo siguiente:

---

[95] Noticia en W-Radio, el 22-07-2024, firmada por Camila Sarmiento:
https://www.wradio.com.co/2024/07/22/caso-catalina-gutierrez-denuncias-de-maltrato-en-residencia-de-cirugia-de-la-u-javeriana/
[96] Noticia en Radio Nacional de Colombia, el 10-10-2023, firmada por María Camila Idrobo Muneva: https://www.radionacional.co/actualidad/suicidios-en-colombia-han-aumentado-un-15-en-2023

Según el Ministerio Público, «en el primer semestre de 2023, fueron reportados 1.540 suicidios, de los cuales 479 fueron en jóvenes, 142 en adolescentes y uno en infancia; mientras que, en el año 2022, Colombia reportó en total 2.835 suicidios, de los cuales, 936 corresponden a jóvenes, 312 a adolescentes y tres a infancia». Las edades con mayor alerta en salud mental, de acuerdo con el ente de control, son los jóvenes de 17 a 24 años, seguido por los adolescentes de 12 a 16 años y la población infantil de 6 a 11 años[97].

El informe sobre intentos de suicidio del Instituto Nacional de Salud de Colombia señala un incremento en los últimos años: «La tendencia de la incidencia es ascendente de los 10 a los 54 años de 2019 a 2023, siendo máxima en 2023» (Instituto Nacional de Salud, 2023, p. 6). Los gráficos del estudio permiten apreciar de manera aproximada que alrededor de los meses de marzo, abril, mayo, septiembre, octubre y noviembre existe una mayor incidencia general, observándose disminuciones en los meses de enero, junio, julio y diciembre, que parecen coincidir con periodos vacacionales. Es necesario contar con información rigurosa. Resulta fundamental disponer de datos precisos y de calidad sobre el suicidio en Colombia, junto con recomendaciones oportunas, para que los distintos actores sociales, incluidas las familias, comprendan la importancia de su prevención. Estamos ante un preocupante panorama que viene incrementándose en los últimos años.

Tras lo expuesto, es importante que se expresen, si existen, los argumentos de las universidades, ministerios y procuraduría para no plantear una investigación a nivel nacional que permita responder a todas las preguntas sobre el suicidio de estudiantes en las universidades, o si consideran necesario restringir las investigaciones sólo a ciertas hipótesis, descartando otras a priori como la conexión entre el maltrato, el acoso, las presiones, las microagresiones soportadas, las interacciones tóxicas, el exceso de expectativas y los suicidios de los estudiantes. Con estas preguntas reclamamos la necesidad de esclarecer detalladamente qué está ocurriendo en cada caso para sa-

---

[97] Noticia en Radio Nacional de Colombia, el 10-10-2023, firmada por Jeisson Cañón: https://www.radionacional.co/actualidad/salud/especial-desde-adentro-reflexiones-sobre-la-salud-mental-en-colombia

ber a qué nos enfrentamos, y eso incluye investigar todas las hipótesis. Es igualmente importante preguntarnos por qué posibles relaciones existen entre el suicidio de la Javeriana, los de la Universidad del Atlántico y los de la Pedagógica, y el de tantos otros estudiantes. Desconocemos los suicidios que se producen fuera de los campus universitarios. Parece que hay más de los que podemos imaginar y el problema es mucho más grande. El estudio del suicidio en estudiantes universitarios en Bogotá señala que el 52% eligió el lugar de residencia para quitarse la vida, y solo el 16% optó por el campus universitario (Franco *et al.*, 2017, p. 269). Podemos interpretar que uno de los mensajes que nos envían quienes hacen pública su decisión al elegir los campus es que se conozcan y se investiguen todos los casos de suicidio relacionados con la educación superior, tanto dentro como fuera de los campus, como reclama la Asociación Nacional de Internos y Residentes ante el suicidio de Catalina[98].

Los suicidios de estudiantes ocurridos en los campus de distintas universidades colombianas me impulsaron a ponerme a la escucha de los estudiantes y su malestar, y abrir espacios de expresión y de reflexión como el que organizamos con el profesor Balboa sobre cómo prevenir el malestar estudiantil universitario desde la SC, mencionado anteriormente. A raíz de ese encuentro, una de las hipótesis en la que estamos trabajando es que, aunque los estudiantes llegan a la universidad con una «mochila llena de problemas», que metafóricamente comparamos con dinamita acumulada en su interior por los malestares y sufrimientos que arrastran, la experiencia universitaria puede, en algunos casos, actuar como el agente que de manera inesperada añadió la última carga de expropiación silenciosa, compuesta de presiones, expectativas, autoexigencia, frustración, incomprensión y soledad, y prendió la mecha de esa dinamita, como expondré a continuación.

La universidad es una promesa social muy atractiva. Es la culminación del sistema educativo y de formación de profesionales alta-

---

[98] Noticia en W-Radio, el 20-07-2024, firmada por Camila Sarmiento: https://www.wradio.com.co/2024/07/20/el-suicidio-de-una-medica-residente-revela-presuntos-casos-de-maltrato/

mente capacitados de un país. Se presenta como un espacio privile-giado de capacitación, enriquecimiento y desarrollo personal para entrar con autonomía en la vida adulta, donde además de una profesión se adquiere un reconocimiento social, un estatus. Genera muchas expectativas y, al mismo tiempo, confronta a los estudiantes con nuevas realidades, múltiples contradicciones y dificultades, incluidas las metas académicas, identitarias, entender la metodología y exigencias de cada profesor y el peso de las esperanzas que sus familias depositaron en ellos, especialmente en las universidades públicas, donde muchos estudiantes son los primeros de su familia en acceder a la universidad tras muchos sacrificios. Vivimos en una sociedad con múltiples metas a alcanzar en constante competencia con otros, y con uno mismo, especialmente en la universidad, donde somos confrontados a un exigente proceso para alcanzar el éxito, expuesto a la mirada de los demás y de los profesores-jueces más que en cualquier otro contexto: objetivos, aprendizajes, experiencia, calificaciones, habilidades, deseos, ambiciones, compromiso, concentración, perseverancia, obstáculos, mejora y esfuerzo... Contextos que han llegado a prejuzgar a los jóvenes, etiquetándolos como una «generación de cristal», lo que puede contribuir a la banalización de su sufrimiento. Bajo tanta presión, la universidad no solo nos examina en los cursos que matriculamos; también nos evalúa y juzga como personas y puede convertirse en un espacio de evaluación social del éxito y frustración de expectativas. A veces pesan más los logros no alcanzados que las oportunidades recibidas; esto puede percibirse como una forma de violencia simbólica hacia los estudiantes que no obtienen todo lo que esperaban del *alma mater*. En lugar de elevarlos, la universidad actúa como un espacio disciplinario-competitivo que les confronta con sus carencias y limitaciones y les exige un alto rendimiento con sacrificio, que, si no alcanzan, se traduce en reproches como el de atribuirles pertenecer a la «generación de cristal». Estamos ante una nueva realidad psicosociológica para la que no todos los jóvenes están preparados: «la vida universitaria genera una serie de desafíos en rendimiento académico, adaptación a nuevos entornos, ritmo de trabajo, exposición a presentaciones públicas y participación en actividades afines» (Franco *et al.*, 2017, p. 276).

Lo que el capitalismo aparentemente ofrece en términos de libertad a través del consumo y el crédito, se lo cobra disciplinando a través de mecanismos como el estatus competitivo o la valoración basada en la posesión, ya sea de un iPhone o un título universitario, generando contradicciones, estrés y *burnout*.

La universidad no es responsable de las mochilas de problemas que cargan los estudiantes antes de ingresar. Sin embargo, también es cierto que la universidad tiene una responsabilidad moral y ha asumido un papel fundamental de desarrollo de sus estudiantes más allá de la impartición de conocimientos. En el ejercicio de ese papel, realiza promesas para subrayar su importancia y conseguir nuevas matrículas, promesas que son tan grandes como la relevancia social conquistada por la universidad. Esto la convierte en un espacio de acompañamiento en la construcción del sujeto y del ciudadano, con el propósito de que se convierta en protagonista de su vida. La universidad se enfrenta a un reajuste de su función social y debe cambiar sus estrategias. Por ejemplo, a los aspirantes a ingresar se les debe acompañar para que comprendan qué van a enfrentar, cuáles son los beneficios y las dificultades reales que van a tener, y qué pueden esperar de la universidad. Si una universidad no puede garantizar elementos básicos como el máximo respeto y dignidad para sus alumnos, ofrecer alternativas ante dificultades académicas y financieras, o fomentar una sociabilidad sana y edificante en la comunidad educativa, debe ser sincera respecto a las dificultades reales que puede encontrar el estudiante y las limitaciones para ayudarle.

Estas problemáticas tienen antecedentes. Encontramos ciertos paralelismos con las promesas y expectativas que despierta el universo del medicamento, «como todopoderoso bálsamo de Fierabrás ante nuestros sueños» (Yzaguirre, 2014, p. 290), en cuyas manos muchas generaciones han puesto, a veces temerariamente, su confianza, a pesar de sus fracasos (las urgencias están llenas por el mal uso de los medicamentos y los juzgados de denuncias por sus efectos adversos) y de las promesas incumplidas (cada vez estamos más enfermos; el medicamento en si no cuida la salud), ignorando los efectos negativos que produce el uso indebido de medicamentos en una población que, reiteradamente, descuida su salud en la confianza de que el medicamento salvará su salud, tal y como asegura la industria farmacéutica. Por eso, como resalta Yzaguirre (2014a), el Comité de Salud del Parlamento Inglés criticó duramente a la industria del medicamento por su mala fama, porque realiza prácticas que van contra el interés público y domina la práctica clínica, e influye fuertemente en ella hasta limitar su independencia y distorsionar las cosas. El Comité concluye que debe abordar cambios profundos: «Today the industry has got a very bad name. That is very unfortunate for an industry that we should look up to and believe in, and that we should be supporting. I think there have to be some big changes[99]» (ibidem, p. 105).

Estas dimensiones se pueden representar, alegóricamente, con la fascinación que provocó el humo del cigarrillo durante muchas décadas, que prometía rebeldía, glamour, éxito, placer y libertad, y luego descubrimos que nos volvía adictos y nos envenenaba lentamente llevándonos incluso hasta la muerte, como sabían las tabacaleras multinacionales mucho antes de hacerlo público: ya en 1950 se publicó un riguroso estudio que probó la asociación entre el tabaco y el cáncer de pulmón (Yzaguirre, 2014a, p. 94).

En la prensa, encontramos expresiones de las expectativas que genera la universidad:

> Un sueño que se truncó. Ya desde entonces hablaba de su anhelo de convertirse en médica.... empacó sus sueños y se embarcó hacia Bogotá para estudiar en la Javeriana.[100]

---

[99] Hoy en día, la industria tiene muy mala reputación. Es una lástima para una industria a la que deberíamos admirar, en la que deberíamos creer y a la que deberíamos apoyar. Creo que deben producirse grandes cambios.
[100] Noticia en *Semana*, 27-07-2024, firmada por Redacción:
https://www.semana.com/nacion/articulo/catica-no-merecia-morir-asi-la-dolorosa-historia-de-la-joven-medica-de-la-javeriana-que-decidio-quitarse-la-vida-y-desato-fuerte-debate/202430/

Las universidades y el Ministerio de Educación deben evaluar cuidadosamente las expectativas que pueden generar los mensajes publicitarios y las campañas en colegios para captar nuevas matrículas. Sería conveniente realizar un informe anual público de bienestar en cada universidad y divulgar el tiempo promedio para graduarse en cada carrera, el índice acumulado de deserción y el de empleabilidad dentro de su rama profesional, evitando así alimentar falsas expectativas. Los futuros estudiantes, y sus familias, tienen derecho a tomar sus decisiones de manera informada.

La hipótesis planteada puede sostenerse mediante el análisis dialéctico y el pensamiento complejo mencionado en otros apartados. El suicidio sería el resultado del entrelazamiento de una diversidad de fenómenos y problemáticas generadas en distintos niveles, temporalidades y ámbitos de la vida, que atraviesan la biografía y las vivencias de una persona. En el contexto de una realidad estructural y sociocultural concreta, propia de cada país y región, la combinación –en cada sujeto– de una variedad multidimensional de problemas que cargan la mochila del malestar preuniversitario, junto con los nuevos retos y expectativas asociados a la llegada a la edad adulta y su principal proyecto, representado por la universidad, conforma una compleja red, a modo de *sopa*, de procesos micro, meso y macro que operan desde lo sociosíquico y lo psíquicosocial en distintos niveles simultáneamente, sobrecargando la vida del individuo y enturbiando sus significados. En un momento dado, todos estos elementos pueden converger en el individuo, haciéndole perder el sentido de su existencia, especialmente si este se fundamenta más en el afán expropiador del obtener que en su historicidad y en el ser, sometiéndolo a una situación difícil que puede llegar a percibir como un callejón sin salida. En esta complejísima situación, puede producirse una frustración de las expectativas generadas por el proyecto de vida universitario, que se basa en la integración en una comunidad idealizada para el desarrollo integral adulto (académico, profesional, personal y de mejora de estatus). De alguna manera, en el tránsito de la familia a la vida social, la universidad puede representar una nueva familia elegida voluntariamente para que nos acompañe en la salida del nido y la conquista de nuevos horizontes. En lugar de progreso y bienestar, surgen decepciones, limitaciones y padecimientos que pueden frustrar las expectativas creadas por la primera gran decisión que, para muchos jóvenes, representa la universidad como guía de su vida. En lugar de ello, la universidad se convierte en un espacio tóxico que introduce más malestar en la mochila del estudiante y lo intensifica:

> ...los casos de acoso y maltrato en esta universidad no son nuevos, «solo que se han normalizado absurdamente, porque, según muchos de los profesores, es una manera de formar el carácter. Yo creo que Catalina murió sola, sin que nadie la escuchara, en medio de un entrenamiento y una formación médica deshumanizada»[100]

Todo esto puede ser el detonante de una crisis existencial personal, provocada por la opresión del juicio social y las dificultades externas que no se logran afrontar debido su desconocimiento y a la falta de recursos para tomar conciencia del contexto y revisar las expectativas y el sentido del proyecto de vida. Esta situación puede precipitar una depresión y afectar la salud mental.

La universidad puede llegar a convertirse en la chispa que prenda la mochila de problemas del estudiante. Esta hipótesis se relaciona con uno de los antecedentes del suicidio: «Los jóvenes se sienten con frecuencia impotentes frente a un mundo que no los entiende y que les imposibilita vivir significativamente» (Franco *et al.*, 2017, p. 274).

Tuve la siguiente experiencia al llegar cinco minutos después al lugar donde Adamaris se arrojó en el campus de la UA. Con gritos de emergencia se ordenó un inquietante *¡desalojo!* de toda la universidad, acompañado de todas sus octavas: *¡evacúen!, ¡operación candado, todos salen, nadie entra!* Recordé las amenazas de bomba vividas en España durante la época del terrorismo de la organización ETA. La conmoción provocada, junto con la brusca reacción de las autoridades y responsables de seguridad, convirtieron a la estudiante que tomó tal decisión y yacía inerte en un jardín del campus en una amenaza inminente. Me pregunté: ¿una amenaza de qué? Parece que los suicidios son percibidos por las directivas como una *bomba simbólica* para la universidad y un mensaje contundente que no saben descifrar y ante el cual reaccionan a la defensiva, ante el miedo a lo desconocido y la posibilidad de que se les exijan responsabilidades.

Mis planteamientos frente a los casos de suicidio comentados no pretenden ir más allá de la reflexión suscitativa; tienen un fin pedagógico y deben considerarse como una mirada crítica y un llamado de atención en respuesta a su gravedad. Nos encontramos ante un fenómeno complejo y multifactorial que está cambiando con el tiempo y del que sabemos poco:

> No puede concluirse, en todo caso, que exista una especie de «ruta suicida» o de personalidad suicida o de unicausalidad del suicidio. Se trata de un hecho complejo, individual y social al mismo tiempo, que reta la razón, afecta el sentimiento y desafía a la sociedad. (Franco *et al.*, 2017, p. 277).

En relación con los padecimientos mencionados, a ningún estudiante se le debería hacer creer que es el único responsable de suspender una materia, de abandonar sus estudios o de no encontrar trabajo. En su lugar, se les debe acompañar en un proceso que les ayude a comprender a qué se van a enfrentar dentro de la universidad, en lo estructural, en lo sociocultural, en lo ideológico y en lo personal. La universidad debe ser un espacio de crecimiento de todo orden, o corre el riesgo de quedar rezagada y seguir identificándose con la educación bancaria que Freire (2005) denunció hace cincuenta años por ser transmisora de la sociedad opresora, reproduciendo sus contradicciones e imposiciones disciplinarias sobre los estudiantes-objeto, quienes son expropiados de su condición de educandos en su proceso de desarrollo, para ser sometidos a un régimen disciplinario enjuiciador y a dificultades y malestares que, si no se sanan, pueden sobrecargar la mochila de problemas y opresiones que arrastra el estudiante. Promover al interior de la universidad una sociabilidad sana y continua que permita establecer vínculos de apoyo y comprensión mutua; asegurar una nivelación de conocimientos y habilidades sociales, así como una carga de trabajo y un ritmo de esfuerzo razonables; y evitar generar expectativas que puedan alimentar autoexigencias y contextos de autoexplotación son estrategias clave para reforzar la prevención.

Sin embargo, las universidades, de manera similar a lo que ocurre en muchas organizaciones (Aubert & Gaulejac, 2017), pueden provocar expectativas distorsionadas, paradojas, contradicciones, frustración, soledad, incomprensión, malestar, fracaso y sufrimiento, condiciones que muchas veces no encuentran espacios adecuados de expresión y reflexión para ser comprendidas y purgadas en un proceso de resignificación, tanto del ser del estudiante como del ser de la universidad.

En respuesta a algunos de los interrogantes planteados, desde la epistemología de la apropiación transformadora, quisiera promover el derecho de los estudiantes a recibir una educación verdaderamente integral, en organizaciones educativas que sean más que meros espacios de acumulación de conocimientos y graduación. Estas instituciones deberían ser espacios de fortalecimiento de la identidad y el carácter, de ampliación de los lazos de amistad y redes de apoyo, de crecimiento personal y consolidación del proyecto de vida, y de acompañamiento eficaz para la superación de los retos planteados desde la academia. La universidad es una institución de promesa social que actúa como una bandera del progreso humano mediante el compromiso de capacitar altos profesionales e integrarlos al devenir nacional como adultos que ciertamente si se esfuerzan lo razonable tendrán éxito.

La universidad tiene la responsabilidad de asegurar el progreso integral y el acompañamiento del estudiante, permitiéndole transitar por ámbitos de apropiación y transformación, tanto individuales como colectivos, para que desarrolle todo su potencial. Su misión es formar ciudadanos sabios, éticos, críticos, amantes de la verdad y con capacidad para gobernar la polis, tal como se concibió en la Academia de Platón. Además de formar ciudadanos capaces de liderar la sociedad, la universidad debe formar estudiantes también capaces de liderar su propia vida con propósito, sentido de la existencia y felicidad.

Como ejemplo crítico de lo analizado, ha sido noticia el editorial de la colombiana Raquel Coronell el día de su graduación como periodista en la prestigiosa Universidad de Harvard, en mayo de 2024, en el que, a raíz de la persecución sufrida por algunos estudiantes propalestinos de esa institución, afirmó:

> Harvard se jacta de una larga y orgullosa historia de graduados impulsando las libertades de esta nación, incluidas las libertades esenciales para el proyecto de educación superior... Con las suspensiones de la semana pasada, Harvard ha fracasado[101]

Este ejemplo ilustra que en algunas ocasiones la universidad ha fracasado en el alto rol humanista que le corresponde, y no siempre es capaz de garantizar a los estudiantes y profesores el crecimiento, el respeto, la atmósfera y las condiciones adecuadas para el desarrollo integral, la libre expresión, la reflexión y la crítica constructiva, que son su misma esencia. La frustración, las decepciones y los incumplimientos que generan muchas universidades, observables en el proceso de elaboración y sustentación del trabajo fin de grado, las convierte en organizaciones sin sentido que pueden prender la mecha que detone las mochilas sobrecargadas de los estudiantes.

Nuestro papel como científicos sociales es ser críticos ante el suicidio en la universidad, aunque tampoco podemos caer en la generalización. Hay que analizar detenidamente los antecedentes y circunstancias de cada caso. El malestar y el sufrimiento que se generan dentro de la universidad son distintos de los que se originan fuera de ella, aunque ambos pueden agudizarse e interactuar de formas difíciles de delimitar. Sin embargo, son soportados por la misma persona, quien enfrenta aislamiento e incomprensión social, sin encontrar los apoyos ni una salida a su situación dentro de la universidad. ¿Por qué en tantos países se denomina *alma mater* a la universidad donde se estudia? La expresión *alma mater*, «madre nutricia», denota agradecimiento y reverencia hacia quienes acoge como hijos, proporcionándonos experiencias y saberes valiosos al ser-

---

[101] Noticia en W-Radio, el 27-05-2024, firmada por Sandra Vargas: https://www.wradio.com.co/2024/05/27/harvard-ha-fracasado-duro-editorial-de-raquel-coronell-el-dia-de-su-grado/ Descargado el 12 de julio de 2024.

vicio de la sociedad. La universidad tiene la oportunidad de demostrar su papel social y solidario que da tanto sentido a la institución, y de reforzar su rol de madre nutricia, más allá de emitir títulos profesionales como si fueran solo acciones de la bolsa educativo-laboral. Debe cuidar los aspectos de respeto, carga de trabajo, sociabilidad, motivación, reconocimiento y escucha. Si se me permite la metáfora, aunque la universidad no puede hacerse cargo de todos los problemas que el estudiante lleva en su mochila, siendo el *alma mater* de la ascensión a la montaña de la transformación personal, sí puede garantizar que el sendero académico se haga de la mejor manera posible, en la mejor compañía, con espacios para la amistad, el descanso y el esparcimiento. Además, puede contar con buenos guías de montaña a lo largo del camino, que ofrezcan agua fresca a los caminantes y realicen un seguimiento de su progreso. Si la universidad no es capaz de sostener su dimensión de *alma mater*, y continúa alineándose con la deriva instrumental civilizatoria, limitando su esfuerzo principal a expedir títulos y promover la producción científica, pronto se verá superada en muchos de sus procesos por la inteligencia artificial, que es más barata, eficiente, disciplinada, paciente, y está disponible a cualquier hora que el estudiante lo necesite. Pero entonces culparemos a la tecnología de lo que en realidad es nuestra propia negligencia.

La universidad también tiene que acompañar a los estudiantes en su emancipación de las opresiones –empezando por las que se producen dentro del campus, no sólo hacia estudiantes–, y a disfrutar de su vida académica. En lugar de eso, algunas universidades ofrecen conocimientos pobres y obsoletos, docentes narcisistas, maleducados, morbosos, autoritarios, pocos espacios de escucha y convivencia, y un trato administrativo deshumanizado, sumando otro ladrillo al muro opresivo de la expropiación[102].

En contraste con lo anterior, las organizaciones como entornos laborales saludables (OMS, 2010) y las organizaciones con sentido (Yzaguirre, 2015), promotoras de la apropiación transformadora, se

---

[102] En otra parte del libro cito la película de Alan Parker de 1980, The Wall, y su metáfora de la escuela opresiva.

corresponden con aquellas universidades que impulsan entornos físicos y psicosociales saludables; espacios de libertad de expresión, de sociabilidad y respeto al diferente; que afrontan proactivamente los problemas de interacción entre sus colectivos, especialmente los referidos a abusos de poder y maltrato por parte de algunos profesores; que escuchan las inquietudes y los malestares de los estudiantes; que difunden anualmente sus cifras de deserción, graduación y empleabilidad en la carrera para ser transparentes y no crear ilusorias expectativas. Todo ello daría su verdadero significado a las categorías de «alma mater» y «excelencia», que deben ir unidas, y a los procesos de «acreditación» para lograr instituciones de educación superior que cumplan a cabalidad con sus finalidades nutricias y sociales, que sean solidarias e incluyentes, por encima de los indicadores de publicación científica y sellos de acreditación que desenfocan las prioridades de las instituciones de educación superior. Un ejemplo esperanzador fue la Asamblea multiestamentaria y multitudinaria celebrada por la Universidad del Atlántico el 26-09-2024 dedicada a la salud mental, cuyas conclusiones y propuestas pueden servir de referencia para otras universidades.

Considero el suicidio como un signo evidente de sufrimiento y un tema que debe ser tenido en cuenta por todos los que nos dedicamos a estudiar los efectos de las opresiones del mundo sobre el sujeto. Existen muchos signos detrás de ese sufrimiento. Para ilustrarlo, acudo al reciente estudio «juventud y soledad no deseada en España» (Ruiz Villafranca, 2024), que pone en evidencia que un cuarto de los jóvenes españoles de entre 16 y 29 años sienten soledad actualmente, y la mayoría aseguran sentirla desde hace más de un año. Afecta un poco más a mujeres que a hombres. Por edades, afecta en mayor medida a jóvenes de entre 22 y 27 años. Es razonable suponer que existe una correlación significativa entre la soledad no deseada y los problemas de salud mental, como la ansiedad, la depresión y los pensamientos suicidas.

Un estudio cualitativo sobre cuarenta y cinco casos de suicidio consumado de estudiantes de cinco universidades de Bogotá, entre 2004 y 2014 (Franco *et al.*, 2017), muestra que el 69% de los casos correspondieron a varones y el 31% mujeres, y el 62% de los casos se produjo en jóvenes de entre 19 y 22 años. En cuanto a los significados del suicidio, las personas entrevistadas reconocieron tanto elementos de carácter positivo y actos de valor y ejercicio de la autonomía, como elementos negativos: impotencia, desadaptación y derrota (*ibidem*, p. 269). El estudio muestra la magnitud del fenómeno al señalar que la tasa general de muerte por suicidio en el mundo es de 16 por cada 100.000 habitantes, situándose entre las tres principales causas de defunción en personas de 15 a 44 años, y siendo la segunda causa en edades de 10 a 24 años (*ibidem*, p. 271).

Basándonos en los estudios pioneros de Émile Durkheim sobre el suicidio cabe señalar que el suicidio en los campus universitarios contiene un mensaje de alerta para todos, ya que expresa, de manera trágica, la pérdida de interés por la sociedad y por la universidad. Cada suicida nos hace un señalamiento a todos los que formamos parte de la comunidad académica la cual, para ellos, ha dejado de cumplir su papel. Para nosotros, es una alerta temprana del grado de desintegración social y de la pérdida de sentido, no solo de la vida, sino especialmente de la universidad, que ha dejado de ofrecer un vínculo integrador y mutuamente solidario al estudiante:

> El suicidio varía en razón inversa del grado de desintegración de los grupos sociales de que forma parte el individuo (p. 214)... Al individuo no le interesa existir porque ya no le atrae lo bastante el solo intermediario que le liga a lo real, es decir, la sociedad (p. 396)... la única forma de remediar el mal es dar a los grupos sociales bastante consistencia (p. 418) (Durkheim, 1928).

Los suicidios en los campus universitarios nos llevan a cuestionar si la universidad ha fracasado y qué medidas de alcance deben tomarse para prevenir el suicidio. Son preguntas demasiado amplias para ser abordadas aquí. Al menos diré que, basándome en algunos elementos del estudio clásico sobre el suicidio de Durkheim (1928), que indudablemente hay que actualizar, para prevenir el suicidio es necesario reforzar la integración y los vínculos dentro de la universidad, además de incorporar las propuestas de la psicología y la psiquiatría para atender la salud mental individual, así como las más recientes de la sociología clínica. Entre estas últimas, se destaca la profundización en las relaciones entre el ser del hombre y el ser de la sociedad, como argumenta Vincent de Gaulejac en el prólogo de este libro: es fundamental «explorar la dimensión existencial de las relaciones sociales» (Badache & Gaulejac, 2022, p. 19), así como promover una universidad con sentido y una epistemología de la apropiación transformadora para el sujeto y sus interacciones, como se expone en el capítulo sexto del libro. Hay que acompañar a los estudiantes en un proceso de resignificación de su proyecto de vida y académico, creando interacciones que les empoderen como comunidad, para lo cual es posible aplicar metodologías como las dinámicas de grupo, el teatro de intervención socioclínica y los relatos de vida (Badache & Gaulejac, 2022; Yzaguirre *et al.*, 2021).

Una hipótesis –en construcción– alrededor de la epistemología de la expropiación es la que enuncia tres niveles de expropiación. La ideación suicida, en este contexto, constituye una de las expresiones del malestar individual generado por la expropiación primaria y las opresiones que afectan al individuo psíquico. Este malestar se intensifica en un entorno competitivo, exigente y opresivo, que deshumaniza las relaciones humanas, vacía de significado la cultura estudiantil y empobrece la interacción social, lo cual corresponde al nivel secundario de la expropiación, que afecta al sujeto social. Finalmente, el suicidio consumado encarnaría el nivel terciario de la expropiación, cuando la vida se vacía de sentido y se opta por abandonarla, afectando al sujeto ontológico que muestra una ruptura en las relaciones entre el ser del hombre y el ser de la sociedad.

Es importante subrayar que la investigación y la intervención socioclínicas se fundamentan principalmente en el trabajo de escucha, mientras que en esta primera aproximación al fenómeno del suicidio nos hemos apoyado en la documentación existente y, sólo en una pequeña parte, en procesos de escucha. No obstante, para ilustrar un procedimiento socioclínico, considero oportuno incluir al menos un ejemplo. Estas muertes me han hecho recordar las investigaciones llevadas a cabo en París por miembros del Laboratorio de Cambio Social (Paris VII), uno de los núcleos de la sociología clínica

(SC) francesa. Florence Giust-Desprairies (2015) indaga en unos casos de suicidios que se producen en el lugar de trabajo, a los que da una trascendencia especial debido a la significación tan grande del lugar elegido para poner fin a sus vidas. Giust-Desprairies (2015, p. 199) narra cómo la demanda de intervención le fue realizada por el responsable de una importante organización francesa que estaba atravesando un aumento de suicidios, lo que le llevó a estudiar «los relatos del suicidio», basándose en la escucha de las historias que se producen a su alrededor, y en el sentido producido. Al mismo tiempo estudió «el suicidio como relato», en tanto ese acontecimiento revela elementos sobre las circunstancias que rodean el hecho, así como su impacto sobre las personas afectadas. El objetivo de Giust-Desprairies era situar un caso particular de suicidio en el contexto de su ejecución y, a partir de sus efectos en los compañeros de trabajo, comprender las lógicas internas de la organización en la que se produjo. Para ello, trabajó dirigiendo varios equipos de psicosociólogos clínicos que adoptaron una escucha activa y una observación participante de los trabajadores, creando un espacio seguro en el que pudieran expresarse y reflexionar libremente sobre sus experiencias en el trabajo, lo que permitió la emergencia de nuevas comprensiones de las lógicas organizacionales aplicando, entre otras herramientas, la *contratransferencia*[103].

Partiendo del enigma del suicidio, a partir del análisis de las escuchas van surgiendo imágenes del sufrimiento: Una es la del trabajador competente que ha sido herido por las agresiones de su trabajo aceleradas por procesos de reestructuración organizacional. Otra es la del frágil, que abre hacia la reflexión de cuán vulnerable era el compañero que se suicidó y nos hace preguntarnos ¿qué es la fragilidad? lo que permite ver la preocupación por quién podría ser el siguiente, mostrando un panorama mortífero. Otra imagen es la del que se libera de una carga pesada. Al avanzar en el análisis, emergen elementos organizacionales que pueden provocar ansiedad, como el empeoramiento de las jornadas de trabajo, la subcontrata-

---

[103] Contratransferencia: En el psicoanálisis, conjunto de reacciones afectivas conscientes o inconscientes del psicoanalista hacia ciertos sentimientos del paciente (RAE, 2022).

ción, el incremento de la carga de trabajo, la falta de apoyo institucional, el miedo a cometer errores y la sensación constante de estar siempre alerta. Todo esto evidencia un entorno de trabajo en el que se percibe que la institución no se preocupa por los problemas de los trabajadores; hay una tensión continua y un sentimiento de desgaste físico y psicológico que puede llevar a situaciones extremas. Giust-Desprairies enmarca esta metodología dentro de una orientación clínica psicosocial que estudia las relaciones entre las lógicas sociales y los procesos subjetivos:

> La démarche proposée dans cette recherche s'inscrit dans une orientation clinique psychosociale. Il s'agit d'étudier les relations entre des logiques sociales et des processus subjectifs, en intégrant, dans la compréhension des organisations, le sens que celles-ci prennent pour les personnes qui y sont engagées[104] (Giust-Desprairies, 2015, p. 195).

De este modo, la metodología clínica recrea las condiciones para que las dificultades que manifiestan los profesionales se constituyan en objetos de habla y pensamiento, tanto para el individuo como para el colectivo. En este estudio de caso, la investigadora concluye que el análisis de los relatos expresados y las observaciones revelan que los suicidios adquieren comprensión dentro de los cambios organizativos y las condiciones laborales impuestas por la organización en los últimos años.

A modo de conclusión de este apartado, es pertinente señalar que vivimos en un mundo de gran complejidad (Morin, 1998) como ya se ha indicado. Estamos sometidos a todo tipo de presiones: a la aceleración del ritmo de vida lleno de urgencias, intentar saciar los problemas existenciales y psicosociales a través del consumismo y la opulencia, a la inmediatez de todo, a la intolerancia al dolor y la frustración, a la incertidumbre y al estrés. Todo esto conforma el contexto que en SC se ha denominado hipermodernidad (Aubert, 2002). La hipermodernidad se define por la lucha que cada indivi-

---

[104] El enfoque propuesto en esta investigación se enmarca dentro de una orientación clínica psicosocial. Se trata de estudiar las relaciones entre lógicas sociales y procesos subjetivos, integrando en la comprensión de las organizaciones el significado que éstas asumen para las personas involucradas en ellas.

duo debe afrontar para ocupar un lugar en la sociedad y conquistar un estatus (Gaulejac *et al.,* 1994). Todo esto, junto a otros fenómenos como la sobrecarga de trabajo, la falta de vínculos sociales, la incomprensión de la propia situación, las dificultades de conciliación entre la vida laboral y la vida familiar, el miedo a perder el empleo (*job insecurity*)... afecta a la salud mental. Este es el complejo escenario de fondo que, según nuestra hipótesis, carga las mochilas de los estudiantes y con el que llegan a la universidad. La universidad intenta delimitar los márgenes para crear un proyecto humanista protegido de las derivas civilizatorias y salvaguardar el bienestar de la comunidad académica, especialmente de sus miembros más vulnerables. Sin embargo, la universidad misma está inmersa en una serie de procesos que la convierten en parte del complejo universo de malestares que rodean al suicidio. Aunque los márgenes de la universidad para ayudar a sobrellevar la mochila son estrechos, queda mucho por fortalecer, salvar y mejorar. No debemos renunciar a seguir intentándolo mediante propuestas innovadoras y audaces que vayan más allá de las posiciones defensivas o reduccionistas, reivindicando el papel integral de la universidad en la mejora de la sociedad y la vida de las personas, especialmente sus estudiantes.

5.4 La epistemología de la expropiación

Como hemos visto, el sujeto soporta múltiples formas de expropiación que, según el sentido que atribuimos a la epistemología de la expropiación, abarcan lo individual, la interacción con otros y lo estructural. La expropiación no se circunscribe únicamente a la alienación y al despojo de tierras, por ejemplo; también abarca las restricciones para ser uno mismo, los procesos de separación simbólica y los impedimentos para alcanzar la verdad. Cuando el exceso de racionalización desemboca en procesos de instrumentalización, estos constituyen una expropiación estructural. La expropiación alcanza al saber y lo improductivo. La epistemología del sur de Sousa (2011) explora los saberes alternativos denunciando la opresión que supone su exclusión. Diferencia cinco modos de producción de las ausencias, entre los que destaco:

...la monocultura del saber y del rigor del saber. Es el modo de producción de «no existencia» más poderoso. Consiste en la transformación de la ciencia moderna y de la alta cultura en criterios únicos de verdad y de cualidad estética, respectivamente (*ibidem*, p. 30).

Se trata de una manera de imponer «criterios únicos de verdad» en la ciencia, que expropian la verdad, que no permiten ir más allá y nos limitan a saberes instituidos. Frenan las posibilidades de la transformación, porque limitan la comprensión y el acceso a todas las dimensiones de un problema y, por tanto, a sus soluciones –*el paso está cortado*–. Así ha ocurrido con algunos profesionales de la salud críticos con la significación y gestión de la pandemia por Covid-19, así como con periodistas críticos con el trato a la población palestina y los estudiantes de Harvard propalestina perseguidos mencionados más arriba. ¿Cómo encontrar las respuestas adecuadamente si no podemos plantear todas las preguntas, incluyendo las más críticas?

A lo anterior, se suma la «lógica productivista», que impone la obtención de resultados instrumentales a cualquier coste: «el crecimiento económico es un objetivo racional incuestionable y, como tal, es incuestionable el criterio de productividad que mejor sirve a ese objetivo» (Sousa, 2011, p. 32).

Si algo no es rentable, se opaca y queda fuera de las posibilidades legítimas de transformación, que están mediatizadas por su productividad. Fuera de los territorios del poder *managerial*, donde se dirige la acción de manera instrumental, no está permitido ir a buscar *ninguna solución*. Lo improductivo cae en esa categoría de *no solución*, por lo que es expropiado e ignorado. La invisibilidad y la improductividad son categorías típicas de la expropiación, van de la mano. Cuando existen criterios únicos de verdad y, además, ésta es confinada a los espacios productivos, no hay camino para una transformación que no forme parte de «la verdad productivista oficial» y logre un avance de la rentabilidad. Para la mirada dominante, la transformación del sujeto no es prioritaria, salvo que demuestre una mejoría de los indicadores empresariales, sin tener en cuenta la rentabilidad social, la ecológica y la democrática.

Otra dimensión de la expropiación es la exclusión, que es largamente evocada en el libro «La lutte des places» de Gaulejac *et al.* (1994). En este libro se expone la situación de los perdedores en la lucha por conseguir o mantener un lugar en la sociedad, los excluidos, los expulsados del capitalismo, los colonizados en los regímenes colonialistas, los negros en los regímenes racistas y supremacistas, las mujeres que enfrentan la dominación masculina y, en general, las poblaciones excluidas, dominadas, humilladas. No es una lucha entre individuos o clases, es una lucha entre individuos solitarios contra la sociedad (Gaulejac et al., 1994). Es otra muestra de la epistemología defendida por Vincent de Gaulejac, que busca comprender las fuentes objetivas y subjetivas de los procesos de dominación, descalificación y humillación.

En cuanto a su funcionamiento, cabe señalar que la epistemología de la expropiación fragmenta los problemas de una manera similar a cómo vimos que lo hace la medicina alopática con los problemas de salud. La expropiación induce tanto a las personas como a las organizaciones a creer que las soluciones son mecánicas y externas a ellos –basta con aplicar un medicamento para curar la enfermedad; el problema de la deserción se atribuye mayoritariamente al estudiante; los riesgos psicosociales afectan a trabajadores inadaptados–, sin considerar que todo está entrelazado. La estructura social es una malla interconectada a través del *habitus* como mostró Bourdieu (2000b) en *La distinción*. Además de ser una inmensa red, la interacción social es a la vez producto y productora de la estructura (Álvaro Estramiana, 2018).

Desde la SC, se argumenta que el poder *managerial* nos hace enfermar, conectando la salud expropiada con la expropiación en las organizaciones. En su libro *La société malade de la gestion*, cuyo título se podría traducir como «la sociedad enferma por la gestión», Gaulejac (2005) muestra cómo el discurso *managerial* se ha introducido en las organizaciones imponiendo una racionalización instrumental y una cuantofrenia, que convierte los fenómenos humanos en reduccionismo desde un poder hiperpragmático que se legitima por sus procesos «objetivos» de desarrollo organizacional, disfrazando la cruda búsqueda de resultados económicos con la excelencia y la calidad como objetivos incontestables –*el lobo vestido de abuelita*–. Para perseguir esos resultados, se utilizan herramientas de dirección que imponen a los trabajadores y directivos, con buenas «maneras cortesanas» (Elias, 2008), que se entreguen en cuerpo y alma a la organización. En muchos casos, esa entrega se produce voluntariamente como resultado de una identificación idealizada con la organización y de una adhesión a su éxito que, supuestamente, conlleva el éxito del propio individuo. Pero cuando analizamos trayectorias, y profundizamos en el verdadero carácter de la organización, nos encontramos con otra realidad: se expropia la energía del sujeto para transformarla en productividad económica, y si esa expropiación no tiene límites, puede causar desmotivación, malestar y disfunciones psicosociales.

Paralelamente a la adhesión voluntaria del trabajador y del directivo en identificación con la organización, es necesario reconocer el componente de voluntariedad en la expropiación. Una de las características de la dominación ejercida por la razón instrumental y el espíritu objetivo, criticados por la Escuela de Frankfurt, es la autocomplacencia de los dominados: «Mientras el individuo desaparece frente al aparato al que sirve, éste lo provee mejor que nunca» (Horkheimer & Adorno, 2003, p. 54). En otro lugar, desarrollé un argumento similar aplicado al campo de la salud, centrándome en la preferencia de muchas personas por medicarse, pagar tratamientos caros y, al mismo tiempo, mantener hábitos igualmente costosos y poco saludables, como el consumo continuado de alcohol, tabaco, carbohidratos, en lugar de tomarse la prevención de la salud y el autocuidado en serio, perseverando en hábitos saludables como andar en contacto con la naturaleza (Yzaguirre, 2014a). Muchos medicamentos nos permiten mantener los vicios de la opulencia, satisfaciendo nuestros deseos y caprichos perjudiciales, mientras ignoramos las reglas básicas para llevar una vida saludable. Esta dimensión de la expropiación como aceptación voluntaria de lo que nos perjudica es relevante. Para profundizar en este análisis, sería necesario estudiar categorías como la *falsa conciencia* y la *alienación* de

Marx, la *tolerancia represiva* y la *productividad represiva* de Marcuse, la *apropiación simbólica* de Bourdieu, y otras.

Siguiendo con el ejemplo de la salud, en un extremo tenemos al médico prescriptor de medicamentos; en el otro, al médico que se dedica a la prevención de la enfermedad y acompaña a los pacientes en la adquisición (y recuperación) de un saber de autocuidado, aunque es una tarea difícil porque el sistema está diseñado para resolver las consultas rápidamente mediante la prescripción de medicamentos, y muchos pacientes esperan una receta que valoran más que un consejo saludable (Yzaguirre, 2014). Por parte de las organizaciones, en un extremo tenemos las organizaciones sin sentido que nos expropian la fuerza de trabajo para convertirla en beneficios monetarios; en el otro, las organizaciones con sentido, que permiten al trabajador apropiarse de su trabajo, intervenir en su diseño, conocer cuál es su valor y participar de alguna manera en los resultados empresariales y organizativos. Por último, en este repaso final, tenemos en un extremo a la ciencia como el conocimiento absoluto, sancionado por el sistema de revistas indexadas, que construyen islas de verdadero conocimiento científico cuyo estatus expropia la posibilidad de un saber más amplio e interconectado; frente al reconocimiento de la pluralidad de saberes, que hemos visto recogido en las epistemologías de la perspectiva socioclínica antes expuestas.

6. Hacia una epistemología de la apropiación transformadora

Expuestos los elementos, las restricciones y los frenos que impone la epistemología de la expropiación, analizados previamente en los tres ámbitos del capítulo anterior, en este capítulo presento los elementos de una epistemología crítica de la apropiación transformadora e intersubjetiva que, junto a las epistemologías expuestas en el capítulo cuarto, puede servir de guía para el diseño de intervenciones socioclínicas y el desarrollo futuro de esta perspectiva, orientada a la «emancipación del sujeto» (Gaulejac & Yzaguirre, 2018).

Este capítulo constituye la conclusión del libro y el apartado 3.2 «Dos sociologías, dos sujetos», se puede considerar su introducción. Aquí me gustaría hacer una contribución original no sin antes reconocer las influencias y experiencias adquiridas en varios contextos que paso a enumerar. En primer lugar, los aprendizajes que he recibido, por un lado, del campo de la psicología social, representada por el profesor José Ramón Torregrosa y otros miembros del Departamento de Psicología Social de la Complutense, y, por otro, del campo de la SC gracias a la formación recibida en el máster TPIO de Paris-VII[105]. También ha sido relevante mi participación en redes académicas internacionales como la RISC, el RC46-ISA y el Nodo Sur de la RISC, así como el intercambio con muchos colegas de la SC. En tercer lugar, evoco mi tesis de doctorado (UCM) dentro del campo de la psicosociología de la salud, la enfermedad y la pres-

---

[105] En la actualidad el máster se imparte en la Université Paris Cité y se identifica como TPICO: https://odf.u-paris.fr/fr/offre-de-formation/master-XB/sciences-humaines-et-sociales-SHS/sciences-sociales-K2NDH30S/master-sciences-sociales-parcours-theories-et-pratiques-de-l-intervention-clinique-des-organisations-tpico-JRXHBBA9.html

cripción de medicamentos (Yzaguirre, 2014a), que me sigue nutriendo conceptualmente en lo micro, meso y macro. En cuarto lugar, resulta oportuno mencionar mi aproximación tanto teórica como aplicada al mundo de las organizaciones desde el enfoque socioclínico (Yzaguirre, 2015, 2021, 2022). En quinto lugar, me gustaría citar la experiencia adquirida en las intervenciones socioclínicas realizadas en los últimos años, que me han dado la oportunidad de combinar la teoría con la aplicación y apreciar la importancia de las teorías para comprender la vivencia del sujeto y la sustantividad de los fenómenos sociales, para seguir reforzando los referentes teóricos. Aquí me gustaría destacar los aprendizajes recibidos en mi papel como facilitador. Finalmente, es significativa mi doble experiencia docente en Colombia durante los últimos diez años, tanto como titular de teorías sociológicas como desarrollador de la «hoja de ruta en sociología clínica» (Yzaguirre, 2021) que me ha supuesto un constante contacto con los estudiantes de la UA, quienes han sido una fuente permanente de motivación para asumir nuevos retos, guiado por la esperanza de dar voz a quienes sufren y de acompañarlos en su proceso de emancipación.

En la esperanza hay signos de una epistemología de la apropiación. Existe una simbiosis entre razón y esperanza que rescata Aguirre (2007) del pensamiento de Bloch (1977). Me apoyo en ella para motivar la esperanza en el desarrollo propositivo de una epistemología de la apropiación transformadora.

La simbiosis aludida me ayuda a identificar mejor las razones que frenan la apropiación como el miedo y la opresión; a imaginar una razón menos racionalista; a aceptar que desde el «todavía no» de Bloch (1977), nos queda mucho camino por andar antes de darlo todo por perdido. Me motiva seguir pensando de manera autónoma, crítica y creativa, y tener un horizonte de anhelo por un futuro de emancipación del sujeto individual y colectivo a pesar de las barreras existentes:

Esperanza, este anti-afecto de la espera frente al miedo y el temor, es, por eso, el más humano de todos los movimientos del ánimo y solo accesible a los hombres, y está, a la vez, referido al más amplio y al más lúcido de los horizontes. La esperanza se corresponde a aquel apetito en el ánimo que el sujeto no solo posee, sino en el que él consiste esencialmente, como ser insatisfecho (Bloch, 1977, p. 56).

Aunque el miedo y la incertidumbre forman parte de la vida, la esperanza actúa como un impulso activo que los resiste y resiste la angustia vital, imaginando un mañana mejor. Imaginar que podemos superarlos nos da fuerzas para seguir intentándolo una y otra vez, nos activa y nos sintoniza con el cambio. Imaginar el cambio, como señala Enriquez (2022), ya es parte del cambio. La esperanza activa esa imaginación permitiendo la transformación. Por todo ello, veo la esperanza como una herramienta al servicio de la apropiación transformadora. Esperanza referida no sólo al individuo, sino también en el sentido expresado por Ricoeur de alcanzar a la humanidad entera:

> ...toda expectativa debe ser una esperanza para la humanidad entera (...) la humanidad sólo es una especie en la medida en que es una historia; y recíprocamente sostengo que, para que haya historia, la humanidad entera debe ser su sujeto en carácter de singular colectivo (Ricoeur, 2002, p. 255).

A la esperanza le añado la utopía, no como un ideal inalcanzable, sino más bien como una fuerza impulsora que desafía el orden establecido con el que se encuentra en incongruencia (Mannheim, 1987), y que sostiene la esperanza de una transformación social que, aunque aparentemente irrealizable, trasciende la situación actual a través de una imaginación compartida con mi comunidad, una imaginación colectiva que me ayuda a la toma de conciencia (Ricoeur, 2002).

Por otra parte, podemos vincular la producción de sentido y la apropiación transformadora, tanto a nivel social como individual, gracias al pensamiento de Cornelius Castoriadis (2007) sobre la dinámica social, que involucra el «combate» entre la imaginación y la insignificancia, entendida esta última como una forma de expropiación social. El concepto de «imaginario radical» propuesto por Castoriadis se relaciona con la producción de la alteridad en todas sus formas (el otro, los otros, el grupo social, la comunidad, el medio ambiente, el desarrollo social) y con la creación de imágenes y significaciones en la reconstrucción periódica de la sociedad, en contextos históricos. Posee una dimensión fundamental de carácter históricosocial y dinámico, que Castoriadis denomina «sociedad instituyente», la cual se nutre de significaciones imaginarias sociales y se manifiesta como un flujo colectivo anónimo. Además, tiene una dimensión más individual y psíquica, la «imaginación radical», que está involucrada en la producción de sentido y representaciones por parte del sujeto. Cuando la producción de sentido se ve comprometida por los procesos de alienación, expropiación, instrumentalización y pérdida de creatividad característicos de la dinámica social, surge la «insignificancia», que debilita el sentido de la sociedad y del individuo, deteriorándolos. Para superar esa insignificancia se produce un movimiento de recuperación del sentido mediante una transformación consciente y la reactivación del imaginario radical. Se trata de un proceso dinámico entre polos en tensión que da lugar a la permanente «reinvención» o «actualización» de la sociedad. La propuesta de Castoriadis está en relación con la apropiación transformadora, orientada tanto a la recuperación del sentido en la dinámica social como al fortalecimiento del significado de la vida mediante la imaginación radical. Esta última impulsa al sujeto a convertirse en agente de cambio y a protagonizar su transformación en un proceso de conquista de libertad y felicidad en interacción con los demás y su entorno.

La apropiación transformadora tiene otras dimensiones trascendentales como la apropiación comunitaria del territorio y de la naturaleza por parte de los pueblos indígenas, las cuales implican un compromiso de convivencia respetuosa con el entorno e integran una cosmovisión que equilibra los asentamientos humanos con valores ecológicos y culturales en armonía con la historicidad de sus habitantes. Estos valores reconocen la importancia del territorio y su conservación para la subsistencia de las comunidades, mientras que la expropiación impuesta por los desplazamientos forzosos destruye estos vínculos y amenaza la supervivencia cultural, biológica e inmaterial de las comunidades. Estas dimensiones también se aprecian en la apropiación social del conocimiento, cuando involucra elementos como la biodiversidad y los recursos genéticos, frente a la expropiación que suponen las patentes sobre dichos elementos, porque limitan el acceso a los recursos genéticos y la biodiversidad, excluyendo a las comunidades locales de su uso y beneficios. Otro ejemplo actual son los procesos de transformación impulsados por el uso de la inteligencia artificial, que, para crear textos y generar nuevo conocimiento, requieren del tratamiento de una cantidad masiva de saberes previamente producidos por el ser humano. Esto puede considerarse una forma de expropiación del conocimiento colectivo cuando no se reconoce adecuadamente a los creadores originales.

La perspectiva socioclínica cultiva una epistemología de la apropiación transformadora que renueva los impulsos y las herramientas necesarias para superar la insignificancia aludida por Castoriadis, y para seguir afrontando la expropiación con esperanza renovada. Se trata de una epistemología intersubjetiva y crítica que combina las epistemologías propuestas por Barus-Michel, Boui lloud, Gaulejac y Rhéaume expuestas en el cuarto capítulo, así como por mi maestro José Ramón Torregrosa, desde lo que denomino una epistemología «de la psicología social transformadora», basándome en lo dicho por Ovejero quien defiende «la relación, inextricable en Torregrosa, entre epistemología y transformación social» (Ovejero, 2018, p. 346). Ovejero reconoce en Torregrosa una doble inquietud, tanto por la importancia que daba a la epistemología de la psicología social sociológica, como porque ésta sirviera para una transformación positiva de la sociedad, con sus anexos de libertad, justicia y solidaridad. Para ello, decía Torregrosa, esta epistemología ha de ser crítica y emancipadora y considerar a las personas como productos sociales derivados de la interacción social. Al mismo tiempo, esta epistemología ha de mostrar a la sociedad como productora de las contradicciones y el conflicto que son la verdadera causa de los problemas, y no solo a los individuos. Otra de las características de esta epistemología es evitar que la psicología social se vuelva individualista, psicologicista, reduccionista, y que, en alianza con el positivismo, sea utilizada como una tecnología instrumentalizada al servicio de los intereses del poder. En lugar de ello, se debe enfocar en la búsqueda de respuestas a dos cuestiones claves: la primera

¿cómo funciona la sociedad?, la segunda ¿cómo llegué a ser el tipo de persona que soy? que van unidas a la dimensión transformadora:

> ...él [Torregrosa] no se limitó a reflexionar sobre esas dos cuestiones, sino que, como buen marxista que era, intentó ir más allá y contribuir a la transformación de la sociedad a través de su labor psicosociológica. De ahí que en su obra se dé una muy estrecha relación entre la epistemología y la pretensión de transformación social (Ovejero, 2018, p. 348).

¿En qué consiste la epistemología de la apropiación transformadora? Se trata de una epistemología hermenéutica, interpretativa, emancipadora, intersubjetiva y crítica, que se fundamenta en la historicidad y se aproxima al sujeto, permitiéndole apropiarse de su presente con plenitud y participar activamente en la interacción con otros, con el fin de lograr su transformación, coadyuvar al cambio social y asumir un papel protagónico en su destino.

Desde la epistemología de la apropiación se reconoce la pluralidad de saberes, incluido un saber auténtico en el mismo sujeto que se nutre de su biografía, de su historicidad y de su capacidad de producción de sentido con la que interpreta y construye el mundo. La capacidad de transformarme está en mí mismo cuando transito por el sentido de mi propia existencia, y cuando sano las contradicciones y males sociales en mí, y cuando accedo a lo que percibo como una nueva verdad que tiene la capacidad de transformarme.

Aunque no puedo profundizar en ello, en este momento tampoco evito reflejar la presencia de cierta dimensión que podríamos denominar «trascendental» presente en algunos elementos de autores como Enriquez, Ricoeur y Foucault, entendido el término «trascendental» como «ir más allá» de lo convencional y sobrepasar lo sensorial. Esto se evidencia, por ejemplo, en los procesos de toma de conciencia y cambio de percepción reconocibles en los ejemplos prácticos expuestos en el subapartado 2.2.5.4 dedicado a la justicia restaurativa en Bogotá. La propia conciencia se proyecta sobre los otros y sobre el mundo, actuando sobre ellos para provocar cambios, al mismo tiempo que transforma al sujeto. También tiene conexión con Foucault (1994), quien ubica la conexión entre sujeto y verdad a partir de la *épiméleia,* que es la exigencia de ocuparse de uno mismo, dirigiendo la mirada desde el mundo hacia sí mismo, haciéndose cargo de uno mismo. Buscar la verdad por mí mismo, y ocuparme de mí mismo, es apropiarme de mí mismo, lo que exige cierta transformación del sujeto gracias a la cual:

> ...el acceso a la verdad produce un efecto de retorno de la verdad sobre el sujeto... Para la espiritualidad... La verdad es lo que ilumina al sujeto, lo que le proporciona la tranquilidad de espíritu. En suma, existe en la verdad, en el acceso a la verdad, algo que perfecciona al sujeto, que perfecciona el ser mismo del sujeto o lo transfigura (Foucault, 1994, p. 39).

Siguiendo a Foucault (1994), para que el hombre se vea iluminado por la verdad, de alguna manera ha de recuperar la «espiritualidad» que, para Foucault, sería la transformación que el sujeto hace sobre sí mismo «para tener acceso a la verdad» (*ibidem*, p. 38), y superar esa pasividad expropiadora en el acceso al conocimiento a la que nos conduce la modernidad:

> ...lo que permite acceder a lo verdadero es el conocimiento y únicamente el conocimiento, es decir, a partir del momento en el que el filósofo o el científico, o simplemente aquel que busca la verdad, es capaz de reconocer el conocimiento en sí mismo a través exclusivamente de sus actos de conocimiento, sin que para ello se le pida nada más, sin que su ser de sujeto tenga que ser modificado o alterado (Foucault, 1994, p. 40).

Con base en lo anterior, la epistemología de la apropiación transformadora va acompañada por una transformación del sujeto en busca de la verdad, en sintonía con la «espiritualidad» foucaultiana. Dentro de esa transformación podemos incluir la idea que vimos en Enriquez anteriormente, de que se produzca una sublimación de la pulsión epistemofílica orientada a la comprensión que libera el espíritu abriéndose a la espiritualidad. Estas «espiritualidades» resuenan con la epistemología de la autorreflexión crítica que, siguiendo a Habermas, supone una transformación sobre uno mismo que le permite al sujeto desenmascarar los poderes opresores y emanciparse: «Habermas quiere esquivar ese peligro de una nueva ontologización de la Historia y rescatar la explicación del desarrollo socio-cultural del hombre como un proceso de autorreflexión, caracterizando a esta última como el desenmascaramiento crítico de poderes opresores» (Ureña, 2008, p. 29).

Podríamos decir, entonces, que la epistemología de la apropiación transformadora involucra la liberación del sujeto en un movimiento de ir más allá trascendental, que estimula cierta «espiritualidad».

La apropiación por parte del sujeto conlleva un acto de transformación sobre sí mismo, una conquista que resulta emancipadora. En sintonía con algunos de los ejemplos que hemos puesto en el libro, cabe reflexionar sobre la idea de que cuando nos hacemos cargo de nuestra salud por nosotros mismos, desde el empoderamiento, nos transformamos y accedemos a cierta verdad sobre la salud, sobre nuestro cuerpo y nuestro bienestar, y la capacidad que tenemos de mejorarlo, mientras que cuando no lo hacemos por nosotros mismos y delegamos pasivamente en las consultas médicas de pocos minutos, que habitualmente se resolverán con la prescripción de un medicamento, no ejercemos el autocuidado activo, dejando nuestra salud en las manos abstractas del conocimiento científico médico y del sistema de salud. La epistemología de la apropiación transformadora autoriza al sujeto a esforzarse en experimentar una verdad propia, con confianza interior en su capacidad de autotransformación.

A la esperanza, la utopía y la imaginación antes conjugadas, sumamos el optimismo. El optimismo de Habermas justifica el optimismo de la epistemología de la apropiación transformadora porque este autor, a pesar de las dificultades, piensa que «los espacios de contingencia para las interacciones desligadas de contextos normativos se amplían...» (Habermas, 1987, p. 572) y «las propias estructuras de la comunicación llevan inserto el contrapeso de un potencial emancipatorio» (Habermas, 1987, p. 553), de tal manera que el filósofo alemán toma «como punto de partida de su teorizar la hipótesis práctica de la posibilidad de llegar a construir un día una sociedad verdaderamente racional» (Ureña, 2008, p. 31).

La apropiación sitúa al sujeto dueño de sí mismo y motor de su existencia, como propuso Marx: «Los hombres mismos son el sujeto de su propia historia, ellos son los que la van construyendo...» (Marx, como se citó en Ureña, 2008, p. 43). El camino no es fácil, Ureña señala en la misma obra que entre las muchas dificultades para seguir la senda que señala Marx se encuentran, de una parte, la falsa conciencia por la cual el hombre puede sentirse feliz, aunque en realidad no lo sea condicionado por la propaganda; y, de otra, la alienación, por la que:

> ...el hombre que vegeta en esa sociedad ni siquiera es consciente de la irracionalidad en la que está inmerso, ha llegado al extremo de estar alienado de su propia alienación... La planeación y la dirección controlada, propias de la nueva sociedad industrial, han logrado hacer que las necesidades de los individuos sean precisamente aquellas que eternizan y consolidan el sistema. La propaganda dirigida consigue hacer ver claridad radiante allí donde reinan las más oscuras tinieblas. En una palabra, el gran milagro del aparato económico-administrativo de nuestra sociedad consiste en haber conseguido que los hombres puedan sentirse felices, aun cuando en realidad no lo son (Ureña, 2008, p. 58).

Los medios de comunicación de masas, las redes sociales y los procesos de comunicación e ideologización de masas, son controlados por los intereses y la voluntad de poder. Entonces, ¿cómo podemos ser sujetos de nuestra historia? A la esperanza, la utopía, la imaginación y el optimismo, sumamos el entendimiento intersubjetivo. Por ejemplo, haciendo una integración social crítica del saber colonizador, recuperando y adueñándonos de nuestra tradición junto a nuestras experiencias, conforme al mundo intersubjetivo en el que la acción comunicativa de Habermas crea escenarios de apropiación crítica y de entendimiento. Al integrar la intersubjetividad dando importancia a la interacción social y al tejido social, conectamos la epistemología de la apropiación transformadora con la comunidad, entendida como escenario-red donde el sujeto se integra, se socializa y afirma sus vínculos con los demás, compartiendo vivencias con producción de sentido.

Situándome ahora en los métodos de intervención socioclínica, la epistemología de la apropiación transformadora se aplica con un trabajo directo y personalizado desde la implicación de los participantes, construyendo el sujeto desde la alteridad. Se hace acompañamiento no directivo para la expresión libre del sujeto, para que libere la palabra y trabaje su biografía, sus vivencias, su emocionalidad, siendo escuchado por los otros, construyendo a la vez su historicidad y un entendimiento grupal. En resonancia con los otros, decanto la visión de mi vida desde el mismo proceso en el que me apropio de la misma. Esta manera en que se desarrollan las intervenciones socioclínicas, resuena con la posibilidad defendida por Habermas de poder alcanzar un consenso racional a través del diálogo y la comunicación libres, a través del entendimiento intersubjetivo, en espacios donde exista un diálogo abierto y crítico en los que se puedan apreciar la validez de los argumentos dentro de lo que Habermas denomina la «acción orientada al entendimiento»:

> El potencial de racionalidad de la acción orientada al entendimiento puede desatarse y trocarse en racionalización de los mundos de la vida de los grupos sociales a medida que el lenguaje cumple funciones de entendimiento, de coordinación de la acción y de socialización de los individuos, convirtiéndose así en un medio a través del que se efectúan la reproducción cultural, la integración social y la socialización (Habermas, 1987, p. 124).

Esperanza, imaginación, optimismo, intersubjetividad, comunidad y entendimiento, son elementos de una acción social comunicativa cuyo sentido permite una apropiación transformadora que facilite la emancipación de los sujetos como individuos y como colectividad.

Como ha expresado Gaulejac (2009), recuperar y poner en primer plano la cuestión del sujeto es prioritario para la SC, lo que conlleva grandes consecuencias epistemológicas y metodológicas. Por eso, la SC utiliza metodologías vivenciales, de implicación, que involucran una reflexión sobre la historia personal y social, ponen el foco en el interior del sujeto y en su capacidad de generar nuevo saber desde sí y, por tanto, de experimentar en sí la verdad, desde lo cual es capaz de recuperar su capacidad de apropiarse de la verdad al compartir significados e interpretaciones con los otros y lograr consensos habermasianos a partir de los cuales el hombre pueda transformarse individual y colectivamente.

En referencia al concepto de historicidad usado por Ortega y Gasset, y por Ricoeur, para que se produzca la apropiación necesitamos de la narración y su interpretación, pues gracias al diálogo que provoca su historia las cosas adquieren sentido y movilizan la apropiación. Con la categoría apropiación transformadora aplicada al sujeto se ligan el pensamiento de W. Dilthey, M. Weber, J. Ortega y Gasset, P. Ricoeur, J. Barus-Michel, J.R. Torregrosa, V. de Gaulejac, J. Rhéaume y J.P. Bouilloud. Mi propuesta de la apropiación transformadora cobra su mayor fuerza en la capacidad que tiene para el sujeto su biografía narrada, que le permite apropiarse de sí mismo y tomar conciencia de su historicidad. Es decir, el sujeto se constituye a partir de sus vivencias, y en el sentido de su propia historia, y alcanza su mayor expresión cuando no solo las experimenta pasivamente sino cuando se apropia de ellas narrativamente como comprensión significativa de su mundo.

La apropiación transformadora es el trabajo realizado por el sujeto para desarrollar su propia conciencia sobre el mundo y sobre los otros, actuar sobre ellos y provocar cambios en un proceso dialéctico y dialógico. La epistemología de la apropiación transformadora, la toma de conciencia y el cambio están unidas en Paulo Freire, para quien «...profundizando la toma de conciencia de la situación, los hombres se «apropian» de ella como realidad histórica y, como tal, capaz de ser transformada por ellos.» (Freire, 2005, p. 99). Aquí podemos apreciar a la apropiación como transformación, en este caso ligada con la toma de conciencia y la historia, lo que nos recuerda a otras menciones hechas en el libro a propósito de Ortega y Gasset. Imaginación, historicidad y toma de conciencia están conectadas. Dando importancia a cómo nos situamos en la historia, relacionando nuestras tradiciones heredadas y nuestras iniciativas en el presente y las dirigidas al futuro, Ricoeur identifica que «realizamos esta toma de conciencia por medio de la imaginación, y de una imaginación no sólo individual sino también colectiva» (Ricoeur, 2002, p.

349) y, en otro lugar, subraya las dimensiones fenomenológicas de la conciencia: «La conciencia no es sólo conciencia de la percepción y de la actividad, sino también conciencia de la vida» (Ricoeur, 2006, p. 193).

Cuando el sujeto profundiza en su vivencia de la opresión para afrontarla, tiene que emprender un viaje fenomenológico y hermenéutico que le permite explorarse como un ser histórico autorreferenciado, capaz de dar significado, deconstruir y reconstruir su realidad. De este modo, logra vislumbrar su posibilidad de existencia más allá de la opresión. En diálogo con los demás, puede consensuar un sentido de las experiencias vividas en primera persona, participando así en la construcción social de la realidad y sus significados (Berger y Luckmann, 2003). Este diálogo constituye una de las bases para la elaboración de interpretaciones y entendimientos mutuos, y de un saber compartido desde el cual ejercer una participación plena y consciente en la vida personal y social. Para superar la opresión y el sufrimiento, a la esperanza, la utopía, la imaginación, el optimismo, la intersubjetividad, la comunidad y el entendimiento, se suma la toma de conciencia.

En ese afrontamiento, el desarrollo de una epistemología de la apropiación transformadora, intersubjetiva y crítica refuerza la confianza de la persona en sí misma a través de la búsqueda de sus propias certezas en interacción con la comunidad.

No somos únicamente piezas de un engranaje social orientado a un equilibrio abstracto; somos sujetos con historicidad, identidad y verdades propias, que resignificamos nuestra historia y buscamos la plenitud junto a nuestra comunidad, para liberarnos y ser protagonistas de nuestra vida. Este es un derecho irrenunciable.

Bibliografía

Aguirre, J.M. (2007). Razón y esperanza. Pensar con Ernst Bloch. *Hermenéutica Intercultural Rev. de Filosofía, 16,* 19-39.

Álvaro Estramiana, J.L. (Coord.). (2018). *La interacción social. Homenaje a José Ramón Torregrosa.* Madrid: Centro de Investigaciones Sociológicas.

Araújo, A.M. (Coord.). (2011). *Sociología clínica: una epistemología para la acción.* Montevideo: Psicolibros.

Araújo, A.M. (2016). *Todos los tiempos el tiempo.* Montevideo: Psicolibros.

Araújo, A.M., Weisz, C.B. & Ferreira, Sh. (2008). *Trabajo y no-trabajo: repercusiones psico-sociales del desempleo y la exclusión social en el litoral del país.* Montevideo: Nordan Comunidad.

Araújo, A.M. & Yzaguirre (de), F. (Coords.). (2021). *Sociología Clínica. Reflexiones e investigaciones hoy.* Colección SC, Oviedo: Sapere Aude.

Arias, A., Linares-Vásquez, M., & Héndez-Puerto, N. R. (2023). Undergraduate Dropout in Colombia: A Systematic Literature Review of Causes and Solutions. *Journal of Latinos and Education, 23*(2), 612–627. https://doi.org/10.1080/15348431.2023.2171042

Astorga, M. & Guerrero, P. (2021). Politización del sufrimiento: El sufrimiento laboral de la generación post dictadura. En Araújo & Yzaguirre (Coords.), *Sociología Clínica. Reflexiones e investigaciones hoy* (cap.7, pp. 155-186). Colección SC, Oviedo: Sapere Aude.

Aubert, N. (2022). Hipermodernidad. En Vandevelde-Rougale y Fugier, *Diccionario de Sociología Clínica* (pp. 313-315). Colección SC, Oviedo: Sapere Aude.

Aubert, N., & Gaulejac (de), V. (2017). *El coste de la excelencia.* Colección SC, Oviedo: Sapere Aude. [Primera traducción en español 1993, Barcelona: Paidós]. [Primera edición 1991, *Le Coût de l'excellence.* Paris: Seuil].

Bacca Contreras, R.E. (2021). Un análisis del programa de becas Ser Pilo Paga: apuntes sobre desigualdades y fronteras de clase social en Colombia. *Revista Educación, 45,* núm. 1. https://doi.org/10.15517/revedu.v45i1.40902

Badache, R. & Gaulejac (de), V. (2022). *Poner la vida en juego: teatro de intervención socioclínica.* Colección SC, Oviedo: Sapere Aude. [Primera edición 2021, *Mettre sa vie en jeux. Le théâtre d'intervention socioclinique.* Paris: Érès].

Balboa, M. (2016). Sufrimiento y suicidio en el trabajo: un estudio de caso. *Revista Sul Americana de Psicología, 4*(1), 187-212.

Barbot, M. R., Weisz, C. B., & Bussel, S. P. (2022). Los sentidos de la educación en adolescentes, familias y referentes comunitarios. *South Florida Journal of Development, 3*(6), 6699–6719.

Barus-Michel, Jacqueline. (2004). *Souffrance, sens et croyance*. Toulouse: Érès.

Barus-Michel, J. (2013, marzo). *Analyse et intervention, la portée de la parole. Epistemologie et methodologie sociologie clinique* [no publicado]. ISA-RC46 Clinical Sociology Conference. Madrid.

Barus-Michel, J., Enriquez, E. & Lévy, A. (2009). *Psicosociología. Nociones y autores fundamentales*. Santiago de Chile: UCSH. [Primera edición 2002, *Vocabulaire de psychosociologie. Positions et références*. Paris: Érès].

Becker, H. (2009). *Outsiders, hacia una sociología de la desviación*. Argentina: Siglo XXI.

Beltrán, W.M. & Torres, M.R. (2015). Calidad y pertinencia del Programa Curricular de Sociología de la UN Colombia desde la perspectiva de sus egresados. *Revista Colombiana Sociología, 38*(2), 139-165.

Berger, P.L. & Luckmann, T. (2003). *La construcción social de la realidad*. Buenos Aires: Amorrortu.

Blanco, A. & Gaborit, M. (2018). La racionalidad inmanente a la psicología como ciencia y como profesión. En Martín-Baró, *El realismo crítico. Fundamentos y aplicaciones* (pp. 11-69). Bogotá: Pontificia Universidad Javeriana.

Bloch, E. (1977). *El principio esperanza. Tomo 1*. Madrid: Aguilar.

Blumer, H. (1982). *El interaccionismo simbólico. Perspectiva y método*. Barcelona: Hora.

Boal, A. (2002). *Teatro del Oprimido. Juegos para actores y no actores*. Barcelona: Alba.

Bolle de Bal, M. (1995). La sociologie clinique: émergence d'une discipline indisciplinée. En Legrand, Guillaume y Vrancken (Dir.), *La sociologie et ses métiers* (pp. 401-417). París: L'Harmattan.

Bouilloud, J.P. (1997). Epistemological Aspects of Clinical Sociology: From an Epistemology of Production to an Epistemology of Reception. *International Sociology, 12*(2): 205-216.

Bouilloud, J.P. (2022). Hermenéutica. En Vandevelde-Rougale y Fugier, *Diccionario de Sociología Clínica* (pp. 313-315). Colección SC, Oviedo: Sapere Aude.

Bourdieu, P. (1976). Le champ scientifique. *Actes de la recherche en sciences sociales,* 2, n°2-3, 88-104. https://doi.org/10.3406/arss.1976.3454

Bourdieu, P. (1985). *¿Qué significa hablar? Economía de los intercambios lingüísticos*. Madrid: Akal.

Bourdieu, P. (2000a). Los usos sociales de la ciencia. Para una sociología clínica del campo científico. En Bourdieu, *Los usos sociales de la ciencia* (pp. 63-140). Buenos Aires: Nueva Visión. [Primera edición 1997, *Les usages sociaux de la science. Pour une sociologie clinique du champ scientifique*. Paris: INRA].

Bourdieu, P. (2000b). *La distinción. Criterios y bases sociales del gusto*. Madrid: Taurus.

Bourdieu, P. (2013). *La miseria del mundo*. Buenos Aires: Fondo de Cultura Económica.

Breton, H. (2022). Atención. En Vandevelde-Rougale y Fugier, *Diccionario de Sociología Clínica* (pp. 77-78). Colección SC, Oviedo: Sapere Aude.

Butler, J. (2007). *El género en disputa. El feminismo y la subversión de la identidad.* Barcelona: Paidós.

Caballero, J.J. (2018). Misión de la universidad según Ortega. En Álvaro Estramiana (Coord.), *La interacción social. Homenaje a José Ramón Torregrosa* (pp. 129-145). Madrid: Centro de Investigaciones Sociológicas.

Cabrera, E.J. (2023). *Estudio de casos mediante historias de vida de estudiantes de la UA que han percibido su trayectoria universitaria con dificultades y han permanecido* [trabajo fin de grado no publicado proyecto Acompredes]. Universidad del Atlántico.

Cardona Fornaris, L.F. (2019). *Opiniones y percepciones de los jóvenes en procesos de rehabilitación social respecto a la influencia que ejercen sobre ellos sus entornos familiares. Estudio de caso con Teoría Fundamentada en el Barrio La Ceiba del Distrito de Barranquilla* [trabajo fin de grado no publicado]. Universidad del Atlántico.

Carreteiro, T.C.O.C. (2020). Reflexões sobre adolescências e a complexidade das comunidades de afeto no processo socioeducativo. *Sociedade e Estado, 35*, 83-100. https://doi.org/10.1590/s0102-6992-202035010005

Carreteiro, T.C.O.C., Massa, A.S.C. & Rodríguez, L.S. (2020). Romances Familiares e Heranças Psicossociais. *Estudios Interdisciplinares em Psicologia, 11*, 59-75. https://doi.org/10.1590/s0102-6992-202035010005

Castillo Mendoza, C.A. (2005). La relación entre lo psíquico y lo social en Ferenczi. *Clínica y Análisis Grupal. Revista de Psicoterapia, Psicoanálisis y Grupo, 94*, 27, 65-92.

Castoriadis, C. (2007). *La institución imaginaria de la sociedad.* Buenos Aires: Tusquets. [Primera edición 1975, *L'institution imaginaire de la société.* Paris: Seuil].

Cerdeira, I. (2017). *Novela e historias de vida.* Colección SC, Oviedo: Sapere Aude.

Clark, E.J., Fritz, J.M., & Rieker, P.P. (Eds.). (1990). *Clinical sociological perspectives on illness and loss: The linkage of theory and practice.* Philadelphia: Charles Press.

Cooley, Ch. (2004). *Los grupos primarios, claves del proceso civilizador.* Navarra: Universidad de Navarra.

Cortés, J.D. & Jinete, K.A. (2021). *El Teatro del Oprimido como un enfoque metodológico alternativo para la investigación sociológica cualitativa con énfasis en la transformación de la realidad social* [trabajo fin de grado no publicado]. Universidad del Atlántico.

Correa, A.M. (2011a). Derechos humanos y subjetividad: narrativas de internos/as del Servicio Penitenciario en Córdoba capital. *Acciones e Investigaciones Sociales, 30*, 29-42.

Correa, A.M. (2011b). Reflexiones acerca de los grupos de implicación en investigación e intervención. En Rodigou & Paulín, Coloquios de Investigación Cualitativa, subjetividades y procesos sociales (pp. 53-60). Córdoba: Universidad Nacional de Córdoba.

Correa, A.M. (2012). ¿Cómo inscriben la aventura de estudiar los internos/as en la cárcel? Relatos de historias de vida y educación. En Gutiérrez M.H. (Comp.), *Lápices o rejas.* Buenos Aires: Del Puerto.

Correa, A.M. (2022). Cartografía del sufrimiento. En Vandevelde-Rougale y Fugier, *Diccionario de Sociología Clínica* (pp. 102-104). Colección SC, Oviedo: Sapere Aude.

Correa, A.M. & Herranz, S.M. (2021). Reflexiones desde la epistemología plural en el programa de Indagación en Cárcel. Historicidad de las violencias. En Araújo & Yzaguirre (Coords.), *Sociología Clínica. Reflexiones e investigaciones hoy* (cap. 9, pp. 219-232). Colección SC, Oviedo: Sapere Aude.

Da Trinidade, Y. & López, Y. (2015). La hermenéutica en el pensamiento de Wilhelm Dilthey. En *Griot Revista de Filosofía, 11*, núm. 1, 326-341.

Davidoff, F. *et al.* (2001). Sponsorship, authorship, and accountability. *Lancet, 358,* 854–856. [Nota: editorial publicada en 13 revistas especializadas].

Dawe, A. (1988). Las teorías de la acción social. En Bottomore, T. & Nisbet, R. (Comp.), *Historia del análisis sociológico* (pp. 412-476). Buenos Aires: Amorrortu.

Delgado, T.N. (2019). *Una Experiencia de investigación-intervención a partir de una estrategia psicosocial, con énfasis en acompañamiento Socioclínico, con Estudiantes universitarios del Programa de Sociología en el año 2017, en la UA* [trabajo fin de grado no publicado proyecto Acompredes]. Universidad del Atlántico.

Desmarais, D., Fortier, I., & Rhéaume, J. (Eds.). (2012). *Transformation de la modernité et pratiques (auto) biographiques.* Quebec: Les Presses de l'Université du Québec.

Dilthey, W. (1949). *Obras de Wilhelm Dilthey I. Introducción a las ciencias del espíritu.* México: Fondo de Cultura Económica.

Dobles, I. (2015). Psicología de la liberación y psicología comunitaria latinoamericana. Una perspectiva. *Teoría y Crítica de la Psicología, 6,* 122-139.

Durkheim, E. (1928). *El suicidio. Estudio de sociología.* Madrid: Reus.

Durkheim, E. (1982). *Las formas elementales de la vida religiosa. El sistema totémico en Australia.* Madrid: Akal.

Durkheim, E. (2001). *Las reglas del método sociológico.* México: Fondo de Cultura Económica. [Primera edición 1895, *Les règles de la méthode sociologique*].

Elias, N. (2008). *Sociología fundamental.* Barcelona: Gedisa.

Enriquez, E. (1993). L'approche clinique: genèse et développement en France et en Europe de l'Ouest. En: Gaulejac & Roy. (Eds.), *Sociologie Clinique* (pp. 19-35). Paris: Desclée de Brouwer.

Enriquez, E. (2011[1993]). El análisis clínico en ciencias humanas. En Araújo, *Sociología clínica, una epistemología para la acción* (pp. 37-48). Montevideo: Psicolibros Universitario.

Enriquez, E. (2022). *Análisis e intervención en procesos relacionales e institucionales.* Colección SC, Oviedo: Sapere Aude.

Enriquez, E., Houle, G., Rhéaume, J. & Sévigny, J. (1993). *L'analyse clinique dans les sciences humaines.* Montréal: Saint Martin.

Escobar, K., Polo, A., Carreño, G. & Jiménez, R. M. (2016). Condiciones sociomateriales de la producción de conocimientos y de la reconfiguración de habilidades en tres laboratorios de la UA. *Rev. Colomb. Soc., 39*(2), 135-162.

Fals Borda, O. (2014). *Ciencia, compromiso y cambio social. Textos de Orlando Fals Borda*. Compilación de Herrera y López. Buenos Aires: El Colectivo, Lanzas y Letras, Extensión Libros.

Faure, D. (2022). Conocimiento clínico. En Vandevelde-Rougale & Fugier (Dirs.), *Diccionario de Sociología Clínica* (pp. 154-157). Colección SC, Oviedo: Sapere Aude.

Fernández Quintero, F. (2015). *La disolución del sujeto moderno. De la construcción narrativa de la Modernidad al sujeto postmoderno*. Tesis de Doctorado. Universitat de Barcelona.

Ferreira, S. (2021). Co-construcción de saberes contra-hegemónicos desde la perspectiva de la sociología clínica: una epistemología del sur. En Araújo & Yzaguirre (Coords.), *Sociología Clínica. Reflexiones e investigaciones hoy* (cap.11 pp. 257-277). Colección SC, Oviedo: Sapere Aude.

Flamme, K. (2022). Complementariedad y antagonismo. En Vandevelde-Rougale y Fugier: *Diccionario de Sociología Clínica* (pp. 133-135). Colección SC, Oviedo: Sapere Aude.

Fortier, I., Hamisultane, S., Ruelland, I., Rhéaume, J., & Beghdadi, S. (Eds.). (2017). *Clinique en sciences sociales. Sens et pratiques alternatives*. Québec: Les Presses Universitaires du Québec.

Foucault, M. (1994). *Hermenéutica del sujeto*. Madrid: La Piqueta.

Franco, S.A., Gutiérrez, M.L., Sarmiento, J., Cuspoca, D., Tatis J. *et al.* (2017). Suicidio en estudiantes universitarios en Bogotá, Colombia, 2004-2014. *Ciência & Saúde Coletiva*, 22(1): 269-278.

Freire, P. (2005). *Pedagogía del oprimido*. México: Siglo XXI.

Freund, J. (1986). *Sociología de Max Weber*. Barcelona: Península.

Freund, J. (1988). La sociología alemana en la época de Max Weber. En Bottomore & Nisbet (Comps.), *Historia del análisis sociológico* (pp. 178-217). Buenos Aires: Amorrortu.

Fritz, J. M. (1985). *The clinical sociology handbook*. New York: Garland.

Fritz, J.M. (1989). Dean Winternitz, Clinical Sociology and the Julius Rosenwald Fund. *Clinical Sociology Review*, 7, 1, article 4, 17-27.

Fritz, J.M. (Ed.). (2008). *International Clinical Sociology. First Edition*. New York: Springer Science.

Fritz, J. M. (2012). Practicing sociology: Clinical sociology and human rights. En Brunsma, Smith & Gran (Eds.), *Handbook of sociology and human rights* (pp. 394-401). Boulder: Paradigm.

Fritz, J.M. (2014). Mediation Models, Theories and Approaches. En Fritz, *Moving Toward a Just Peace. The Mediation Continuum* (pp. 49-65). New York: Springer.

Fritz, J.M. (Ed.) (2021a). *International Clinical Sociology. Second Edition*. Switzerland: Springer Nature.

Fritz, J.M. (2021b). The History of Clinical Sociology in the United States. En Fritz, *International Clinical Sociology. Second Edition* (pp. 35-56). Switzerland: Springer Nature.

Fritz, J.M. (2021c). Introduction. En Fritz, *International Clinical Sociology. Second Edition* (pp. 3-16). Switzerland: Springer Nature.

Fritz, J.M. (2022). Intervención Socioclínica. En Vandevelde-Rougale & Fugier (Dirs.), *Diccionario de Sociología Clínica* (pp. 387-389). Colección SC, Oviedo: Sapere Aude.

Fritz, J.M. & Rhéaume, J. (Eds.). (2014). *Community intervention: clinical sociology perspectives*. New York: Springer.

García Gómez, J.M. (1984). La Hermenéutica de la vida en Dilthey y la Fundamentación de una Crítica de la razón histórica. *Thémata Revista de Filosofía, 1*, 57-73.

Garfinkel, H. (2006). *Estudios en Etnometodología*. Barcelona: Anthropos.

Garrido Luque, A. & Álvaro Estramiana, J.L. (2007). *Psicología social: perspectivas psicológicas y sociológicas*. Madrid: McGraw-Hill.

Gaulejac (de), V. (2005). *La société malade de la gestion*. París: Points.

Gaulejac (de), V. (2007). Aux sources de la sociologie clinique. En Gaulejac, Hanique & Roche, *La sociologie clinique, enjeux théoriques et méthodologiques* (pp. 33-67). Toulouse: Érès.

Gaulejac (de), V. (2009). *Qui est «JE», Sociologie clinique du sujet*. Paris: Seuil.

Gaulejac (de), V. (2015). *Las fuentes de la vergüenza*. Colección SC, Oviedo: Sapere Aude. [Primera edición 1996, *Les sources de la honte*. Paris: Desclée de Brouwer. Primera traducción en español, 2008, Buenos Aires: Marmol Izquierdo].

Gaulejac (de), V. (2017). Vivre dans une société paradoxante. *Nouvelle Revue de Psychosociologie, 24*(2), 27-40.

Gaulejac (de), V. (2019). *Neurosis de clase*. Colección SC, Oviedo: Sapere Aude. [Primera edición 1987, *La Névrose de classe*. Paris: Hommes et groupes. Primera traducción en español 2013. Buenos Aires: Del Nuevo Extremo].

Gaulejac (de), V. (2020). *Dénouer les noeuds sociopsychiques. Quand le passé agit en nous*. Paris: Odile Jacob.

Gaulejac (de), V. (2021). On the Origins of Clinical Sociology in France: Some Milestones. En Fritz, *International Clinical Sociology. Second Edition* (pp. 77-94). Switzerland: Springer Nature.

Gaulejac (de), V. (2022a). Historia y problemáticas contemporáneas de la sociología clínica. En Vandevelde-Rougale & Fugier (Dirs.), *Diccionario de Sociología Clínica* (pp. 18-29). Colección SC, Oviedo: Sapere Aude.

Gaulejac (de), V. (2022b). Grupo de implicación e investigación. En Vandevelde-Rougale & Fugier (Dirs.), *Diccionario de Sociología Clínica* (pp. 311-313). Colección SC, Oviedo: Sapere Aude.

Gaulejac (de), V. (2022c). Epistemología de la intervención socioclínica. En Vandevelde-Rougale y Fugier (Dirs.), *Diccionario de Sociología Clínica* (pp. 251-255). Colección SC, Oviedo: Sapere Aude.

Gaulejac (de), V. (2022d). Ideología de la gestión. En Vandevelde-Rougale y Fugier (Dirs.), *Diccionario de Sociología Clínica* (pp. 343-345). Colección SC, Oviedo: Sapere Aude.

Gaulejac (de), V., Blondel, F. & Taboada Leonetti, I. (1994). *La lutte des places*. Paris: DDB.

Gaulejac (de), V., Giust-Desprairies, F. & Massa, A. (Dirs.). (2013). *La recherche clinique en sciences sociales*. Toulouse: Érès.

Gaulejac (de), V., Hanique, F. & Roche, P. (Dirs.). (2007). *La sociologie clinique, enjeux théoriques et méthodologiques*. Toulouse: Érès.

Gaulejac (de), V., Rodríguez, S. & Taracena, E. (Eds.). (2005). *Historia de Vida, Psicoanálisis y Sociología Clínica*. México: Universidad de Querétaro.

Gaulejac (de), V. & Roy, S. (Dirs.). (1993). *Sociologies cliniques*. París: Desclée de Brouwer.

Gaulejac (de), V. & Yzaguirre (de), F. (2018). Sociología clínica y emancipación del sujeto. En Álvaro Estramiana (Coord.), *La interacción social. Homenaje a José Ramón Torregrosa* (pp. 251-270). Madrid: Centro de Investigaciones Sociológicas.

Giddens, A. (2014). *Sociología*. Madrid: Alianza.

Gil, F. (2018). *Estar bien. Una reflexión desde la sociología clínica*. Colección SC, Oviedo: Sapere Aude.

Giust-Desprairies, F. (2015). De la portée heuristique du transfert dans l'intervention sociale. *Nouvelle Revue de Psychosociologie, 20*, 195-212.

Glaser, B.G. & Strauss, A.L. (1967). *The Discovery of Grounded Theory: strategies for qualitative research*. New York: Aldine.

Glassner, B. & Freedman, J.A. (1979). *Clinical Sociology*. New York: Longmans

Glassner, B. & Freedman, J.A. (1985). *Sociología clínica*. México: CECSA.

Goffman, E. (1987). *La presentación de la persona en la vida cotidiana*. Buenos Aires: Amorrortu.

Goffman, E. (1991). *Los momentos y sus hombres. Textos seleccionados*. Barcelona: Paidós.

Goffman, E. (2001). *Internados. Ensayos sobre la situación social de los enfermos mentales*. Buenos Aires: Amorrortu.

Goffman, E. (2006). *Estigma. La identidad deteriorada*. Madrid: Amorrortu.

Gómez Castro, Y.M. & Aragón Mercado, V.L. (2019). *Caracterización de los procesos de construcción de proyectos de investigación e intervención social, aplicado al caso del proyecto Acompredes en el programa de sociología de la UA* [trabajo fin de grado no publicado proyecto Acompredes]. Universidad del Atlántico.

Guerrero, P. (2008). La aproximación clínica del trabajo: una posibilidad de intervenir e investigar la identidad profesional de los docentes de zonas vulnerables. *Revista Psiquiatría y Salud Mental*, año XXV, No 1-2, 92-104.

Guerrero, P., Balboa, M., & Miranda, G. (2017). Sufrimiento y reconocimiento en el trabajo: un estudio de caso. *Teuken Bidikay-Revista Latinoamericana de Investigación en Organizaciones, Ambiente y Sociedad, 8*(11), 175-190.

Guerrero, P. & Gaulejac, V. (de). (2017). Sociología clínica del trabajo. En Zabala, Guerrero & Besoain (Eds.), *Clínicas del trabajo. Teorías e intervenciones* (pp. 106-126). Santiago de Chile: Universidad Alberto Hurtado.

Guimares, L.V., Carreteiro, T.C. & Nasciutti, J. (2020). *Janelas da pandemia*. Belo Horizonte: Direitos Humanos.

Guzmán, C.; Durán, D.; Castaño, E.; Gallón, S. *et al.* (2009). *Deserción estudiantil en la educación superior colombiana*. Bogotá: Imprenta Nacional de Colombia.

Habermas, J. (1987). *Teoría de la acción comunicativa II. Crítica de la razón funcionalista*. Madrid: Taurus.

Habermas, J. (1988). *La lógica de las ciencias sociales*. Madrid: Tecnos.

Habermas, J. (1999). *Teoría de la acción comunicativa I. Racionalidad de la acción y racionalización social*. Madrid: Taurus.

Hamburguer, N. & Torregroza. N. (2019). *Estudio microsociológico de las percepciones y opiniones de los estudiantes de educación media (9°,10° y 11°) del colegio distrital Ciudadela 20 de Julio (INEDIC) de Barranquilla en el período 2018-2019 respecto al proyecto de vida* [trabajo fin de grado no publicado]. Universidad del Atlántico.

Han, B.C. (2012). *La sociedad del cansancio*. Barcelona: Herder.

Hanique, F. (2022). Sociología Comprensiva y Sociología Clínica. En Vandevelde-Rougale & Fugier (Dirs.), *Diccionario de Sociología Clínica* (pp. 582-585). Colección SC, Oviedo: Sapere Aude.

Hans, D. (2022). Intervención Socioclínica. En Vandevelde-Rougale & Fugier (Dirs.), *Diccionario de Sociología Clínica* (pp. 384-387). Colección SC, Oviedo: Sapere Aude.

Heidegger, M. (1993). *El ser y el tiempo*. México: Fondo de Cultura Económica.

Herreros, G. (2022). Clínica y crítica. En Vandevelde-Rougale y Fugier, *Diccionario de Sociología Clínica* (pp. 118-120). Colección SC, Oviedo: Sapere Aude.

Horkheimer, M. & Adorno, W. (2003). *Dialéctica de la Ilustración. Fragmentos filosóficos*. Madrid: Trotta.

Ibáñez, J. (1991). *El regreso del sujeto*. Santiago de Chile: Amerinda.

Ibañez, K.D. & Atencia. (2019). *La técnica de relatos de vida en una investigación – intervención social para prevenir la deserción en estudiantes universitarios* [trabajo fin de grado no publicado proyecto Acompredes]. Universidad del Atlántico.

Ibañez, K.D.; Atencia, M. & Yzaguirre (de), F. (2018). La técnica de relatos de vida, en talleres de implicación, en una investigación - intervención con estudiantes universitarios. Acompredes. En: Rivoir (Comp.), *Las encrucijadas abiertas de América Latina. La sociología en tiempos de cambio*. Montevideo: XXXI ALAS.

Illich, I. (1975). *Némesis Médica. La expropiación de la salud*. Barcelona: Barral.

Instituto Nacional de Salud. (2023). Informe de Evento Primer Semestre Intento de Suicidio, 2023. Elaborado por Yalena Mosquera Bahamón. Descargado en agosto de 2024 en: https://www.ins.gov.co/buscador-eventos/ Informesdeevento/INTENTO%20DE%20SUICIDIO%20PRIMER%20SEMESTRE%202023.pdf

Kant, I. (1883). *Crítica de la razón pura*. Madrid: Gaspar.

Kant, I. (1991). *Antropología en sentido pragmático*. Madrid: Alianza.

Kuhn, T.S. (2004). *La estructura de las revoluciones científicas*. México: Fondo de Cultura Económica.

Lee, A.M. (1955). The clinical study of society. *American Sociological Review, 20*(6), 648–653.

Lehnerer, M. (2003). *Careers in Clinical Sociology*. Washington: American Sociological Association.

Linhares, A.R.P. & Siqueira, M.V.S. (2014). Vivências depressivas e relações de trabalho: uma análise sob a ótica da Psicodinâmica do Trabalho e da Sociologia Clínica. *Cadernos EBAPE.BR, 12*(3), pp.719–740. http://dx.doi.org/10.1590/1679-395110385.

López, M.A. & Villarreal, L.I. (2023). *Experiencias de intervención social aplicando metodologías dramatúrgicas como teatro foro* [trabajo fin de grado no publicado proyecto Acompredes]. Universidad del Atlántico.

Lugo Caballero, Y.P. (2023). *Sistematización de una experiencia de aplicación de la técnica del teatro fórum en un proyecto de intervención – investigación para prevenir la deserción en estudiantes universitarios* [trabajo fin de grado no publicado proyecto Acompredes]. Universidad del Atlántico.

Lupton, D. (1995). *The Imperative of Health: Public Health and the Regulated Body.* Londres: Sage Publications.

Llosa, J.A. & Agulló Tomás, E. (2023). La tecnodisciplina. Precariedad sistémica del trabajo en plataformas. *El viejo topo, 425.* Descargado en agosto 2024 en https://www.elviejotopo.com/articulo/la-tecnodisciplina-precariedad-sistemica-del-trabajo-en-plataformas/

Mannheim, K. (1987). *Ideología y Utopía. Introducción a la sociología del conocimiento.* México: Fondo de Cultura Económica.

Marcuse, H. (1993). *El hombre unidimensional. Ensayo sobre la ideología de la sociedad industrial avanzada.* Barcelona: Planeta-De Agostini.

Marcuse, H. (1983). *Eros y civilización.* Madrid: Sarpe.

Márquez, E. (2013). La perspectiva epistemológica objetivista y la hegemonía de la investigación cuantitativa en las ciencias sociales. *Revista de Investigación, 78,* Vol. 37, 13-50.

Márquez, F. & Sharim, D. (Eds.). (1999). Historias y relatos de vida: investigación y práctica en las ciencias sociales. *Proposiciones, 29.* [Monográfico. Santiago de Chile: SUR].

Martín-Baró, I. (1983). *Acción e ideología. Psicología social desde Centroamérica.* San Salvador: UCA.

Martín-Baró, I. (Ed.). (1990a). *Psicología social de la guerra. Trauma y terapia.* San Salvador: UCA.

Martín-Baró, I. (1990b). La desideologización como aporte de la psicología social al desarrollo de la democracia en Latinoamérica. *Iztapalapa Revista de Ciencias Sociales y Humanidades, 20,* 101-108.

Martín-Baró, I. (1998). *Psicología de la liberación.* Madrid: Trotta.

Martín-Baró, I. (2018). *El realismo crítico. Fundamentos y aplicaciones.* Bogotá: Pontificia Universidad Javeriana.

Martuccelli, D. (2005). Les trois voies de l'individu sociologique. *EspacesTemps.net* [En línea], consultado el 14.12.2023. URL: https://www.espacestemps.net/en/articles/trois-voies-individu-sociologique/

Masse, V. (2011). Entre fundación y transmisión desde la sociología clínica. En Araújo (Coord.), *Sociología Clínica: Una epistemología para la acción* (pp. 167-174). Montevideo: Psicolibros Universitarios.

Masse, V. & Montañez, S. (2021). Escucha socioclínica y trayectoria formativa en la formación de grado de la Facultad de Psicología (UDELAR). En Araújo & Yzaguirre (Coords.), *Sociología Clínica. Reflexiones e investigaciones hoy* (cap. 3 pp. 77-94). Colección SC, Oviedo: Sapere Aude.

McDonagh, E. C. (1944). An approach to clinical sociology. *Sociology and Social Research, 27*(5), 376–383. Descargado en julio 2023 en https://digital commons.wayne.edu/cgi/viewcontent.cgi?article=1071&context=csr

Mead, G.H. (1972). *Espíritu, persona y sociedad*. Madrid: Paidós. [Primera edición 1934, *Mind, self and society*. Chicago: University of Chicago Press].

Mejía, C. (Comp.). (2012). *Sociedad e intervención social y sociología*. XI Coloquio Colombiano de Sociología. Cali: Universidad del Valle.

MEN, Ministerio de Educación Nacional. (2015). Guía para la implementación del modelo de gestión de permanencia y graduación estudiantil en instituciones de educación superior. Bogotá: Imprenta Nacional de Colombia.

MEN, Ministerio de Educación Nacional. (2023). Estadísticas de deserción. Descargado en agosto 2024 de https://www.mineducacion.gov. co/sistemasinfo/spadies/secciones/Estadisticas-de-desercion/

Mercier, L. (2022). Clínica del Acompañamiento. En Vandevelde-Rougale & Fugier (Dirs.), *Diccionario de Sociología Clínica* (pp. 109-111). Colección SC, Oviedo: Sapere Aude.

Mercier, L., & Rhéaume, J. (Eds.). (2007). *Récits de vie et sociologie clinique*. Quebec: Presses de l'Université Laval.

Mier, F. (2021). Construcción de identidades en la vejez. Investigación desde una sociología clínica para la acción. En Araújo & Yzaguirre (Coords.), *Sociología Clínica. Reflexiones e investigaciones hoy* (cap. 16, pp. 351-362). Colección SC, Oviedo: Sapere Aude.

Minozzo, M. (2021). Proyecto parental como soporte metodológico: un análisis para la justificación de su utilización en una investigación. En Araújo & Yzaguirre (Coords.), *Sociología Clínica. Reflexiones e investigaciones hoy* (cap. 5, pp. 109-128). Colección SC, Oviedo: Sapere Aude.

Molano, A. (1998). Mi historia de vida con las historias de vida. En Lulle, Vargas & Zamudio, *Los usos de la historia de vida en CS, tomo I* (pp. 102-111). Barcelona: Anthropos.

Moreno, Y. (2017). Judith Butler y la construcción del sujeto en términos performativos. *Thémata, Revista de Filosofía, 55*, 307-317.

Morin, E. (1974). *El paradigma perdido. Ensayo de bioantropología*. Barcelona: Kairós.

Morin, E. (1995 [1984]). *Sociología*. Madrid: Tecnos.

Morin, E. (2005). *Introducción al pensamiento complejo*. Barcelona: Gedisa.

Moscovici, S. (1979). *El psicoanálisis, su imagen y su público*. Buenos Aires: Humeul.

Murguía S.P. & Fuentes, M.C. (2024). Resignificación del sujeto narrado en torno al evento del embarazo adolescente: una aproximación desde la metodología socioclínica. En Caro & García (Coords.), *Nuevas configuraciones del embarazo adolescente: maternidades, paternidades y políticas públicas*. México: El Colegio Mexiquense [en prensa].

Nunes, C.G. (2002). Cooperativas, uma possível transformação identitária para os trabalhadores do setor informal. *Sociedade e Estado, 16* (1-2), 134-158.

Nunes, C.G. (2014). A arte de trabalhar. *Lamparina Revista de Ensino do Teatro, 1,* 57-70.

Nunes, C.G., Penso, M.A. & Silva, P.H.I. (2018). *Diálogos em Sociologia Clínica: Dilemas Contemporâneos.* Brasília: IFB.

Nunes, C.G. & Silva, P.H.I. (2018). A sociologia clínica no Brasil. *Revista Brasileira de Sociologia, 6,* n.12, 181-199. http://dx.doi.org/10.20336/rbs.239

Olaza, M. & Ruiz Barbot, M. (2023). Hacia el análisis de la subjetividad del investigador. Un diálogo entre investigadoras. *Clinical Sociology Review, 18*(1), 19–52.

OMS. (2010). *Entornos laborales saludables: fundamentos y modelo de la OMS. Contextualización, prácticas y literatura de apoyo.* Ginebra: OMS.

Ortega y Gasset, J. (1941). *Historia como sistema.* Madrid: Revista de Occidente.

Ospina, M.L., Paez, J. & De la Hoz, Y. (2016a). *Informe del comportamiento de la deserción institucional entre los periodos 2009-1 a 2015-2.* Puerto Colombia: Universidad del Atlántico.

Ospina, M.L., Paez, J. & De la Hoz, Y. (2016b). *Informe institucional del comportamiento de la deserción entre los periodos 2011-1 a 2016-1.* Puerto Colombia: Universidad del Atlántico.

Ovejero, A. (2018). Epistemología y transformación social en José Ramón Torregrosa. En Álvaro Estramiana (Coord.), *La interacción social. Homenaje a José Ramón Torregrosa* (pp. 345-361). Madrid: Centro de Investigaciones Sociológicas.

Pagès, M. (1984). *La vie affective des groupes: esquisse d'une théorie de la relation humaine.* París: Bordas.

Pagès, M. (2009). Complejidad. En Barus-Michel, Enriquez & Lévy, *Psicosociología. Nociones y autores fundamentales* (pp. 127-142). Santiago de Chile: UCSH.

Pagès, M., Bonetti, M., Gaulejac (de), V. & Descendre, D. (1979). *L'emprise de l'organisation.* París: Puf.

Parsons, T. (1968). *La estructura de la acción social.* Madrid: Guadarrama.

Pérez Chaca, M.V. (2021). Vínculos fraternos y maltrato infanto-juvenil. Lecturas y reflexiones desde los aportes de la Sociología Clínica. En Araújo & Yzaguirre (Coords.), *Sociología Clínica. Reflexiones e investigaciones hoy* (cap. 6 pp. 129-154). Colección SC, Oviedo: Sapere Aude.

Pesce, S. (2022a). Ciencia. En Vandevelde-Rougale & Fugier (Dirs.), *Diccionario de Sociología Clínica* (pp. 106-109). Colección SC, Oviedo: Sapere Aude.

Pesce, S. (2022b). Pragmatismo. En Vandevelde-Rougale & Fugier (Dirs.), *Diccionario de Sociología Clínica* (pp. 481-482). Colección SC, Oviedo: Sapere Aude.

Piscitelli, G. (Ed.). (2022a). *Per una sociologia impegnata nella realtà sociale.* Quaderni di Sociologia clinica, 29. Faenza: Homeless Book.

Piscitelli, G. (2022b). La visión sociológico clínica próxima al malestar humano. En Piscitelli, *Per una sociologia impegnata nella realtà sociale* (pp. 255-301). Quaderni di Sociologia Clinica, 29. Faenza: Homeless Book.

Piscitelli, G. & Yzaguirre (de), F. (2022). El compromiso de la sociología clínica con la realidad social y su transformación, acompañando procesos vivenciales.

En Piscitelli (Ed.), *Per una sociologia impegnata nella realtà sociale* (pp. 303-402). Quaderni di Sociologia clinica, 29. Faenza: Homeless Book.

RAE. (2022). *Diccionario de la lengua española de la Real Academia Española (vigesimotercera edición)*. Versión electrónica: https://dle. rae.es/contenido/ actualizaci%C3%B3n-2022

Rahman, A. & Fals Borda, O. (1989). La situación actual y las perspectivas de la IAP en el mundo. *Análisis Político, 5*, Universidad Nacional de Colombia.

Real, M., Yzaguirre (de), F. & Garrido, A. (2021). Justicia restaurativa en prisión: una propuesta de intervención desde la sociología clínica. En Araújo & Yzaguirre (Coords.), *Sociología Clínica. Reflexiones e investigaciones hoy* (cap.10 pp. 233-256). Colección SC, Oviedo: Sapere Aude.

Rebach, H.M. & Bruhn, J.G. (1991). *Handbook of Clinical Sociology*. New York: Springer Science.

Reich, Wilhelm. (1972). *Materialismo dialéctico y psicoanálisis*. Madrid: Siglo XXI.

Rhéaume, J. (2000). Le récit de vie en groupe: réflexions épistémologique et méthodologique. *Revue Internationale de Psychosociologie, 6*(14), 107–121.

Rhéaume, J. (2007). L'enjeu d'une épistémologie pluraliste. En Gaulejac, Hanique & Roche, *La sociologie clinique, enjeux théoriques et méthodologiques* (pp. 68-87). Toulouse: Érès.

Rhéaume, J. (2021). Clinical Sociology in Québec: When Europe Meets America. En Fritz, *International Clinical Sociology. Second Edition* (pp. 57-76). Switzerland: Springer Nature.

Rhéaume, J. (2022a). Epistemología pluralista. En Vandevelde-Rougale & Fugier, *Diccionario de Sociología Clínica* (pp. 255-258). Colección SC, Oviedo: Sapere Aude.

Rhéaume, J. (2022b). Empoderamiento. En Vandevelde-Rougale & Fugier, *Diccionario de Sociología Clínica* (pp. 227-230). Colección SC, Oviedo: Sapere Aude.

Rhéaume, J. (2022c). Investigación-acción. En Vandevelde-Rougale & Fugier, *Diccionario de Sociología Clínica* (pp. 394-397). Colección SC, Oviedo: Sapere Aude.

Rico, J. & Rangel, G. (2022). *Evaluación del acompañamiento brindado por el proyecto Acompredes a través de la percepción y las vivencias de los estudiantes de Sociología admitidos en 2017-1 y 2017-2* [trabajo fin de grado no publicado proyecto Acompredes]. Universidad del Atlántico.

Ricoeur, P. (2001). *La metáfora viva*. Madrid: Trotta.

Ricoeur, P. (2002). *Del texto a la acción*. México: Fondo de Cultura Económica.

Ricoeur, P. (2003). *Teoría de la interpretación*. México: Siglo XXI.

Ricoeur, P. (2006). *Sí mismo como otro*. Madrid: Siglo XXI.

Riera, C. & Fabré, I. (2017). Las indisciplinas sociales. Una excusa para no mirar allá. *Collectivus Revista de Ciencias Sociales, 4*(1), 104-125.

Ritzer, G. (1980). *Sociology: A Multiple Paradigm Science*. Boston: Allyn and Bacon.

Ritzer, G. (1993). *Teoría sociológica clásica*. España: McGraw-Hill.

Ritzer, G. (1996). *La McDonalización de la sociedad. Un análisis de la racionalización en la vida cotidiana*. Barcelona: Ariel.

Ritzer, G. (1997). *Teoría sociológica contemporánea*. México: McGraw-Hill.

Robledo, L.J. & Beltrán, M. A. (2008). Balance de los cuarenta años del Departamento de Sociología de la Universidad de Antioquia. *Revista Colombiana de Sociología*, *31*, 139-165.

Rubio, F.J. (2016). Cómo la sociología clínica da sentido al marketing y la investigación de mercados. *Revista Investigación & Marketing*, *133*, 44-47.

Rubio y Galí, F. (1899). Clínica social. *Revista Iberoamericana de Ciencias Médicas*, vol. II, n° 3, 50-78.

Ruiz Villafranca, R., Tuñón, A., Fresno, J.M., Del Río, F., & Sonat, D. (2024). *Estudio sobre juventud y soledad no deseada en España*. Observatorio Estatal de la soledad no deseada de España. Descargado en marzo 2024 de https://www.soledades.es/estudios/estudio-sobre-juventud-y-soledad-no-deseada-en-espana

Sandoval Orozco, A. G. (2021). Juventud y cuidado de la vida: ejes epistémicos para una propuesta pedagógica situada. *Revista Latinoamericana De Estudios Educativos*, *51*(1), 119-142.

Santero Torres, M.P. (2019). *Sistematización del proceso de acompañamiento en la resocialización e integración de niños, adolescentes y jóvenes inmersos en el fenómeno social del pandillerismo en tres barrios del sur oriente de Barranquilla durante el periodo 2011-2016* [trabajo fin de grado no publicado proyecto Acompredes]. Universidad del Atlántico.

Schutz, A. (2003). *El problema de la realidad social. Escritos I*. Madrid: Amorrortu.

Sévigny, R. & Vandevelde-Rougale, A. (2022). Interdisciplinariedad. En Vandevelde-Rougale & Fugier (Dirs.), *Diccionario de Sociología Clínica* (pp. 375-378). Colección SC, Oviedo: Sapere Aude.

Sharim, D. (2001). Los relatos de vida como herramienta para la investigación y formación clínica. *Psykhe*, *10*, N° 2, 71-76.

Shotter, X. (2001). *Realidades conversacionales. La construcción de la vida a través del lenguaje*. Buenos Aires: Amorrortu.

Simmel, G. (1998). *El individuo y la libertad. Ensayos de crítica de la cultura*. Barcelona: Península.

Solano, E. & Barraza, M. (2018). Deserción en la educación superior. Puerto Colombia: Universidad del Atlántico.

Sousa Santos, B. (2011). Epistemologías del Sur. *Utopía y Praxis Latinoamericana*, *16*, N° 54, 17-39.

Strauss, A.L. & Corbin, J. (2002). *Bases de la investigación cualitativa. Técnicas y procedimientos para desarrollar la teoría fundamentada*. Colombia: Universidad de Antioquia.

Taracena, E. (2008). Mexico's Street Children. En Fritz, *International Clinical Sociology* (pp. 228-243). New York: Springer.

Taracena, E. (2010). La sociología clínica. Una propuesta de trabajo que interroga las barreras disciplinarias. *Veredas Revista del Pensamiento Sociológico*, Número esp. teorías y problemas de la sociología, 53-86. https://veredasojs.xoc.uam.mx/index.php/veredas/article/view/584/548

Taracena, E. (2015). Reflexiones sobre mi trayectoria profesional y mi implicación en los temas de investigación. En Gómez & Arboleda (Coords.), *Diálogos sobre transdisciplina. Los investigadores y su objeto de estudio* (pp. 263-307). México: ITE-SO.

Torralbo Novella, C. (2023). Transformaciones relacionales en la era de la economía digital: una mirada sociológica, crítica, humanista, clínica y situada. *Revista de Análisis Transaccional, 8*, 165-177.

Torregrosa, J.R. (2013, marzo). *Algunas reflexiones (asistemáticas) a propósito de la Sociología Clínica* [no publicado]. ISA-RC46 Clinical Sociology Conference. Madrid.

Torres Aranguren, I.A. (2022). Abrir la escuela al enfoque restaurativo. *Escuela y Pedagogía, 11*. Recuperado en enero 2024 de https://escuelaypedagogia. educacionbogota.edu.co/pensar/abrir-la-escuela-al-enfoque-restaurativo

UA, Universidad del Atlántico. (2022). Boletín Estadístico 2022. Descargado en septiembre 2024 de https://www.uniatlantico.edu.co/wp-content/uploads/2023/08/Boletin-estadistico-2022.pdf

UA, Universidad del Atlántico. (2023). Boletín Estadístico 2023. Descargado en septiembre 2024 de https://www.uniatlantico.edu.co/wp-content/uploads/2024/08/Boleti%CC%81n-Estadi%CC%81stico-2023.pdf

Ureña, E. (2008). *La teoría crítica de la sociedad de Habermas: la crisis de la sociedad industrializada*. Madrid: Tecnos.

Vandevelde-Rougale, A. (2017). *La novlangue managériale. Emprise et résistance.* Toulouse: Érès. [Próximamente en la colección de sociología clínica de Sapere Aude].

Vandevelde-Rougale, A. & Fugier, P. (2022). *Diccionario de Sociología Clínica*. Colección SC, Oviedo: Sapere Aude. [Primera edición 2019, *Dictionnaire de sociologie clinique clinique*. Toulouse: ÉRÈS].

Viana Braz, M.V. (2021). *Trabalho, Sociologia Clínica e Ação: alternativas à individualização do sofrimento*. Porto Alegre: Fi. Disponible en https://www.editorafi.org/119trabalho

Viana Braz, M.V. & Hashimoto, F. (2020). Grupos de Implicação e Pesquisa e Organidrama como dispositivos de pesquisa e intervenção no mundo do trabalho. *Laboreal (Porto, Online), 16*, 01-24.

Viana Braz, M.V., Silva, P.H.I., Carreteiro, T.C. & Nunes, C.G. (Dir.). (2024). Sociologia Clínica e Psicossociologia. Teorias e Práticas. Cachoeirinha: Fi.

Villasante, T.R. (2011). Estilos y epistemología en las metodologías participativas. En Falck & Paño (Eds.), *Democracia Participativa y Presupuestos Participativos* (pp. 123-148). Málaga: Diputación de Málaga.

Villasante, T.R. (2015). Aportaciones latinoamericanas a las ciencias sociales ante la crisis ambiental y con metodologías participativas. *Política y Sociedad, 52*, N. 2, 289-297.

Von Wright, G.H. (1979). *Explicación y comprensión*. Madrid: Alianza.

Weber, M. (1964 [1922]). *Economía y sociedad. Esbozo de sociología comprensiva*. Madrid: Fondo de Cultura Económica.

Weber, M. (1992 [1905]). *La ética protestante y el espíritu del capitalismo*. Barcelona: Edicions 62.

Weisz, C. (2022). Tensiones y disputas en los lazos sociopsíquicos de solidaridad durante la pandemia. *Rev Internacional de CS Interdisciplinares, 11* (1), 1-15.

Weisz, C,B., Tesanos, S., Masse, V., Monetti, S., Montañez, S., & Olaza, M. (2022). *Fundamentos del lazo sociopsíquico.* Montevideo: Instituto Fundamentos Métodos UDELAR.

Wirth, L. (1931). Clinical sociology. *The American Journal of Sociology, 37,* 1, 49-66.

Yzaguirre (de), F. (2014a). *El Proceso de Prescripción de Medicamentos en los Médicos de AP.* UE: Académica Española.

Yzaguirre (de), F. (2014b). *Guía de Familias reconstituidas.* Madrid: Unión de Asociaciones Familiares UNAF. Dep. legal: M-36579-2014.

Yzaguirre (de), F. (2015). *Más allá del conocimiento y del talento: las «organizaciones con sentido». Para una clínica de las organizaciones.* Oviedo: Sapere Aude.

Yzaguirre (de), F. (2019). Organisations et sens. En Vandevelde-Rougale & Fugier (Dirs.), *Dictionnaire de Sociologie Clinique* (pp. 451-454). Toulouse: Érès.

Yzaguirre (de), F. (2021). Organizational Consulting for Strategic Change in a Public School in Colombia. En Fritz (Ed.), *International Clinical Sociology. Clinical Sociology: Research and Practice.* Springer, Cham. https://link.springer.com/chapter/10.1007/978 3 030-54584-0_13

Yzaguirre (de), F. (2022). Organización y sentido. En Vandevelde-Rougale & Fugier (Dirs.), *Diccionario de Sociología Clínica* (pp. 462-464). Colección SC, Oviedo: Sapere Aude.

Yzaguirre (de), F. (2023). Anclajes del Paradigma Cualitativo y del Enfoque Socioclínico: La Epistemología de Paul Ricoeur. En Calderón Garzón (Ed.), *Despreocupación por omisión de emociones en demanda* (pp. 548-585). Colombia: Congresos PI. ISBN digital: 978-628-95101-5-7

Yzaguirre (de), F., Álvaro, J.L. & Garrido, A. (2023). Elementos para la Institucionalización de la Sociología Aplicada. Un Caso de Sociología Clínica en Colombia (2015-2018). *Clinical Sociology Review, 18*(1), 87-117. https://doi.org/10.36615/csr.v18i1.1444

Yzaguirre (de), F., Badache, R., Ruiz, L.F., Ibañez, K. & Avendaño, R. (2025). A voz como canal da emoção: a radio-forum, uma metodologia socio-clinica de teleatendimento durante a Covid-19. En Castilho & Massa, *Crises e resistências na sociedade e na saúde: pesquisas, intervenções e práticas em defesa dos ideais societários* [en prensa].

Yzaguirre (de), F. & Castillo, C.A. (2013). La perspectiva de la sociología clínica: una sociología de proximidad orientada al sujeto. En *Actas del XI Congreso Español de Sociología.* Madrid: FES, vol. Adenda, p. 832-840.

Yzaguirre (de), F. & Castillo, C.A. (2022). Para una sociología plural y aplicada: la sociología clínica. En Piscitelli (Ed.), *Per una sociologia impegnata nella realtà sociale* (pp 217 – 254). Quaderni di Sociologia clinica, 29. Faena: Homeless Book.

Yzaguirre (de), F., Cuadrado, S. E., Salcedo, M.C., & Ruiz, L. F. (2021). Acompañamiento socioclínico al proyecto de vida. Una experiencia colaborativa de formación-investigación-intervención entre escuela y universidad. En Araújo & Yzaguirre (Coords.), *Sociología Clínica. Reflexiones e investigaciones hoy* (cap. 2, pp. 55-76). Colección SC, Oviedo: Sapere Aude.

Yzaguirre (de), F. & Fernández-Cid, M. (2017). Rubio y Galí y su Clínica Social de 1899: precedente de una Sociología Clínica. *Psychofenia*, *XX*, N. 35-36, 97-114. https://doi.org/10.1285/i17201632vxxn35-36p97

Yzaguirre (de), F., Garrido, A. & Ibañez, K. (2021). Resignificación de la vivencia del desempleo mediante relatos de vida. En Araújo & Yzaguirre, *Sociología Clínica. Reflexiones e investigaciones hoy* (cap.8 pp. 187-218). Colección SC, Oviedo: Sapere Aude.

Yzaguirre (de), F., Gómez Castro, Y.M. & Ibañez Barrios, K.D. (2018). El semillero de sociología clínica e intervención psicosociológica, SOCLIP, UA: avances de una epistemología para el cambio en ciencias humanas. En Rivoir (Comp.), *Las encrucijadas abiertas de América Latina. La sociología en tiempos de cambio*, 2.075. Montevideo: XXXI ALAS. Artículo completo: http://alas2017.easyplanners. info/opc/tl/6820_fernando_de_yzaguirre_garcia.pdf

Yzaguirre (de), F., Guerrero P. & Balboa, M. (2020). Psicología social latinoamericana, intervención psicosocial y compromiso político. En Narváez (Ed.), *Apuntes del derecho y la justicia en un mundo globalizado* (pp. 335-359). Sucre: Corporación Universitaria del Caribe CECAR. ISBN 978-9930-9660-1-3

Yzaguirre (de), F. & Salcedo Salgado, M.C. (2018). Origen, objetivos y diseño, de un proyecto de investigación, intervención y prácticas de grado, desde la sociología clínica, para prevenir la deserción universitaria: Acompredes. En Rivoir (Comp.), *Las encrucijadas abiertas de América Latina. La sociología en tiempos de cambio*, 2.159. Montevideo: XXXI ALAS. Artículo completo: http://alas2017. easyplanners.info/opc/tl/6044_fernando_de_yzaguirre_garcia.pdf

Zabala, X., Guerrero, P., & Besoain, C. (2017). *Clínicas del trabajo. Teorías e intervenciones*. Santiago de Chile: Universidad Alberto Hurtado.

Zarta Rojas, F.A. (2022). Estructura de las revoluciones científicas en el siglo XXI: una perspectiva desde el quehacer investigativo. En *Collectivus Revista de Ciencias Sociales*, 9(2), 123-174.

Zubiría, B. (2021). Por una acreditación social de calidad: el programa de sociología en la Universidad del Atlántico (2001-2018). En Vega & Parra (Dtors), *50 años de la sociología académica en el Caribe colombiano* (pp. 135-164). Puerto Colombia: Uninorte.

Recursos bibliográficos complementarios

Colecciones de Sociología Clínica

«Colección de Sociología Clínica en español», Sapere aude[106], con 10 títulos, cinco desde 2020, siendo el último de 2024 (Yzaguirre: *Sociología Clínica: Sujeto y Apropiación*).

«Sociologie clinique», Érès[107], con 48 títulos, diez desde 2020, siendo el último de 2024 (Gaulejac & Seret: *Faire société malgré les attentats*).

«Clinical Sociology: Research and Practice», Springer[108], con 22 títulos, nueve desde 2020, siendo el último de 2024 (Lindhorst, Jauk-Ajamie, Carmody & Gill: *Clinical Sociology and Food Justice in Incarcerated Settings*).

«Clinique et changement social», L'Harmattan[109], con 19 títulos, cinco desde 2020, siendo el último de 2024 (Cifali, Périlleux & Giust-Desprairies: *Démarches artistiques pour la recherche et la formation. Approche clinique*).

La revista *Clinical Sociology Review* (CSR) era la revista oficial de la *Clinical Sociology Association*, publicó 16 volúmenes entre 1982 y 1998 disponibles en internet[110]. La nueva CSR[111] está disponible desde 2022 con acceso abierto y gratuito, con artículos en español, inglés y francés.

La revista «Nouvelle revue de psychosociologie»[112], cercana a la perspectiva de la SC, dedica cada número a un tema monográfico.

Sección de publicaciones de la RISC[113] y su apartado en español[114]. Comité de Investigación en Sociología Clínica RC46-ISA[115] y la newsletter de su web[116]. Sección de publicaciones del Grupo de Trabajo 16 en Sociología Clínica de la

---

[106] http://editorialsapereaude.com/materia/sociologia-clinica/
[107] https://www.editions-eres.com/collection/129/sociologie-clinique
[108] http://www.springer.com/series/5805?detailsPage=titles
[109] http://www.editions-harmattan.fr/index.asp?navig=catalogue&obj=collection&no=1150
[110] https://digitalcommons.wayne.edu/csr/
[111] https://journals.uj.ac.za/index.php/csr
[112] https://www.editions-eres.com/collection/166/nouvelle-revue-de-psychosociologie
[113] https://www.sociologie-clinique.org/publications/
[114] https://www.sociologie-clinique.org/sp/
[115] http://www.isa-sociology.org/en/research-networks/research-committees/rc46-clinical-sociology/
[116] https://clinical-sociology.org/newsletter/

Asociación Francesa de Sociología, AFS[117]. Página web del Instituto de Sociología Clínica la Esfera[118,] ISCLE de Madrid, España y su blog[119].

Es importante destacar el *Diccionario de Sociología Clínica* (Vandevelde-Rougale y Fugier, 2022 [2019]), una obra de 677 páginas que incluye 245 reseñas y cuenta con la participación de 131 contribuyentes, constituyéndose en un importante referente para la perspectiva socioclínica.

---

[117] https://socioclinque.wordpress.com/category/publications/
[118] http://www.socioclinica.com/
[119] http://www.socioclinica.com/blog/

Agradecimientos

Este libro es un tributo a las y los estudiantes de la Universidad del Atlántico que se acercaron a la sociología clínica con la pasión y curiosidad necesarias para superar las resistencias a lo novedoso, atreviéndose a explorar nuevas propuestas y cultivando una valiente indisciplina epistemofílica frente a los saberes establecidos. Admiro su coraje al elegir el camino difícil y permanecer fieles a su vocación en sociología aplicada, buscando responder al sufrimiento humano. Quiero recordar especialmente a los que pasaron por los semilleros SOCLIP y SIPECS, por la asociación SOCIOCARIBE, los diplomados en SC, las asignaturas optativas de SC de la UA, y también a mis estudiantes de los cursos realizados en Madrid.

Este libro ha contado con el apoyo directo e indirecto de muchas personas, sin el cual habría sido un viaje menos enriquecedor, por lo que les estoy profundamente agradecido. Me ayudaron a reducir errores y reforzar aciertos; sin embargo, quiero dejar claro que el único responsable de los defectos y lagunas que persisten en el libro soy yo, mientras que los logros podemos considerarlos fruto de una sinergia colectiva.

Vincent de Gaulejac me proporcionó valiosos comentarios en varias partes de la obra, así como precisiones sobre la historia de la sociología clínica y otras cuestiones de gran interés. Le agradezco sinceramente haber escrito el prólogo del libro. Jacques Réhaume, además de ofrecer precisiones históricas sobre Quebec y Latinoamérica, me hizo propuestas y reflexiones muy valiosas para varios pasajes; me sugirió diferenciar el último capítulo de la epistemología de la expropiación y agrupar en el capítulo de conclusiones la epistemología de la apropiación transformadora, a la que hizo contribuciones significativas.

Jan Marie Fritz me formuló diversos apuntes relativos a la SC en EE.UU.; me ayudó a afinar mi hipótesis sobre la epistemología de la SC en ese país, y brindó otras observaciones relevantes. Matilde Fernández-Cid realizó una revisión minuciosa, iluminando aspectos importantes; me ayudó con los «límites del cuadro» en más de una ocasión. Esteban Agulló realizó una lectura detallada, me planteó dudas y cuestionamientos sugerentes, subrayó ausencias y me ofreció propuestas significativas a lo largo de todo el texto. Alicia Garrido me ayudó con algunas cuestiones básicas necesarias en un libro académico y aportó precisiones sobre la psicología social sociológica. José Luis Álvaro señaló aspectos clave del paradigma hermenéutico, sugirió la introducción de los niveles de análisis y aportó elementos de interés sobre España y el profesor José Ramón Torregrosa. Las valoraciones de Patricia Guerrero, experta investigadora en sociología clínica, resultaron particularmente importantes. José Manuel Romero Tenorio me hizo recomendaciones de estilo e identificó conceptos que requerían mayor elaboración. Ismael Cabrerizo fue un apreciado interlocutor para discutir cuestiones epistemológicas y explorar algunos aspectos de la apropiación transformadora. Roberto Avendaño me hizo interesantes comentarios.

María Claudia Salcedo me brindó un gran apoyo con el apartado de la SC en la Alcaldía de Bogotá y me ayudó a desentrañar algunas ideas de Ricoeur; también revisó algunas partes del libro con una mirada cuidadosa permitiéndome introducir matices oportunos. Jean-Philippe Bouilloud expresó su conformidad con las referencias hechas a sus obras. Marc Glady me regaló ideas acertadas durante su visita a mi universidad y me recomendó acertadamente profundizar en Paul Ricoeur.

Por otro lado, los apoyos institucionales han sido fundamentales. La Universidad Complutense de Madrid y la Universidad Nacional de Educación a Distancia, en España, así como la Universidad «Paris-Diderot» y el Máster TPIO en Francia, contribuyeron de manera decisiva a mi formación como sociólogo, psicólogo social y sociólogo clínico. Junto a un grupo de colegiados del Colegio de Sociólogos de Madrid impulsamos la Comisión de Sociología Clínica en 2012, antecedente del Instituto de Sociología Clínica La Esfera (ISCLE), cuyos entusiastas miembros me mantienen vinculado a la sociología clínica española. La Red Internacional de Sociología Clínica (RISC) y su Nodo Sur Latinoamericano, junto con el RC46 de la ISA, han sido esenciales para estimular mi participación en congresos, encuentros y publicaciones internacionales, por lo que expreso mi agradecimiento a Jan Marie Fritz, Vincent de Gaulejac, Patricia Guerrero, Ana María Araújo, Agnès Vandevelde-Rougale, Tina Uys, René Badache, Matheus Vianna, Emma Porio, Betty Weisz, Fabianne Hanique, Ana Massa, Marcelo Balboa...

La Facultad de Ciencias Humanas de la Universidad del Atlántico y su programa de sociología, me han permitido desempeñarme como profesor titular de teorías sociológicas e impulsor de la hoja de ruta en sociología clínica desde 2015. Gracias al año sabático concedido por la UA entre febrero de 2023 y febrero de 2024, tuve la oportunidad de desarrollar un proyecto académico en SC, incluyendo la elaboración de la mayor parte del libro. Expreso mi agradecimiento a mis colegas de la Universidad del Atlántico y del programa de sociología, especialmente del Área Metodológica: José Manuel Romero Tenorio, Adriano Díaz y Mario Barraza, con quienes hemos compartido el sueño de una universidad mejor; así como a los compañeros de las Vicerrectorías de Investigaciones, Vicedocencia, Vicebienestar; Talento Humano, Comunicaciones, Admisiones, COPAST; al grupo de investigación Enl@ce y su directora Delma Rocha, y al Goffman. Agradezco a los profesores Fidel Llinás y Miguel Antonio Caro por apoyar la financiación de proyectos socioclínicos; a la profesora Kelly Escobar por facilitar el desarrollo de la hoja de ruta en SC; y a los profesores Dalín Miranda-Salcedo, Noé Jiménez y Blas Zubiría por contribuir a la revitalización de la línea en sociología clínica en 2024. Los estudiantes de la electiva «Enfoque socioclínico e intervención psicosociológica» hicieron comentarios a una versión preliminar del libro, ofreciéndome algunos de ellos buenas sugerencias.

Expreso mi reconocimiento a Iván Torres por abrirnos las puertas de los programas de justicia restaurativa de la Alcaldía de Bogotá. Su esfuerzo por innovar en intervención psicosocial y su encomiable labor sobre el terreno constituyen importantes escenarios para implementar la SC así como desarrollar una acción social de impacto innovadora. Agradezco a Marisol Real por haberme brindado la oportunidad de participar en una intervención en la cárcel de Navalcarnero de Madrid, dentro de los programas de la Asociación Podemos, lo que contribuyó a la validación de la aplicación del teatro de intervención socioclínica en ese contexto. Con todo mi cariño, expreso mi sincero agradecimiento a todo el equipo directivo del Colegio INEDIC de Barranquilla, y a su psicoorientadora Sonia Cuadrado, por su papel de socio estratégico en el desarrollo de la SC en la UA.

Mención aparte merece Ignacio Méndez-Trelles Díaz, fundador de la Editorial Sapere Aude, gracias a quien los libros de la colección de SC en español encuentran el mejor escenario para su edición. Gracias al esfuerzo de los autores y de la RISC en algunas traducciones del francés, junto con la ayuda del Comité Científico de la Colección, se han logrado avances significativos para acercar la SC a los países de habla hispana.

En lo personal, agradezco sinceramente a mi familia y amigos sus apoyos, especialmente a mis padres Álvaro y Pilar; a mis hijos Álvaro, Guillermo y Pablo; a María Luisa y a Hugo; y a María Claudia.

Investigar, escribir y compartir conocimientos son los mayores placeres de la profesión académica. Hacerlo a hombros de gigantes es un privilegio al que me gustaría corresponder con este pequeño aporte para la magna obra de una humanidad mejor.

*Esta obra se terminó de componer
en la colección Sociología Clínica
de la editorial Sapere Aude
el día 18 de octubre
del año 2024.*